高职大健康类专业教学改革研究与实践

基于"一核·两翼·三支撑"专业教改模式的探索

戴春平 赖满香 张谦明 等 编著

化学工业出版社

·北京·

内容简介

本书精选54项大健康类专业教学改革成果，内容涵盖八个方面：专业建设改革与实践、课程建设创新与实践、产教融合创新与实践、科教融汇探索与实践、"三教"改革探索与实践、学生素养促进与提升、国际合作教育模式创新与实践、人才培养模式的创新与实践，全面反映广东食品药品职业学院在教育教学改革创新方面取得的成就。本书通过系统梳理和深入剖析学校在大健康类专业教学改革中的实践成果，旨在进一步巩固和拓展研究实践成果的影响力，发挥成果的示范引领和带动作用，推动全校乃至全国职业教育专业建设的高质量发展。

本书梳理、剖析高等职业院校专业建设与研究实践成果，适合作为高等职业教育专业改革实践的指导用书，供广大职业院校在进行专业建设与改革实践中参考、借鉴，也可供从事相关领域工作的专业人士及对该领域感兴趣的读者阅读、参考。

图书在版编目（CIP）数据

高职大健康类专业教学改革研究与实践：基于"一核·两翼·三支撑"专业教改模式的探索 / 戴春平等编著. — 北京：化学工业出版社，2025.3. — ISBN 978-7-122-47458-2

Ⅰ. R197.1

中国国家版本馆CIP数据核字第2025M7M585号

责任编辑：蔡洪伟　毛一文　　　装帧设计：刘丽华
责任校对：赵懿桐

出版发行：化学工业出版社
　　　　（北京市东城区青年湖南街13号　邮政编码100011）
印　　装：北京科印技术咨询服务有限公司数码印刷分部
787mm×1092mm　1/16　印张16½　字数408千字
2025年3月北京第1版第1次印刷

购书咨询：010-64518888　　　售后服务：010-64518899
网　　址：http://www.cip.com.cn

凡购买本书，如有缺损质量问题，本社销售中心负责调换。

定　价：88.00元　　　　　　　版权所有　违者必究

编著人员名单

(按姓氏笔画排序)

广东食品药品职业学院：丁丰、丁立、丁冬梅、于志瀛、马娟、马丽萍、王玲、王毓、王尔茂、王列喜、王国香、王钍汀、王金香、王笑丹、王海帆、王海波、邓龙、邓冬梅、邓晓迎、邓鸿铃、东方、卢素宏、付奕、付晓春、朱俊、乔樑、刘刚、刘卷、刘浩、刘卫海、刘文平、刘亚娟、刘经亮、刘相国、刘虔铖、刘晓丹、江永南、江津津、许锋、许良葵、许彩虹、孙师家、苏海明、李唯、李博、李永希、李辰慧、李绍林、李银花、李燕杰、杨昭、杨雅琴、肖青、肖诚胤、肖春芬、邱翠琼、汪小根、宋卉、迟海洋、张广丽、张少兰、张敏怡、张谦明、张雷红、张静文、陈丁生、陈玉芳、陈优生、陈碧桃、范文昌、卓菊、罗敏惠、金浩宇、周思、周代营、周伟明、郑海、郑芳芳、郑镇宁、项朝阳、赵珍东、钟瑜、钟优军、段丹萍、侯松、侯晓蕾、洪暐婷、姚丽梅、聂阳、莫咏诗、钱丽萍、倪明龙、郭静玉、诸葛建、黄水贤、黄国平、黄佳佳、黄秋妹、黄海潮、黄涵签、黄惠春、黄意成、梁志理、梁锦杰、彭芷晴、葛虹、鲁海、曾上敏、曾庆珊、赖满香、詹琮珺、阙慧卿、蔡晓丹、廖慧琴、黎壮伟、颜仁梁、薛雪、戴春平

华润德信行医药（广东）有限公司：罗晓媚

扬子江药业集团广州海瑞药业有限公司：黄钦明

岭南中药饮片有限公司：彭刚

北京同仁堂广州药业连锁有限公司：蓝永锋

前　言

中国特色社会主义进入了新时代，我国职业教育也步入了一个全新的发展时期，国务院印发《国家职业教育改革实施方案》提出职业教育要向专业特色鲜明的类型教育转变。专业建设成为推动职业教育高质量发展的关键，是提升人才培养质量最重要的途径。

广东食品药品职业学院是华南地区办学最早、专业最全的大健康类高职院校。学院紧紧围绕建设健康领域优势突出、应用特色鲜明、服务成效显著的中国特色高水平高职学校的总目标，依托国家级高水平专业群，国家级骨干专业、省级重点专业及品牌专业为抓手，聚焦课程建设，以产教融合、科教融汇为辅翼，充分发挥教师队伍"主力军"作用，激发学生技能竞赛创新创业能力，全面提升社会服务能力。学校经过近12年研究实践检验，构建了"一核·两翼·三支撑"的大健康类专业教学改革创新之路，重构了人才培养新生态，提升了人才培养质量，形成了一大批好的做法和好的经验。

为进一步巩固研究实践成果，推动全校专业建设工作高质量发展，本书精选了54项大健康类专业教学改革成果编辑成册，以期发挥成果的示范引领和带动作用，最大化提升学校大健康类专业教学改革的成效，实现以课程为核心、产教融合和科教融汇为辅翼，教师发展、学生成长和社会服务为支撑的立体化专业教改建设模式，推动职业教育高质量发展。

本书分为八章，包括专业建设改革与实践、课程建设创新与实践、产教融合创新与实践、科教融汇探索与实践、"三教"改革探索与实践、学生素养促进与提升、国际合作教育模式创新与实践、人才培养模式创新与实践，分别从专业特点和改革路径、课程建设思路、产教融合机制路径、科教融汇具体实施、教师教材教法"三教"改革、学生技能竞赛和创新创业实践、职业教育国际化合作具体内容和实践、人才培养模式等方面对大健康类专业教学改革和建设模式进行研究和实践，全面反映广东食品药品职业学院在教育教学改革创新方面取得的成就。

希望通过本书的出版，将学校专业建设改革十余年来的相关研究和实践成果，与从事相关领域工作的专业人士以及对该领域感兴趣的读者交流与分享，从而为高等职业院校大健康类专业教育的改革与发展贡献绵薄之力。

本书由戴春平、赖满香、张谦明等编著。具体分工如下：第一章专业建设改革与实践，由王毓、戴春平、鲁海、刘卫海、姚丽梅、詹琮珺、卢素宏、黄惠春、邓冬梅、刘浩、王金香、卓菊、许彩虹、王列喜编写；第二章课程建设创新与实践，由郭静玉、刘文平、刘虔铖、陈玉芳、金浩宇、马丽萍、苏海明、薛雪、江永南、刘晓丹、宋卉、迟海洋、王笑丹、钟瑜、项朝阳、乔樑、王海帆、邱翠琼、段丹萍编写；第三章产教融合创新与实践，由廖慧琴、王海波、邓鸿铃、李银花、肖青、颜仁梁、汪小根、倪明龙、江津津、刘虔铖、陈玉芳、黎壮伟、张广丽、宋卉、陈丁生、鲁海、杨雅琴、王国香、诸葛建、付奕编写；第四章科教融汇探索与实践，由肖春芬、邓龙、周思、黄佳佳、曾上敏、张静文、范文昌、李辰慧、彭芷晴、罗敏惠、莫咏诗、黄水贤、杨雅琴、聂阳、黄海潮、朱俊、李博、丁立、曾庆珊、周代营、黄秋妹、阙慧卿、李唯、钱丽萍、刘经亮、郑海、黄意成、黄涵签、周伟明、王钍汀、肖诚胤、李永希编写；第五章"三教"改革探索与实践，由侯晓蕾、付晓春、马丽萍、王尔茂、马娟、丁立、陈优生、赵珍东、孙师家、汪小根、姚丽梅、邓晓迎、陈碧桃、于志瀛、江永南、刘亚娟、丁丰、王玲、刘浩编写；第六章学生素养促进与提升，由王海波、邓鸿铃、李银花、许锋、赖满香、郑芳芳、付奕、诸葛建、鲁海、刘刚、黄佳佳、李燕杰、杨昭、洪暐婷、王海波、刘晓丹、侯松编写，第七章国际合作教育模式创新与实践，由侯松、宋卉、张少兰、东方、梁志理、马丽萍、黄国平编写；第八章人才培养模式的创新与实践，由赵珍东、汪小根、张雷红、李绍林、丁冬梅、梁锦杰、刘相国、蔡晓丹、彭刚、戴春平、钟优军、刘卷、付晓春、蓝永锋、张谦明、葛虹、江永南、郑镇宁、罗晓媚、许良葵、张敏怡、黄钦明、梁志理编写。全书由赖满香统稿。

本书在撰写过程中，得到了校企合作单位华润德信行医药（广东）有限公司罗晓媚、岭南中药饮片有限公司彭刚、北京同仁堂广州药业连锁有限公司蓝永锋、扬子江药业集团广州海瑞药业有限公司黄钦明的大力支持，在此表示衷心的感谢！本书还参考引用了前辈以及同行的有关研究成果，他们的观点使我们很受启发，在此一并表达诚挚的谢意！对广东食品药品职业学院大健康类专业建设团队每一位成员的辛勤付出表示深深的谢意！

由于编者水平有限，书中难免存在不足之处，敬请学术同仁与广大读者赐教指正。

戴春平、赖满香、张谦明
2025 年 1 月

目 录

第1章　专业建设改革与实践 // 1

高职教育"十四五"专业调整：导向、参数与建议 …………………………………… 1
市场需求导向：高职院校专业发展面临的挑战与应对策略 …………………………… 8
医药健康类高职信息技术专业群重构理念与特色 ……………………………………… 12
医药健康类高职信息技术专业群突围的路径选择 ……………………………………… 17
"双高"建设背景下高职院校中医养生保健专业群课程思政建设的路径和策略 ……… 23
高职药品经营管理专业群课程体系结构的探究 ………………………………………… 28
药物分析技术专业建设的探索与实践 …………………………………………………… 33
高职院校保健品专业建设探索与分析 …………………………………………………… 36

第2章　课程建设创新与实践 // 43

"十三五"规划指导下的医疗设备应用技术专业课程标准改革探究 ………………… 43
基于现代学徒制的高职医疗器械维护与管理专业课程体系的构建 …………………… 45
基于岗位能力构建"食品营养与健康"新专业的课程体系 …………………………… 50
"双高计划"背景下高职院校数字素养教育课程体系研究 …………………………… 55
"药学服务综合技能训练"精品在线开放课程建设的思路与思考 …………………… 59
基于全人教育理念的健康管理专业人文素养课程开发研究 …………………………… 64
基于自研虚拟仿真软件融合案例引导的基础护理实践课程改革与实践 ……………… 70

第3章　产教融合创新与实践 // 76

广东省高职教育产教融合运行模式分析 ………………………………………………… 76
高职食品类专业校企合作机制探索 ……………………………………………………… 82
产教融合的"岗课赛证"融通育人模式研究实践 ……………………………………… 84
高职院校规模快速增长的背景下现代学徒制专业招生模式探讨 ……………………… 90
"双高计划"背景下高职院校校内实训基地效能提升建设对策研究 ………………… 92
服务医疗器械产业转型升级建设医疗器械产业学院的研究与实践 …………………… 97

产教融合培养高职健康管理专业人才的探索与实践 …………………………… 101
现代学徒制在高职康复治疗技术专业实施中的问题与对策 …………………… 105

第4章 科教融汇探索与实践 // 111

广东省高职院校科技成果转移转化的制约因素及改革建议 …………………… 111
固相支撑液液萃取结合 LC-MS/MS 快速测定生乳中 32 种农药残留 …………… 114
粤菜药膳美食系列——肇庆市药膳美食研究 …………………………………… 122
甘木通强心苷的提取工艺及抗大鼠心力衰竭作用研究 ………………………… 127
吴茱萸碱脂质体的制备工艺研究 ………………………………………………… 135
广东省独脚金资源调查与种子电镜观察 ………………………………………… 140

第5章 "三教"改革探索与实践 // 144

试论职业院校"双师型"教师队伍的精准化建设 ……………………………… 144
"健康中国"视域下高职《食品营养与健康》教材的开发 …………………… 148
基于能力本位的高职《药物分离与纯化技术》活页式教材开发研究 ………… 153
"实用方剂与中成药"课程"课证(赛)融通、学训一体"的教学改革与实践 …… 156
基于项目导向的翻转课堂教学模式探究 ………………………………………… 161
利用微课翻转课堂优化制药设备课程教学探索 ………………………………… 164
基于职业技能大赛的药品质量与安全专业教学改革探索 ……………………… 169

第6章 学生素养促进与提升 // 174

以食品检验工大赛提升学生食品理化检验职业技能的实践 …………………… 174
完善技能大赛管理机制,促进学生职业素质培养 ……………………………… 177
技能大赛对学生综合素质能力提升的思考 ……………………………………… 180
康复治疗技能比赛推动高职专业发展 …………………………………………… 183
校企协同高职食品专业学生创新创业能力培养 ………………………………… 187
"一带一路"视域下高职院校留学生人文素养培养研究 ……………………… 190

第7章 国际合作教育模式创新与实践 // 196

投身"一带一路"建设助推中国走进世界职教中心 …………………………… 196
以境外办学"供给侧"改革推动"双高"院校建设 …………………………… 199

粤台职业院校深化合作和创新发展的策略与路径 ·················· 205
高职食品类专业国际交流与合作办学机制探索 ·················· 210
"智研支撑·生态重塑·一体多维"以高水平国际交流与合作服务教育强国建设 ······ 212
新时代高等职业教育对外援助实践模式研究 ····················· 215

第8章 人才培养模式的创新与实践 // 224

高职专业学院中药学专业人才培养模式的研究与实践 ················ 224
新一代信息技术融入传统药科专业人才培养现状调查分析 ············· 230
中高衔接、高本对接系统化培养健康领域技术技能人才 ··············· 237
高职本科协同育人模式改革的实践探索 ······················ 241
与世界接轨，创新国内高等药学人才培养模式 ··················· 245
高职食品类专业中外合作办学人才培养模式的探索与实践 ············· 249

参考文献 // 253

第 1 章 专业建设改革与实践

高职教育"十四五"专业调整：导向、参数与建议

王 毓

在全国总结"十三五"建设成效、谋篇布局"十四五"之时，专业设置作为教育体系内资源配置、过程管理、质量保障的源头起点，其优化调整自然成为"十四五"规划的核心内容。专业调整不仅直接改变专业知识和技能生产、传播与分配的结构，而且间接影响专业资源汇集、专业实体运转和学历文凭证书授予等方式。在宏观层面，其表现为专业目录和专业标准更新，微观办学层面则表现为高职院校专业数量、培养规模、招生方式和培养模式等变化。通过梳理近十年我国高职教育专业信息数据，不仅可以明确国家高职教育发展导向，获取专业调整数量规模、科类结构等基本参数；而且可以从招生和合作模式等方面确定对比标杆，进而科学制定"十四五"规划。

1 国家高职教育专业调整的宏观导向

专业目录是"指导高等学校设置、调整高职高专教育专业，制定培养方案、组织教育教学，安排招生，组织毕业生就业，以及行政管理部门进行教育统计和人才预测等工作的主要依据"。相比其他政策性文件，专业目录更系统地、稳定地体现了我国政府对高职教育发展的宏观导向。

1.1 高职教育专业目录形成与修订的过程

2003 年，全国独立设置的高职高专院校数量超过 900 所，年招生数约 200 万人，专业教育的职业特征逐步显现。然而由于内涵理解和命名习惯的差异，高职专业设置大量采用普通本科和中等职业教育的专业名称，致使不同来源的学校中培养目标相近专业的名称差别较

大。根据招生部门统计，全国当时至少有 1500 多个高职高专教育专业名称，专业设置工作亟须规范。为此，教育部 2004 年出台了《普通高等学校高职高专教育专业设置管理办法》及《普通高等学校高职高专教育指导性专业目录（试行）》，全面整理了大专层次高等教育专业名称及科类关系，明确了高职院校具备专业设置和调整权限，对专业设置涉及因素、申报程序、专业调整和退出依据进行了说明。虽然 2004 年版专业目录强化了"工程""技术"等职业特征，但是学科影响还是隐约可见，以"某某学"命名的专业仍不少。

此后十年间，高职院校不断申报目录外专业，到 2015 年专业总数已达 1167 个，目录外专业数量超过目录内。为了"适应国家经济社会发展，特别是经济发展方式转变和产业结构调整对高职教育人才培养提出的新要求，引导高等职业学校科学合理地设置和调整专业，提高教育教学质量"，教育部于 2013 年启动专业目录调整，委托行业教学指导委员会牵头，充分重视行业组织和龙头企业引领作用。2015 年公布的新版专业目录"以产业、行业分类为主要依据，兼顾学科分类进行专业划分和调整，原则上专业大类对应产业，专业类对应行业，专业对应职业岗位群或技术领域"。调整后专业大类数量不变，排序和划分有所调整；专业小类增加到 99 个；专业调减到 748 个；目录中还列举专业方向 746 个、主要对应职业类别 291 个、衔接中职专业 306 个、接续普通本科专业 343 个。

从专业目录的名称来看，2004 年《普通高等学校高职高专教育指导性专业目录（试行）》到 2015 年《普通高等学校高等职业教育（专科）专业目录》，明显将普通高等教育专科层次与高职教育划分开来，分类标准从"层次"变为"类型"，更加明确了职业教育与普通教育区别，为未来职业本科和研究生层次预留了空间。从其内容结构来看，调整后关注到产业经济与社会发展变化加速特点和学生未来岗位迁移与升学持续发展的需要，在职业覆盖面扩展、专业口径拓宽的同时，既有教育层次上下衔接，又有职业教育与学科教育沟通，体现了我国现代职业教育体系建设的总体思路。

1.2 高职教育专业目录中专业总量变化

在专业目录规范指引下，高职院校根据自身的办学定位、资源储备设置专业。专业目录对应的专业数和院校实际办学点数曲线在 2008～2012 年间均快速上升，2013 年教育部启动目录调整到 2016 年以新目录招生期间，全国专业办学点数明显减少，2016 年之后专业数量缓慢增长，而全国办学点总量又呈现出快速增长势头。专业目录调整对院校专业设置实践的影响显而易见，但是没有改变专业设置数量总体变化趋势。

专业目录中每个专业平均办学点数和校均设置专业数也相应地在 2013～2015 年间经历了比较明显的下降，2016 年后迅速拉升进入到更高的区间增长。也就是说，2013～2015 年教育主管部门引导各专业教学委员会调研调整专业目录，最初带来的效果是专业办学点随着专业的合并而合并，形成每个专业平均办学点数快速增长的局面。后期高职院校在新目录确定后努力开拓新的专业增长点，使得每个专业平均办学点数保持稳定甚至略有下降，校均专业设置数有了稳定小幅增长。

在教育投入稳定情况下，专业平均办学点数和校均专业设置数分别体现整个社会教育资源和院校人才培养资源的集中度。2015 年专业目录调整使得社会整体高职教育资源更加集中，有利于提升专业办学质量。而随后两项指标迅速攀升，表明这一作用的持续时间非常有限。随着我国传统产业升级换代，新兴产业日益涌现，社会服务需求多样化，职业岗位变化层出不穷，职业教育专业总数、办学点总数、校均专业设置数等在未来一段时间内保持增长是大趋势，区域性的高职教育规划和高职院校阶段性发展规划基本上应符合这一宏观特征。但是由于我国高等教育毛入学率在 2019 年已超过 51%，适龄人口对高等教育服务需求总体已经趋于稳定，办学资源和生源双重竞争将使得每个专业平均办学点数也趋于稳定。长远考虑，高职院校校均专业数量长期增长的空间取决于新型农民、城市再就业人员、转业军人或社区休闲教育需求。

1.3 高职教育专业目录中类别数量变化

表 1-1 中 2015 年版专业目录对比 2004 年版专业目录（含目录外专业），新增项主要集中在生态环保、航空船舶、健康服务、质量检测、安全技术、民族工艺、物联网、移动应用、云计算技术等类别；合并原目录内外专业数为 708 个，占旧版专业总数的 60.67%，主要是原专业口径较窄、培养目标或内容交叉重复等原因，在矿业类、能源发电工程类、建筑施工类、生物技术类等较为集中；取消的专业主要是相对应的产业为淘汰类、限制类且专业布点较少（连续三年没有布点）、招生规模过小，或专业名称过大、不符合高职教育培养定位的专业，主要分布在水利、矿山、司法、公安、冶金、卫生等类别，总计 69 个约占原专业总数的 5.91%。新增、合并、取消构成 2015 年新版专业目录调整的三个方向，在教育与社会、经济关系层面，反映了教育管理者对职业大类人才需求的总体判断，与国家制定的发展战略性新兴产业和振兴弘扬民族文化的宏观规划相吻合；在教育内部层次结构关系层面，反映了职业人才培养层次结构和时序结构应与人才能力结构相统一的内在逻辑。

表 1-1 高职教育新旧版专业目录专业数量对照

序号	2004 年旧版(含目录外)		2015 年新版				
	专业大类名称	专业数	专业大类名称	保留	新增	合并	取消
1	农林牧渔	91	农林牧渔	13	3	54	3
2	资源开发与测绘	70	资源环境与安全	26	9	55	5
3	环保、气象与安全	27	能源动力与材料	10	4	40	3
4	材料和能源	63	土木建筑	7	3	38	0
5	土建	52	水利	4	1	12	6
6	水利	26	装备制造	17	12	53	5
7	制造	102	生物与化工	0	0	27	4
8	生化与药品	40	轻工纺织	12	4	19	2
9	轻纺食品	72	食品药品与粮食	3	1	47	1
10	交通运输	101	交通运输	17	6	55	0
11	电子信息	97	电子信息	7	4	77	3
12	医药卫生	45	医药卫生	27	6	18	6
13	财经	64	财经商贸	17	7	48	6
14	旅游	22	旅游	3	0	15	1
15	艺术设计与传媒	99	文化艺术	14	13	52	2
16	法律	28	新闻传播	9	0	22	0
17	文化教育	90	教育与体育	30	1	46	6
18	公安	33	公安与司法	30	0	14	12
19	公共事业	45	公共管理与服务	10	0	16	4
	合计	1167	合计	256	74	708	69

数据来源：《普通高等学校高职高专教育指导性专业目录（含目录外专业）》《教育部关于印发〈普通高等学校高等职业教育（专科）专业设置管理办法〉和〈普通高等学校高等职业教育（专科）专业目录（2015 年）〉的通知》。

2 高职教育专业调整的院校参数

"学科专业作为一种建制，一种知识生产、传播与分配制度，一种人才培养与管理的制度，还规定着知识范围的边界，规定着教育资源的分配，规定着人力资源的结构与流向"，毫无疑问是高职院校"十四五"规划的逻辑起点。通过以下近年来专业数量、培养规模、招生方式和培养模式等变化信息，高职院校可以更清晰地确定本校"十四五"规划专业调整参数。

2.1 高职院校专业设置数量参数

表 1-2 显示，2015 年专业目录调整对高职院校专业设置有明显的影响，2016 年学校新增专业占比跃升到 13.76%，几乎是之前平稳期的两倍，连带 2017 年也保持较高的新增专业占比。停招专业占比从历年 15% 左右下降至原来的三分之一，取消专业数也达到新高点。这些数据表明，专业目录的调整在总体上盘活了学校专业资源，增强了专业办学活跃度，呈现出积极作用。从连续八年情况来看，高职院校保持一定比例的新增、停招、取消专业是常态。通过新增专业和取消专业双向调整，高职院校可以强化自身专业结构与区域性、行业性和人才需求一致性。而停招专业占比反映了学校专业结构的"弹性"，有些高职院校运用阶段性停招，让社会需求量不大的专业暂时"休眠"、适时启动，在时间维度上给刚性的专业结构增加柔性，更好贴合职业人才需求的动态变化。特别是某些专业口径重叠度高的行业院校，可以采用群内专业轮流停招方式，保证专业报考人数不过度分散，提高办学效益。也有些高职院校将专业停招作为最终退出市场的过渡，为专业资源转移争取一段缓冲时间。但是停招专业过多或固化则反映了结构不合理，需要取消部分专业。总体而言，新增、取消和停招三种途径结合，使得专业结构整体保持动态稳定。

表 1-2 2011～2019 年高职院校专业数量调整

学年	采集院校	设置点/个	招生点/个	新增/个	停招/个	取消/个	新增占比/%	停招占比/%	取消占比/%	校均停招/个
2011—2012	1191	31699	27497	—	4202	—	—	13.26	—	3.53
2012—2013	1258	35112	30376	—	4736	—	—	13.49	—	3.76
2013—2014	1285	36866	31438	1671	5428	335	4.53	14.72	0.91	4.22
2014—2015	1286	37981	32217	2803	5764	541	7.38	15.18	1.42	4.48
2015—2016	1303	39510	32818	3139	6692	747	7.94	16.94	1.89	5.14
2016—2017	1316	35513	33854	4885	1659	805	13.76	4.67	2.27	1.26
2017—2018	1316	42477	35394	4057	7083	898	9.55	16.67	2.11	5.38
2018—2019	1329	43888	36453	3964	7110	966	9.03	16.20	2.20	5.35

数据来源：高等职业院校人才培养工作状态数据采集与管理平台，本表中专业对应数值均为全国独立设置且上报数据的高职院校。平台中 2018—2019 学年有 4 所院校专业设置数超过 2000 为异常值，其所有专业数值已对应扣除。

2.2 高职院校专业培养规模参数

高职院校制订"十四五"发展规划，首先要通过办学资源总量确定招生总体规模，进而推算专业设置数量区间。专业培养规模是必不可少的核心参数。图 1-1 统计了 2010～2018

年间高职院校校均专业培养规模，虽然和表 1-2 由于统计目的不同采用的数据来源不同，但二者都反映了专业目录调整之后，全国高职专业集中度有一定提升。图 1-1 还显示，2010～2018 年校均专业培养规模总体在 140～180 之间变动，约为 3 个标准班，即每个年级一个班。从变化趋势来看，专业培养规模在"十四五"期间有下行的可能。院校管理者通常希望扩大专业培养规模从而提升整体办学效益，但是未来高职教育现代学徒制、职业教育中专大专本科衔接等多种学习需求，以及"1+N"证书、学分银行、线上教学等制度设计和技术创新带来的灵活办学机会，可能会导致专业培养规模缩减。因此，高职院校应在未来发展规划中尽早考虑提升管理水平，通过精细的技术手段提升资源利用效益。

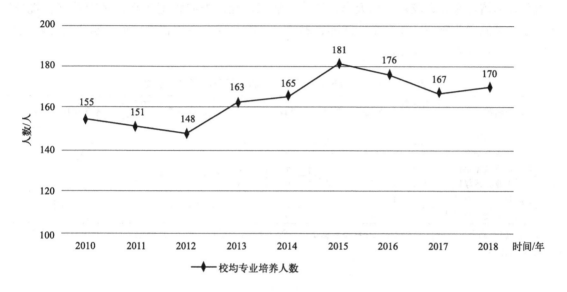

图 1-1　2010～2018 年高职院校校均专业培养规模

数据来源：2010～2015 年教育部关于全国普通高等学校高职高专教育专业点整理情况的通知，2016～2018 年教育部关于公布普通高等学校高等职业教育专业设置备案和审批结果的通知，办学机构包括了高等专科学校、其他各类高等学校及机构举办的专科层次的高等职业教育。校均学生数来源于教育部网站公布的 2010～2018 年全国教育事业发展统计公报

2.3　高职院校专业结构调整

分析专业结构优化调整之前，首先要认识到专业结构的多样性。多数办学者所指的"专业结构"是以专业教育内容为分类依据的科类结构，除此之外，专业结构还包括以培养层次为依据的层次结构、以学习时间长短和先后为依据的时序结构、以专业学生来源和数量为依据的生源结构和以专业培养方式为依据的类型结构，后三者常常具有较强的关联性。学校的专业结构调整工作首先需要优化专业的科类和层次结构，以全日制学历教育专业为基础，确立好专业人才培养标准，然后结合具体的生源、学习时间和培养方式，做灵活变化。以前这些结构在院校层面进行讨论，而今随着社会学习需求的多元变化和管理精细水平提高，需要进一步在最小的办学实体组织（专业层面）分析。

从 2019 年公示的高职教育特色高水平院校和专业建设单位中，随机抽取天津、江苏、山东、广东、陕西、浙江等高职教育较发达省市中的一所院校，梳理其专业设置和招生等信息如表 1-3 所示。6 所院校均在 2018～2019 学年增设了新专业，天津职业大学、浙江机电职业技术学院和广东轻工职业技术学院当年停招专业占专业设置总数比例为 13.5%、15.3%、17.0%，其余院校停招比均较低，3 所院校当年没有取消专业，六所院校专业总数基本保持相对稳定的状态。另外表中数据也显示，六所院校在现代学徒制、国际合作、订单培养等方面积极尝试，广泛与企业、国（境）外办学机构合作；在国家政策支持下纷纷申报高职本科层次专业，以初中为起点的五年一贯制专业占比则不高，体现了高职教育层次向上延伸的趋势。6 所院校均处于省会城市或中心城市，基本可以代表本省市高职教育发展最好水平，层次结构、时序结构、生源结构、类型结构呈现出一定特点：产业发达地区总体表现出现代学徒制和订单培养专业数较多，如天津、江苏、浙江；经济外向程度较高地区中外（含境外）合作办学交流专业较多，如广东、江苏、浙江；文教比较发达的省市，整体职业教育职业办学层次较高，如天津、江苏。

表 1-3　2019 年部分"双高"高职院校不同类别专业数

院校名称	设置总数（含方向）	新增	停招	取消	现代学徒制	订单培养	中高职一贯制	本科层次	国际合作
天津职业大学	89	1	12	1	4	32	0	7	6
无锡职业技术学院	74	2	5	0	2	29	0	6	11
山东商业职业技术学院	115	3	0	4	7	0	6	3	7
广东轻工职业技术学院	176	6	30	0	8	4	0	0	13
陕西工业职业技术学院	75	2	1	2	2	9	6	3	5
浙江机电职业技术学院	59	4	9	0	8	13	0	2	11

数据来源：高等职业院校人才培养工作状态数据采集与管理平台，2020 年 4 月数据整理。本科层次专业数来源于相关学校网站介绍。

3　"十四五"期间高职院校专业调整建议

21 世纪最初的二十年，中国高职教育在国家经济结构优化和社会民生大发展中快速壮大，在规模和质量方面都有了飞跃。站在新的历史起点展望"十四五"，高职院校要继续服务我国社会宏观战略发展核心，明确自身发展定位，建立"系统"设计思维，统筹考虑市场机制和人才培养规律，致力于社会人才需求与专业人才培养在社会远期需求和长期发展趋势上的大致吻合，而不是急功近利，满足于市场短期需求和短期利益，才能实现高等教育的宏观专业结构与高校自身微观专业结构的和谐发展。

3.1　县域高职院校灵活调整人才培养类型结构，满足社会学习需求

地处县域的高职院校，可能是当地办学层次最高的学校，有义务和责任紧密结合当地政府确立的"十四五"发展目标，聚焦区域支柱产业用人需求，在下一个五年围绕产业链设置完善的专业链条。2020 年我国决战决胜脱贫攻坚之后，边远、贫困地区县域高职院校应在"十四五"期间服务"一地一品""一城一策"等措施持续跟进，积极吸纳新型农民、下岗人员、转业军人入学，与当地一、二产业龙头企业合作，积极拓展半工半读等形式的现代学徒制专业和专业订单班，为本地经济和社会发展办好专业留住人才，为社会人员就业创造多种可能。

3.2 优质高职院校提升专业层次结构，对接"云物大智移"

地处中心城市的优质高职院校，应凭借资讯发达和自身丰富的教育资源，努力提升专业办学层次，重点开拓知识复合度高、技能领域交叉性强、职业场景较复杂的本科和研究生层次专业，如农业资源与环境、人文地理与城乡规划、人工智能技术服务、食品药品监督管理等；积极探索传统行业和"云（计算）、物（联网）、大（数据）、（人工）智（能）、移（动互联网）"相结合专业，如智能医学工程、地理空间信息工程、供应链管理等，设置为四年制专业；尝试与国（境）外高校、培训机构、行业组织等开发国际互认的专业标准和课程方案，如水利工程、道路桥梁、重型机械、轨道交通、矿藏开采等领域我国已成为世界当之无愧的技术大国，可服务国家"一带一路"倡议合作推荐专业，推广我国高等职业教育经验。

3.3 综合性高职院校围绕产业链和技术链，提高专业集中度

综合性高职院校在"十四五"期间应更加重视专业设置的科学性，围绕某一行业的研发、生产、销售、服务的纵向链条，或者以某种技术为核心打通多领域的横向链条，形成以"行业"或"技术"为中心的专业集群，整体上提高专业集中度。强化集群发展可以促进专业资源和发展经验共享，推动教师组成专业团队，帮助学生形成更全面的职业素养。值得注意的是，"云（计算）、物（联网）、大（数据）、（人工）智（能）、移（动互联网）"作为具有类似"横断"性质的技术方法，具有基础性、工具性特点，可以与多个行业和技术交叉融合，形成横跨多个领域的应用形态。综合性高职院校可以在这些领域集中建设多专业共享资源平台。

3.4 采用专业综合评价，把握好专业调整的对象、适宜方式和时机

专业调整通常会出现停招和取消专业，需要在短期内解决因此带来的办学资源利用率降低、教师专业发展受挫、取消专业学生流转等问题。高职院校可吸纳相关行企人员、专业教师、学生代表等利益相关者和第三方人员，参考已有的专业评价方法，共同制定专业评价的指标体系，综合考察专业人才培养、技术研发等服务社会能力，把握好专业调整的对象、适宜方式和时机，确定专业停招或取消的合理程序和后续保障措施，最大限度减少因此带来的校园不稳定因素，保证人才培养质量和办学资源利用效率。

3.5 运用多种专业调整策略，提高专业体系柔韧性和灵活性

"十三五"期间高职教育专业调整的中心是科类结构，未来五年，高职院校应进一步建立专业发展系统化思维，从专业群整体和专业间联系上着力，以课程群为核心，运用多种学制、培养口径、招考类型、培养模式差异，形成柔性灵活的专业体系。如医学工程相关专业群，可探索本科、研究生层次智能医学工程和大专层次精密医疗器械技术；与医疗器械企业合办半工半读的现代学徒制医疗设备应用技术；与中职学校合作开设中高衔接医疗器械维护与管理；与国际机构合作举办医疗设备应用技术；与培训机构合作举办行业在职人员专项培

训等。以上专业学历教育和培训虽然层次、口径、生源、培养模式有差异，但是可以共享核心课程、师资、实践教学设备和场地、线上虚拟学习资源、评价方式，采用隔年招生、分段培养、课程认证、学分银行、证书加学历文凭等多种合作方式组合，形成彼此互通、相互转化的专业生态系统。这不仅符合"育训结合"职业教育体系建设方向，而且可以吸纳个别专业停招或取消带来的冗余资源和学生，为整体刚性的专业结构增加一定的柔韧性和灵活性。

总体而言，作为最基层的办学实体，高职院校的专业应在"十四五"期间主动服务于区域经济社会发展和产业优化升级，明确调整定位。在总体规模平稳增长的前提下，运用综合评价等方法，形成层次、科类、时序、生源、类型多种结构相匹配的专业生态大系统。与此相适应，高职院校还应配套教学、人事、财务、资产等多种管理制度改革，深化与企业、行业组织、境外机构等多种办学者的合作，融合现代信息技术创新，平衡质量与效率、稳定与灵活，不断提升服务经济社会发展和职业人员成才的能力。

市场需求导向：
高职院校专业发展面临的挑战与应对策略

王 毓

2015年，教育部公布的《全国职业教育工作专项督导报告》显示，2014年全国高等职业院校1327所，招生337.98万人，占普通本专科院校招生总数的46.9%，比2013年增长5.8%，高等职业院校在校生1006.6万人，首次突破1000万，高等职业教育已占整个高等教育规模的40%。可以说，我国高职教育进入了历史上发展最快的阶段。但是与此同时，高职院校却面临着来自教育服务市场、教育资源市场、劳动力市场前所未有的挑战。作为与市场需求联结最紧密的部分，专业是教育资源配置的核心点。高职院校必须确立以市场需求为导向的专业发展战略和以竞争为手段的专业发展机制，准确快速地回应挑战，增强自身在市场中的竞争力。

1 高职院校办学面对的市场

《中共中央关于全面深化改革若干重大问题的决定》提出"经济体制改革是全面深化改革的重点，核心问题是处理好政府和市场的关系，使市场在资源配置中起决定性作用和更好发挥政府作用"。2014年，教育部联合国家发展和改革委员会等六部门，颁发了《现代职业教育体系建设规划（2014—2020年）》。该文件将2012年讨论稿中的职业教育办学指导性原则"以就业为导向"改为"坚持市场需求导向"，资源投入的原则由"以公共财政投入为主"改为"政府统筹规划""发挥市场在资源配置中的决定性作用""落实生均拨款"。这是十八届三中全会精神在教育领域的贯彻落实。那么，高职院校究竟面对着怎样的"市场"？在供求关系中又担当何种"角色"？

根据市场学的概念，"市场"有四层含义：买卖双方交换的场所、交换行为的类别与范畴、交换对象或用户需求、供求关系的总和。四层含义侧重各有不同。就各层次和类型的教育服务市场而言，服务提供者是各级各类的院校和教育机构，服务消费者是学生和家长。由于高等学校还有科技开发和社会服务的职能，高职院校还作为资源的需求方存在于教育资源市场，接受服务的企（事）业单位和社会个体要支付一定的服务费用。但是我国有1020所公办高职（高专）院校，示范校是其中发展较好的代表。70所前两批国家示范校的数据统计显示20%～70%的院校办学收入来源于政府，30%～50%的资源来源于学生学费收入和校企合作。也就是说，政府作为重要的购买方，分担了学生和企业事业单位、社会个体等应付的部分服务成本。随着政府"让市场在资源配置中发挥决定性的作用"改革指导思想的确立，来自政府的资源也将与生源吸引力和产业服务能力挂钩，逐步按照市场规律进行配置。

虽然很多高职院校自身和教育研究者、管理者经常论及高职院校办学应符合劳动力市场的需求，但是高校本身却并非劳动力的提供者或购买者（除非个别毕业生留校工作），而是连接双方的桥梁。高职院校搜集用人信息并设置相关专业，帮助学生更好地识别并满足劳动力市场的需求，可以作为劳动力市场的间接提供者。

2　市场供需变化带来的挑战

2.1　产业转型升级，劳动力市场需要更多复合型人才

现代信息技术、计算机技术、网络技术等高新技术的迅速发展日益改变着我国社会和经济形态，传统农业、加工制造业和服务业在保持一定规模的同时不断提高智能化和信息化水平。与此同时，随着我国产业结构调整，面向新能源、新材料的高端制造业和生活性、生产性服务业将成为经济发展的重点。这些产业"具有专业性强、创新活跃、产业融合度高、带动作用显著等特点，是全球产业竞争的战略制高点"。整体而言，经济、社会发展对职业人才知识、技能、素质的复合性要求提高。

2.2　生源减少，学习者学习需求差异化

我国社会人口预测表明：15～24岁劳动人口的总量以及在全部劳动人口所占比例都将于2013～2028年持续减少，高职院校不断增加的培养规模势必造成院校之间生源竞争加剧，需要将学龄人口范围拓展。多学龄人口相应会带来差异化的学习需求，学习内容、学习方式、目标取向也更加多样化。

麦可思研究院发布数据显示，高职院校毕业生自主创业比例从2011届的2.2%上升到2013届的3.3%。对2010届高职院校毕业生的跟踪调查表明毕业半年后创业比例为2.2%，毕业三年后提高至6%。以上数据初步说明，创业已经在高职院校毕业生去向中所占比例逐步增长。高职院校2011～2013届毕业生继续读本科的比例为3.7、3.3、3.8，而2010届毕业三年后约有0.4%的毕业生在读研究生。随着现代职业教育学历衔接体系的发展，职业教育层次可以上升到研究生，普通教育与职业教育之间的障碍也更容易跨越，实际选择升学的毕业生比例还有可能攀升。该机构对于高职院校学生毕业三年后职业转换率的调查显示：2009届毕业生三年后职业转换率在40%以上的专业大类有7个，平均转换率为45%；2010届毕业生三年后职业转换率在40%以上的专业大类有10个，平均转换率为48%，高职毕业

生职业岗位和就业领域的跨度有所加大。从全日制毕业生的去向分析，升学、创业、跨专业就业的学生日渐增多，单一以某个岗位就业为目标的专业设置方式必须有所转变。

2.3 竞争者增多，高职院校"顶端优势"渐失

高职院校原本以在高等教育层次中人才培养贴近社会和经济发展需求、在职业教育序列中处于最高学历层次而具有资源竞争的"顶端优势"。2013年后，部分新建地方本科院校在教育主管部门的引导下转型，以应用型人才、技术技能型人才培养为办学方向，应用技术大学（学院）联盟于应运而生。联盟首批35所院校参加，截至2014年底已有101所高校加入，约占本科院校总数的8%，还有一些本科院校虽然没有宣称加入这一联盟，实际上早已确立了应用型人才培养定位。这些高校在未来几年将凭借更长的历史、更规范的管理、更高的社会认可度在招生、就业等方面对高职院校形成强大威胁。来自政府和社会的职业教育办学资源，将毫无疑问地被分流。现代职业教育体系的发展使得高职院校失去职业教育体系中的"顶端优势"，应用技术型本科院校的加入将使获取职业教育办学资源的竞争更加激烈。

2.4 资源投入方式多样化，绩效管理成为趋势

随着现代职业教育体系建设规划下发，财政部配套出台了文件，针对高职院校总体投入水平仍然偏低、财政投入激励高职院校改革的导向作用不够明显、高职教育经费绩效管理基础薄弱等问题，提出"充分发挥市场机制作用，积极引导社会资本投入""切实提高财政资金使用效益，建立完善高职院校生均拨款制度要与强化绩效管理相结合，将绩效理念和绩效要求贯穿于高职教育经费分配使用的全过程，体现目标和结果导向"。这一文件集中反映了政府正在综合运用多种手段发挥财政资金的激励导向作用，在尽可能保证总量充足的情况下进一步精细投放，不断强化"市场"对职业教育资源配置的影响力，促进高职院校改革创新人才培养模式，提高人才培养质量。

3 高职院校的应对之策

面对劳动力市场、教育服务市场和教育资源市场的供求变化，高职院校结合自身的特点，将"以市场需求为导向"细化，在专业资源配置、新专业设置、招生和培养模式等方面都有所考虑。

3.1 明晰学校所处战略阶段，确定以市场需求为导向的专业资源配置战略

从人才培养规模、专业数量的角度可以将高职院校所处的战略阶段划分为快速扩张期、平稳增长期、巩固提升期。根据教育部统计，高职院校平均在校生规模连续三年稳定在6000人左右；全国第一批、第二批示范校专业数量统计表明，60%以上的院校专业数为20~40个，专业年培养规模以70~120人为主。以上核心数据大概给出院校发展的阶段划分依据：当院校三项指标都低于这一区间，通常处于快速扩张期；部分指标落在这一区间，

或指标数值不协调，常处于稳定增长期；都超过这一区间且协调一致，主要考虑办学质量内涵的巩固提升。

处于不同发展阶段的高职院校，应以市场需求为导向制定不同的专业资源配置战略。对于需要快速扩张的院校来说，专业设置和资源配置应重点倾斜新专业群的布点，根据长远市场需求拓展专业类别，为未来专业发展搭好框架；处于平稳增长期的院校应着力充实各个专业群，根据职业人才需求确定合理的专业结构和招生规模，从专业群的建设要求考虑专业资源投入的数量与方式；进入巩固提升阶段，高职院校应制订动态的专业调整机制，专业设置、招生和退出都要根据市场需求适时调整，招生和培养根据专业特点制定多种模式，特别应考虑不同来源的学习者和不同毕业去向的差异，在保证经济效益的情况下重点关注资源投入的社会效益。

3.2　分析专业面向特点，加强专业设置市场针对性

面对教育服务市场适龄生源减少、学习需求多样化的挑战，高职院校必须进一步分析不同专业的面向特点，加强专业设置的市场针对性。品牌影响力、市场号召力和战略竞争力构成评价专业的市场综合实力三个维度。学校中办学历史较长、取得较多改革成果、人才培养质量普遍为社会认可的专业可以作为学校的品牌影响力型专业；有些专业虽然刚刚举办，但是迎合最新的产业变化或适龄生源的需要，可以作为市场号召力型专业；有些专业不具备以上两方面特点，但是有助于调整学校的专业结构，或者体现未来市场需求或学校战略规划的需要，可以作为战略竞争力型专业。有些专业可能兼具前两方面的特点，既具有品牌影响力，又具有市场号召力，可为学校的优质专业。

以出口——劳动力市场需求为依据设置专业，高职院校应改变原来以"产品"为中心，在产业链条的基础上拓展为产业网络，给原料采购、生产加工、销售储存、使用维护的专业链添加生产服务和生活服务的分支，实现跨领域设置专业的"网络模式"或"立体模式"，战略竞争力型专业常作为这样的分出。以入口来看，无社会经验的高中毕业生多将学习兴趣和未来择业意愿作为专业选择的主要依据，高职院校应主要根据市场号召力来设置招生专业；有一定社会经验的在职人士或闲散人员较多考虑就读专业为实际就业和职业生涯长远发展奠定基础，专业选择更理性，专业的品牌影响力和未来的战略竞争力成为主要因素。高职院校应综合考虑新设置专业和已有招生专业的品牌影响力、市场号召力和战略竞争力的组合形式，形成最佳的专业教学服务。

以老年服务与管理专业为例，全国每年仅有 800～900 人的毕业生规模，其 2012 届和 2013 届毕业生就业率均保持在 90%～95% 的较高水平，从中国正在步入老龄化社会的需要来看，劳动力市场明显供不应求。但是对于多数 18 岁左右的高中毕业生，这个专业显然缺乏市场号召力。如果高职院校面向社会自主招生，了解我国人口老龄化进程的成年人或养老机构在职员工，很可能会选择这一朝阳行业进行学习。特别是广东省作为老龄人口大省，只有广东医科大学在专科层次设置了这一专业，从战略竞争力的角度来说，广东高职院校应积极与养老机构或社会福利部门合作举办类似专业。

3.3　采用多种招生和培养模式，满足多样化市场需求

2013 年全国高职分类考试招生人数达 144 万人，占高职招生计划总量的 43%，未来预

计这一比例将进一步提高。已有的专业也必须不断调整培养内涵以及举办方式,以适应学习者个性化需求。中高职对口衔接、面向企业职工的现代学徒制、区域性社区化的学习需求,应越来越多进入高职院校办学的视野。

随之而来引入多样化的合作办学方。招生和培养方式的改变,核心是构建开放的教学系统,将企业等用人单位直接引入到人才培养环节。企业与高职院校联合培养人才,不仅改变了人才培养外围职业教育资源的投入和配置方式,而且直接改变专业人才的培养目标、教学内容、组织方式和学习成果,可以满足多样化的学习需要,又有助于将多学科、多领域的知识和多元能力有效地融合,满足劳动力市场对复合型人才的需要。

3.4 综合考量经济效益和社会效益,构建专业办学KPI系统

"以市场需求为导向"的资源配置原则,究其根本是提高有限教育资源的使用效益。高职院校可以构建专业办学关键绩效指标(key performance indicator,KPI)系统,将学校基本运行状态指标、在读学生学习状态评价和毕业生追踪质量评价相结合,把教和学、过程与结果、经济与社会绩效的重要指标联合起来考量,以提高专业资源的使用效益。具体从院校基本运行状态指标中抽取师资、设备、场地、课程等资源投入的总量及生均值,以及学生的第一志愿上线率、报考率、报到率、保持率、技术服务到款额、校内资源向社会开放形成的贡献等数据,考察学校的专业资源利用率和社会声誉;从在读学生学习状态评价中抽取学习活动频度、参与率、专业知识满足度、专业能力增值等评价,考察资源对于学生有效学习的支持度;从毕业生追踪调查中抽取毕业半年后平均工资、在学期间课程有用性等评价,考察学生在校学习对其未来发展的支持度。除此之外,还可以结合一些国家或地方教育综合监测平台和数据发布,如阳光高考、教育部统计数据年报、中国高等职业教育质量年报等,考察本校数据与全国平均水平的差距。这些信息构成学校专业办学的KPI系统,有助于办学者综合分析专业资源投入使用的综合绩效。

"以市场需求为导向"既是高职院校生存环境的重大转变,又是高校优化资源配置适应这一变化的原则性策略。高职院校的专业发展应遵循市场配置资源的要求,客观审慎地分析自身特点,沉着灵活地应对这一挑战!

医药健康类高职信息技术专业群重构理念与特色

戴春平

近年来,我国职业教育领域蓬勃发展,尤其是高等职业教育的教学质量与成效,日益成为社会瞩目的焦点。2019年起,国家层面启动了中国特色高水平高职院校建设战略,这一宏观背景下,各省市积极响应,着力推进省级层面的高职高水平专业集群建设。然而,在这一进程中,部分医药健康类高职院校面临特殊挑战:其信息技术专业群因非核心办学领域,未能充分彰显院校优势与行业特色,难以跻身高水平行列,发展陷入瓶颈。

恰逢"云物大智"(云计算、物联网、大数据、人工智能)等新兴信息技术的迅猛崛起,

医疗健康领域正加速向信息化、智能化转型，成为行业发展的新风向标。在此背景下，医药健康类高职院校的信息技术专业群亟须探索转型路径，寻求新的增长点。这不仅是应对外部技术变革的必然要求，也是高职院校内涵式发展、提升竞争力的关键所在。为破解此难题，相关高职院校的信息技术院系应主动担当，依托《国家职业教育改革实施方案》（简称"职教20条"）的政策指引，实施专业集群的重构与创新。具体而言，需从战略高度出发，调整专业布局，促进产教融合深度融合，构建与医疗健康产业紧密对接的特色专业体系，以此引领并推动产业结构的优化升级。这一过程中，应充分融合医药健康类院校的独特资源与优势，重新定位专业发展方向与人才培养目标，运用前沿教育理念，重塑健康信息技术专业集群，力求形成独具行业特色的高职健康信息技术人才培养模式。

1 医药健康领域信息技术专业群重构的深远意义

1.1 驱动专业群结构调整与革新

医药健康类高职院校，凭借其在医疗健康行业的深厚积淀与独特视角，亟须对信息技术专业群进行战略性调整。这要求我们将信息技术专业群的构建与医疗健康产业的实际需求紧密结合，深度融合学校的核心优势与特色，精准对接医疗健康产业链及其相关岗位需求，从而塑造出具有行业针对性的健康信息技术专业集群。

1.2 树立同类院校专业群建设的标杆

鉴于医药健康类高职院校的独特定位，其在信息技术专业群的发展路径上应避免同质化竞争，而是应聚焦于大健康领域，打造具有鲜明健康特色的信息技术教育体系。通过不断实践与探索，形成可复制、可推广的特色办学模式，为同类高职院校在信息技术专业群建设方面提供宝贵的参考与借鉴。

1.3 强化信息技术对其他专业的赋能作用

在构建信息技术专业群的同时，医药健康类高职院校还需关注其对校内其他专业群的支撑与提升作用。通过探索"信息技术＋职业教育"的融合模式，促进现代信息技术在其他专业教学中的应用与渗透，提升学生的信息技术素养与专业问题解决能力，进一步增强学生的就业竞争力，拓宽信息技术专业群的服务范围与价值。

1.4 塑造独具特色的办学品牌

面对"云物大智"等前沿信息技术的迅猛发展，医药健康类高职院校应把握机遇，以信息技术专业群重构为契机，致力于培养既精通现代信息技术又具备医疗健康知识背景的复合型高技能人才。通过持续创新与优化，逐步形成独具医药健康特色的信息技术教育品牌，引领并推动同类高职院校信息技术专业群的转型与发展。

2 医药健康领域信息技术专业群重构的核心理念

在《国家职业教育改革实施方案》的政策导向下，医药健康类高职院校应积极探索信息技术专业群的重构路径。这一过程需紧密围绕医疗健康产业链的实际需求与岗位特征，深度融合医药健康行业的独特优势，紧跟云计算、物联网、大数据、人工智能等前沿信息技术的迅猛发展步伐。我们的目标是激发信息技术专业群的内在活力与潜力，塑造具有鲜明医药健康特色的专业集群，旨在为"健康中国"战略输送更多既精通现代信息技术又熟悉医疗健康领域的复合型高技能人才，共同推动行业的持续进步与发展。

3 重构信息技术专业群的关键原则

鉴于"云物大智"等创新信息技术的日新月异，医药健康类高职院校在重构信息技术专业群时，需紧跟时代潮流，秉持一系列科学而务实的原则，以更好地服务于大健康产业的发展。

3.1 创新驱动与持续变革

面对信息技术的飞速发展，我们必须秉持改革创新的核心理念，勇于突破传统束缚，不断探索适应新时代需求的教育模式。以服务学校核心使命为导向，信息技术专业群需主动求变，通过创新办学思路与模式，引领专业群的全面重构，确保其发展始终走在时代前列。

3.2 稳步前行与逐步优化

鉴于重构过程中的复杂性与挑战性，我们应遵循循序渐进的原则。制定科学合理的实施策略，分阶段、有计划地推进各项改革措施。同时，注重解决教师转型、资源配置等实际问题，确保每一步都稳健有力，最终实现整体优化与提升。

3.3 继承与创新的辩证统一

在重构过程中，我们应坚持"扬弃"的哲学思维，既要保留并优化已有的有效成分，如成熟的教学模式与课程模块，又要勇于创新，将新技术、新理念融入专业群建设中。通过继承与创新的有机结合，为信息技术专业群注入新的活力与生命力。

3.4 紧密围绕专业发展核心

作为医药健康类高职院校的重要组成部分，信息技术专业群应紧密围绕大健康这一核心领域展开布局。其专业设置与方向需与医疗健康行业紧密对接，服务于学校核心专业群的发展需求，并以此为契机，为其他专业群提供技术支持与赋能服务，共同推动学校整体教育质量的提升。

3.5 发挥引领示范作用

在重构信息技术专业群的过程中,我们应树立高远的目标,即成为同类院校中的佼佼者。通过不断探索与实践,形成具有鲜明特色的专业发展模式与经验成果,为同类高职院校提供可借鉴的范例与启示。同时,积极发挥引领示范作用,推动整个行业领域的共同发展与进步。

4 医药健康领域信息技术专业群重构的愿景与目标

面对"云物大智"等前沿信息技术的蓬勃发展,以及国家战略性新兴产业的迫切需求,医药健康类高职院校在重构信息技术专业群时,应明确以下两大核心目标:

4.1 致力于构建卓越的信息技术专业集群

这一目标旨在通过优化专业布局与革新人才培养模式,确保专业群能够紧跟信息技术创新步伐与国家产业发展趋势,从职称、学历、知识结构上构建一支合理的高水平"双师型"教师团队,并创新信息技术专业群管理体制和运行机制,培养出符合新时代要求的复合型人才。在此过程中,我们将注重提升专业群的引领力,推动同类高职院校信息技术教育的创新发展,共同探索适应未来社会需求的教育路径。

4.2 强化信息技术对其他职业教育专业的支撑与赋能作用

我们将积极探索"信息技术+"的跨界融合模式,将现代信息技术深度融入其他职业教育专业的教学实践中,提升专业学生的信息素养与综合应用能力。通过培养既精通专业知识又擅长运用信息技术解决问题的复合型人才,我们将全面提升学校的整体人才培养质量,为社会输送更多具备创新精神和实践能力的优秀人才。

5 医药健康类信息技术专业群特色化构建策略

在构建医药健康类高职院校的信息技术专业群特色时,我们应紧密围绕学校的核心办学理念与优势资源,打造具有鲜明行业特色的信息技术人才培养体系。

5.1 聚焦健康医疗信息领域,明确办学定位

我们需将信息技术专业群的发展方向明确为健康医疗信息领域,确保专业构成、培养路径、课程体系及实践教学等均紧密围绕医疗健康产业展开。通过培养既精通信息技术又了解

医疗健康的复合型人才，满足医疗健康产业链各层次岗位的需求，形成特色鲜明的人才培养模式。

5.2 融合现代信息技术与职业教育，创新课程体系

为打破传统界限，我们应积极探索现代信息创新技术与传统职业教育的深度融合路径。通过建立教学协同创新中心，整合云计算、物联网、大数据、人工智能等新兴技术资源，为传统专业赋能，构建跨学科的课程体系。这不仅能提升学生的专业技能，还能增强其解决复杂问题的能力，拓宽专业群的服务范围。

5.3 构建医疗健康特色课程平台，强化服务导向

基于服务医疗健康行业的核心使命，我们应着力构建具有鲜明医疗健康特色的课程平台体系，课程平台体系如图1-2所示，该平台应紧密围绕医疗健康产业需求，提供系统化、专业化的教学资源，为信息技术专业群精准服务医疗健康产业提供有力支撑。

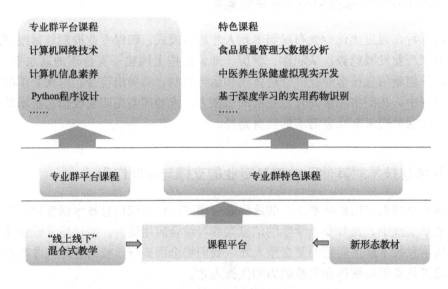

图1-2 医药健康类信息技术专业群课程平台体系

5.4 精准对接健康医疗产业链，优化专业设置

在信息技术专业群的专业或方向设置上，我们应精准把握健康医疗产业链的不同岗位需求，科学规划专业布局。以广东食品药品职业学院为例，通过设立卫生信息管理、大数据技术与应用、软件技术、计算机网络技术等专业方向，专业群内各专业与健康医疗产业链对接关系如图1-3所示，实现与医疗健康产业链各环节的紧密对接，形成特色鲜明的专业集群。

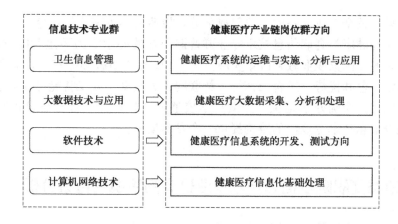

图 1-3　信息技术专业群和健康医疗产业对接关系

5.5　强化实训体系中的医疗健康元素

在构建校内外实训体系时，我们应充分融入医疗健康元素，确保实训内容与医疗健康产业实际需求高度契合。通过建设具有行业特色的校内实训室和精准对接医疗健康企业的校外实训基地，我们能够为学生提供真实的职业环境和实践机会，促进其专业技能与职业素养的全面提升，最终实现与医疗健康行业人才需求的无缝对接。

6　总结与展望

综上所述，鉴于当前医药健康类高职院校信息技术专业群的现状，我们需紧密结合学校的整体教育愿景与独特优势，深入剖析国家职业教育改革的新政策与新导向。在此基础上，我们应紧跟"云计算、物联网、大数据、人工智能"等信息化、智能化技术的浪潮，探索多元化、特色化的专业群构建路径，并积极开展富有成效的社会服务活动。通过不懈努力，旨在塑造出具有鲜明医药健康特色的信息技术专业群，不仅为学校的整体发展贡献力量，更要在行业内树立标杆，引领医药健康类高职院校信息技术教育的创新与发展。

医药健康类高职信息技术专业群突围的路径选择

戴春平

专业群的建设目的在于通过集中专业资源发挥规模效益，并解决高职高专在专业建设中遇到的不稳定性问题。为了提升高职院校的办学水平和竞争力，2019 年国家启动了中国特色高水平高职院校建设项目，这标志着我国高职教育水平在努力迈向新台阶。在建设高水平高职院校的大环境下，很多医药健康类高职院校将重点放在了展现行业特色的专业群上，导致其他较为弱势的专业群发展面临更多挑战，得到的财务和人力资源支持更少。然而，这些弱势专业群是学校整个专业体系的重要组成部分，扮演着不可替代的角色。

鉴于当前医药健康类高职信息技术专业群普遍存在的办学实力不足和缺乏特色的问题，依据国务院发布的《国家职业教育改革实施方案》（简称"职教20条"），应利用医药健康高职院校的办学特色和优势，结合云计算、物联网、大数据、人工智能等新兴信息技术的快速发展，分析优劣，明确办学定位，探索与学校整体办学目标和社会需求相匹配的发展路径，为同类院校信息技术专业群的重构提供一个参考模型。

1 医药健康类高职院校信息技术专业群突围困境的背景分析

当前，几乎所有高职院校都涉足开办信息技术专业群，其办学方式已变得普遍和大众化。在这样的大环境下，医药健康类高职信息技术专业群也开始设立并发展。

1.1 高职院校中信息技术专业群的普及趋势

随着云计算、物联网、大数据、人工智能等信息技术的迅猛发展，不论是综合性还是行业特定的高职院校几乎都在积极地建立信息技术专业，形成了一股构建信息技术专业群的浪潮。它们普遍设立了信息技术相关的二级学院。面对这种专业设置的广泛性和普遍性，医药健康类高职院校的信息技术专业群面临着如何塑造自身特色和如何实现突围的挑战，这是此类院校需面对的核心问题。

1.2 医药健康类高职院校中信息技术专业群的边缘地位

作为行业高职院校，医药健康类高职院校的核心使命是培养医疗健康行业的高技能人才。在这些院校中，专业设置以医疗健康专业为核心，而信息技术专业则处在较为边缘的位置。要想在行业高职教育中突围，这些边缘化的信息技术专业群需要通过精心策划的办学模式来凸显特色，进而实现突围的目标。

2 医药健康类高职院校信息技术专业群的突围优势

作为行业高职院校中的信息技术专业群，结合行业优势，准确分析信息技术发展趋势和医疗健康等大健康产业的发展需求，从而找到自身的突围优势。

2.1 依托医疗健康行业构建独特特色

在医药健康类高职院校中，信息技术专业群应深度结合学校所处的行业背景，精确对接行业对人才的需求。在专业设置和人才培养方向上，与医疗健康行业的人才培养需求深度融合，形成独特的健康信息技术人才培养模式。这将有助于构建具有独特特色的信息技术专业群，并有望引领其他同类高职院校信息技术专业群的发展。

2.2 支撑医药健康类高职院校的复合型人才培养

医药健康类高职信息技术专业群能够通过增强学校其他专业群的能力，构建起特色化的人才培养模式，提升专业群的定位与实力。为其他专业的学生提供用信息技术手段解决专业问题的能力，开设如云计算技术基础、物联网技术基础、大数据技术基础、人工智能概论、虚拟仿真等特色课程模块，帮助学生适应信息化、智能化的社会需求，从而支持学校培养复合型高技能人才。例如，我校的"云物大智"信息技术专业群为医疗器械维护与管理、食品质量与安全等医药专业群提供了信息技术支持，如图 1-4 所示。

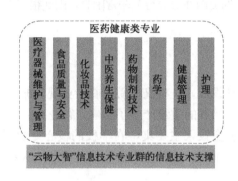

图 1-4 信息技术专业群与医药健康类专业群逻辑关系图

2.3 关键环节于医药健康类高职院校服务健康医疗产业链

随着信息技术如云计算、物联网、大数据和人工智能的快速发展，社会已经进入信息化、智能化时代。医疗健康产业的发展离不开信息化、智能化的支持，急需能够运用现代信息技术手段解决专业问题的复合型高技能人才。这不仅是高职院校信息技术专业发展和生存的关键，也是医药健康类高职信息技术专业群突围的优势所在。

2.4 从医药健康类高职院校边缘化地位中突围的阻力较小

在医药健康类高职院校中，由于信息技术专业群并非学校发展的重点，其地位相对较低，软硬件设施不完善，发展缓慢，未形成特色办学模式。因此，改革与调整的内容相对较少，突围过程中的阻力也较小，更容易达成改革与创新的共识，进而实现信息技术专业群的专业及专业方向的重构。

3 医药健康类高职院校信息技术专业群突围困境中遇到的问题

3.1 专业群基础薄弱

作为行业性高职院校的重要组成部分，医药健康类高职院校的信息技术专业群在师资队伍、资金投入、专业发展、实习设备等硬件和软件条件方面与其他核心专业群相比明显不足。通常情况下，学校会将资金重点投向其核心专业群，导致信息技术专业群在整体办学实力和基础设施方面普遍偏弱。

3.2 缺乏突围信心

由于各种主客观因素的影响，医药健康类高职院校信息技术相关专业的负责人和教师普遍缺乏打造高水平信息技术专业群的信心和意识，往往接受当前的边缘化状态。他们通常认为，在行业高职院校中推动信息技术专业群的突围并形成特色非常困难，因此很多人不积极寻求探索和实践。

3.3 学校关注不足

随着高等职业教育的快速发展，一些高职院校在专业规模的发展与教学资源的提供之间出现矛盾，这对专业建设和人才培养的质量产生了影响。行业高职院校受办学历史积淀和服务行业特点的影响，办学焦点和资金投入主要集中在学校的核心专业群上。对于信息技术专业群，无论是关注度还是投入都显得不足，这种疏忽直接导致信息技术专业群发展的步伐落后。

4 医药健康类高职院校信息技术专业群的突围策略

在目前发展受限的状况下，医药健康类高职院校的信息技术专业群要想实现特色化发展并成为同类院校的楷模，必须依托于细致的分析并采取实际有效的措施。

4.1 精准分析是成功的基石

要构建一个既得到社会认可又能引领其他同类高职信息技术专业群的特色健康信息技术专业群，必须基于对学校服务的行业优势、办学特色、现有的信息技术专业群基础与未来人才培养方向、社会需求、国家战略性新兴产业的人才需求、企业实际需求及产业链岗位群需求以及自身专业结构优缺点的精准分析，为重组信息技术专业群奠定坚实基础。

4.2 坚定信心是成功的关键

信息技术专业群要在所有高职院校中突出重围，首先需要树立坚定的信心。负责人和教师应避免自我边缘化，而应坚信能够构建独特的办学特色，从而引领其他高职信息技术专业群的发展。

4.3 敢于改革与调整是前进的动力

鉴于现有状况的不足，要形成一个有特色的信息技术专业群，就必须勇于实施改革与调整，敢于改变目前的办学模式和专业结构，探索新的办学模式，以不断推进信息技术专业群的突围。

4.4 依托学校优势打造特色

在重构信息技术专业群的过程中，紧密依靠学校的办学特色和优势，将这些优势与信息技术专业群的发展紧密结合，专注于服务健康医疗产业，通过调整专业结构和课程体系、改革人才培养方案来打造具有真正特色的信息技术专业群。

4.5 深度融合并赋能传统优势专业

信息技术专业群在寻求突围时应积极与学校的传统优势专业融合，并为其他专业学生提供信息化和智能化的解决方案，采用现代信息创新技术和传统专业的特色课程结合的模式，增强学生解决专业问题的能力。

4.6 以塑造具有行业特性的健康信息技术专业群为战略目标

在行业高职院校中，信息技术专业群需紧紧围绕医疗健康产业服务的核心需求来确立其教学特色。这涉及开发专注于医疗健康领域的信息技术专业人才培养模式，旨在为健康医疗产业培养具备针对性的、复合型高技能 IT 人才。建设工作主要包括专业群教学资源库的构建和课程教学模式的革新。

4.6.1 构建带有医药特色的信息技术专业群教学资源库

应在现有资源库的基础上，采用"模块化设计、细粒度资源"的建设理念，深化信息技术专业群与医疗器械维护与管理、食品质量与安全等医药专业群的整合，从而重构课程教学资源的建设。该教学资源库将包含专业平台资源、针对各医药类专业群设计的专业特色资源、结合"1+X"证书体系的课证融通资源，以及职业技能竞赛模块资源。按照此"三资源一模块"的架构，打造具有医药特色的信息技术专业群教学资源库。

4.6.2 实施混合式课程教学

推广线上线下并行的混合式教学改革，借助超星、智慧树等在线学习平台，让学生能在"云端"进行学习，突围传统课堂限制。通过手机和其他移动设备促进"碎片化"学习，提升学习效率。对传统课程教学设计进行重构，理论教学主要采用线上及课堂（SPOC）教学，线下教师则侧重实训指导和答疑。为医药健康类专业的学生提供与信息技术融合的专业课程。课程平台构建如图 1-5 所示。

4.6.3 建立创新教师团队

联合各专业群的杰出教师，建立既能开展教学又能针对产业核心问题进行研究的教师创新团队，重点关注解决技术难题。同时，制订并实施专业群教师创新团队的梯队培养计划，鼓励教师跨专业群交流。利用他们的专业知识在大数据处理、人工智能等领域解决关键问题，推动医药健康类专业群的发展。

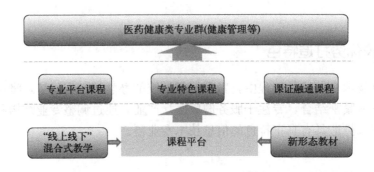

图 1-5　混合式教学课程平台构建图

5　医药健康类高职院校信息技术专业群的突围预期成效

5.1　建立高标准的特色健康信息技术专业群

通过紧密结合学校的行业办学优势和实施大胆的改革与创新，医药健康类高职院校的信息技术专业群有望转型为专注于医疗健康产业的服务专业群。这一转变将为构建高水平的信息技术专业群奠定坚实基础，并逐步成为其他同类高职院校效仿的典范。

5.2　成为同类高职院校信息技术专业群发展的先导

经由一系列改革与实际操作，该专业群将展示一种新型的发展模式，供其他同类高职院校参考。此举不仅将增强信息技术专业群在院校中的地位与作用，还将在同类高职院校信息技术专业群发展中扮演引领者的角色。

5.3　增强信息技术专业群在行业高职中的作用

重构具有特色的健康信息技术专业群将提高行业高职信息技术专业群在适应社会需求和提供服务能力方面的精确度，从而有助于提升学校的办学实力。这将改变信息技术专业群在行业高职中地位较低、影响力不足的现状，并显著提升其功能价值。

6　总结

归根到底，作为具有鲜明行业特色的信息技术专业群，应密切结合行业的优势特性，实施多样化且具有突出特点的社会服务活动。通过将学校的核心办学优势与信息技术专业群的深度融合，采取积极主动的态度，勇于进行改革和调整，积极探索发展具有行业特色的健康信息技术专业群，这样必定能在众多高职院校信息技术专业的竞争中成功突围，实现差异化和特色化。

"双高"建设背景下高职院校中医养生保健专业群课程思政建设的路径和策略

鲁 海　刘卫海　姚丽梅　詹琮珺　卢素宏

1 "双高"建设背景下高职院校中医养生保健专业群课程思政建设的背景和意义

2019年3月29日，教育部和财政部共同印发《关于实施中国特色高水平高职学校和专业建设计划的意见》中提出，要构建职业技能和职业精神相融合的全方位思政工作格局，从而使立德树人落到实处。"双高"计划赋予了新时代中国特色社会主义高职教育建设发展的新目标、新任务，进一步明确了我国新时代职业教育顶层设计下的具体行动方向，是继国家示范性高职院校建设之后又是一项具有战略意义的重大举措，为职业教育提质攻坚行动计划提供了重要的抓手和平台。

随着2019年高职教育的百万扩招浪潮，高等职业教育步入了前所未有的快速健康发展阶段。然而，我们也应清醒地认识到，高等职业教育仍面临诸多亟待解决的问题，这些问题如果不能及时解决，将会影响高等职业教育健康、快速的发展。以中医养生保健专业群为例，在课程思政建设方面，尽管各高职院校已有所行动，但与教育部《高等学校课程思政建设指导纲要》中提出的"围绕构建高水平人才培养体系，不断完善课程思政工作体系、教学体系和内容体系"的要求相比，仍存在不小的差距。

在"双高"计划的推动下，专业群作为高职院校教育管理与教学组织的核心单元，其重要性日益凸显。相应地，课程思政建设也应以专业群为基点，实现资源整合与协同创新。近年来，通过持续的努力与探索，多数高职院校的专业教师已逐渐从对课程思政的陌生走向熟悉，但在专业群层面，课程思政的推进仍显零散与孤立。教师们往往各自为营，仅局限于挖掘单门课程的思政元素，而未能形成跨课程、跨专业的课程思政体系。此外，缺乏科学、公正的实施与评价机制，也进一步制约了课程思政在专业群内的深入发展与协同深入推进。

我校中医养生保健专业群是广东省高职院校高水平专业群。我们在课程思政建设的过程中，结合"双高"背景，根据中医养生保健专业群服务大健康产业的专业特色和中医药文化的优势，研究专业群人才培养目标对思想政治素质、人文素质和职业素质等要求，确立了专业群的思政主线。根据思政主线，我们对专业群内的课程体系进行重构，探索研究专业群内课程之间全课程、多角度、多维度地融入思政元素，初步构建形成了中医养生保健专业群主题明确、特色鲜明、协调统一、多部门合力推进、全方位一体化育人的"大思政"课程体系。现将我校中医养生保健专业群在"双高"建设背景下进行课程思政建设的路径和策略进行初步总结和探讨，为中医养生保健专业群进一步的发展理清脉络、总结经验，也为高职院校其它专业群课程思政建设提供借鉴和参考。

2 "双高"建设背景下高职院校中医养生保健专业群课程思政建设的路径与策略

2.1 强化组织领导，加强顶层设计，实行党政双责

习近平总书记在教育文化卫生体育领域专家代表座谈会中指出，要坚持社会主义办学方向，把立德树人作为教育的根本任务。高职院校的广大教育工作者，要牢记总书记指示，把立德树人作为教育的根本任务，要从讲政治的高度去强化组织领导，加强顶层设计，把思想政治工作贯穿教育教学全过程，实现全员、全程、全方位育人；实行党政双责，有步骤、有计划、有组织地不断深入推进"思政课程"和"课程思政"协同融合发展。

我院中医养生保健专业群，在中医保健学院党委的坚强领导下，探索实施党政双责、专业教师协同联动的课程思政建设模式。通过党政联席会议的集体决策与高效执行，确保了课程思政建设所需的人力、财力、物力等资源的充足配置与有效利用，为课程思政的深入发展提供了坚实的保障。此外，我们严格选拔政治立场坚定、思想觉悟高、工作作风务实、理论功底深厚的教师担任各专业的带头人和课程的负责人。他们在课程思政建设中发挥着重要的引领与示范作用，有效推动了中医养生保健专业群课程思政教学质量的全面提升。

2.2 按照"立德树人""德技并修"的要求，确定专业群课程思政主题

我院中医养生保健专业群包括中医养生保健、针灸推拿、康复治疗技术、健康管理等多个专业，构建了一个多元化、互补性强的专业体系。在这个专业群中，各专业课程间既各具特色又相互关联，部分课程存在共性，而另一部分则具有差异性。

为确保课程思政内容的精准性与时效性，我们广泛邀请了党史研究学者、思政教育专家、资深骨干教师、企业技能领军人物以及学生代表等多元化群体参与讨论，通过多轮次的深入交流与思想碰撞，收集并整合了各方宝贵意见。这一过程历经反复推敲与精心雕琢，多次对草案进行修订与完善，最终形成一套紧贴思政特色鲜明、专业特色突出、契合时代需求的中医养生保健专业群课程思政主题体系（见图1-6）。该体系不仅强化了课程之间的内在联系，更促进了学生综合素养的全面提升。

中医养生保健专业群课程思政主题的确立，标志着我们在整合各专业课程丰富多样且相对分散的思政教学资源上迈出了坚实的一步。我们构建了一个递进式的课程思政内容体系，这一体系紧密围绕专业群的核心价值与培养目标，层层深入，逐步递进，确保学生在不同学习阶段都能接受到与其专业紧密相关且层次分明的思政教育。通过这一举措，我们初步实现了各专业课程间思政教育要素的协同与共享，不仅促进了资源的优化配置，还显著增强了课程思政的整体效果，引导学生树立正确的世界观、人生观和价值观，培养其成为具备高尚医德、精湛技艺和深厚人文底蕴的中医养生保健专业人才。

2.3 围绕课程思政主题，重组专业群人才培养方案

人才培养工作的出发点和归宿是人才培养目标，人才培养目标决定了课程体系的构建。

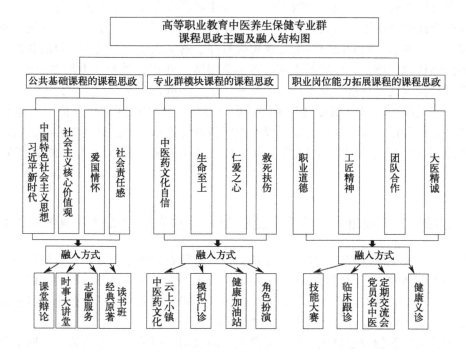

图 1-6 高等职业教育中医养生保健专业群课程思政主题及融入结构图

高职院校中医养生保健专业群人才培养目标的制订，要符合国家《国家职业教育改革实施方案》等文件中关于课程思政建设的要求。

按照"双高"计划建设要求，我校中医养生保健专业群在围绕课程思政主题重组专业群人才培养方案时，改变以往各个专业自己确定本专业人才培养方案的做法，注重加强专业和专业之间的融合，高度重视课程思政对育人目标的促进作用，充分发挥人才培养方案对教学工作的行动指南和引领作用。

我们围绕中医养生保健专业群服务大健康产业的定位，重构专业群教学体系和思政教学体系，力求两者相辅相成，共同促进人才培养质量的提升。通过选取符合大健康产业要求、时代特征鲜明、具有专业特色和专业优势的思政内容，从"社会发展需求""学生个人发展""知识体系更新"三个维度重塑专业人才培养目标，构建课程思政教育体系，最终确定了中医养生保健专业群课程思政目标和思政特色鲜明的人才培养方案。这一过程不仅强化了思政教育的针对性与实效性，也赋予了专业教育更加深刻的价值内涵。中医养生保健专业群课程思政和人才培养方案的确立，对于实现"双高"计划建设目标、培养"德技并修"的高素质技术技能人才具有重要的参考价值和现实意义。

2.4 建设一批课程思政特色鲜明、充分体现职教精神的教材

教材是教师执教的依据，也是学生学习的主要材料，其质量与内容直接影响着教学效果与人才培养质量。目前在高职院校中医养生保健专业群中使用的教材，多数编纂于前几年，由于教材的滞后性，大多没有或很少体现出课程思政特色。因此，在"双高"建设的背景下，结合中医养生保健专业群的专业知识、专业理论等特点，开发兼具专业深度与思政高度

的融合性课程思政教材，已成为中医养生保健专业群课程思政建设的迫切需求。

开发融合性的课程思政教材，是"双高"建设背景下高职院校中医养生保健专业群课程思政建设的必然要求。新的教材要把立德树人贯穿、落实到教材建设全过程的各方面、各环节，严格按照科学、规范、标准的要求，将价值塑造、知识传授和能力培养三者融为一体。同时，教材建设应紧密对接大健康产业的发展需求，注重在专业知识的传授中融入职业素养的培养，特别是那些能够体现温度与情怀的职业精神，如中医药文化自信、生命至上的尊重、仁爱之心的践行、救死扶伤的责任以及大医精诚的追求。通过这些内容的融入，旨在引导学生树立正确的职业观念，培养其成为既具备扎实专业技能又拥有高尚医德的健康守护者。

2.5 发挥校外实训基地和合作企业的优势，使师生沉浸式接受课程思政教育

在推进"双高"建设的过程中，高等职业教育肩负着为国家培育高素质技能型人才的重任，而校外实训基地、产学研合作中心及实习企业则构成了这一任务的重要支撑平台。对于高职院校中医养生保健专业群的课程思政建设而言，我们充分利用了产教研实习基地与合作企业的独特优势，将思政教育有机融入人才培养的全过程。

我校中医养生保健专业群依托南方医科大学附属南方医院、广东省第二中医院等众多公立三级甲等实习医院，以及奈瑞儿健康科技有限公司等优秀实习基地，构建了一个资源丰富、实践导向的育人生态。这些平台不仅汇聚了医术精湛、医德高尚的老教授，还拥有一批以实际行动践行共产党人初心使命的优秀党员，他们共同构成了生动鲜活的思政教育资源库。

我们采用"请进来、走出去"的做法，邀请实习基地与合作企业的工匠大师走进校园，用他们的亲身经历和感人事迹为师生上生动的思政课；同时，鼓励学生走出校园，深入医院与企业一线，通过跟诊、见习、实习等实践活动，亲身体验大医精诚的深刻内涵，感受党和国家以人为本、关注民生、致力于人民健康福祉的坚定信念。另外，我们安排了专业课教师到企业挂职锻炼，这不仅增强了教师的实践能力和行业洞察力，也让他们能够更直接地参与到企业的思政教育中，成为连接学校与企业的桥梁。学生则利用假期和周末时间，积极参与到医院和企业的各项活动中，通过撰写跟师笔记、思政学习心得和总结，深化了对专业知识的理解和对思政教育的感悟。这种沉浸式、体验式的学习模式，极大地提升了课程思政的融入效果，让学生在实践中学习，在学习中成长，不仅掌握了扎实的专业技能，更树立了正确的价值观和职业观，为将来成为医德高尚、医术精湛的健康守护者奠定了坚实的基础。

2.6 建立和完善课程思政教学效果评价体系和机制

有效的评价和监督体系关系到课程思政建设的成败，具有"方向标""指挥棒"的引领作用，因此要建立易于实施、客观公正的课程思政考核标准和完善的评价体系。这为"双高"建设背景下高职院校中医养生保健专业群课程思政建设提供了制度保障和行为遵循。

在当前的"双高"建设中，众多高校已构建起一套针对课程思政工作的全面评价与考核机制。该机制依据教师在推动"双高"建设课程思政工作中的实际贡献，提供包括物质奖励、精神表彰在内的多种形式激励，并在职称晋升、评优评先等关键环节给予政策支持与奖

励。这一举措极大地激发了教师群体的积极性与创造力，促使他们不断提升自身的思政素养与综合能力，进而优化了教师的职业发展路径，拓宽了晋升空间。随着教师参与课程思政建设热情的高涨，课程思政工作得以更加迅速且高质量地向前发展。同时，我们高度重视定期评价所反馈的信息与数据，通过及时、精准的研判分析，不仅能够有效识别存在的问题与挑战，还能总结提炼成功经验，为后续工作提供宝贵指导。在此基础上，我们灵活调整评价方案与体系，力求构建一个既简便易行又广泛参与、确保客观公正的专业群课程思政教学效果评价体系。这一体系的建立，不仅为专业群课程思政的实施过程提供了强有力的监督保障，还确保了评价结果的客观性与公信力，进一步推动了课程思政工作的深入发展，为培养德才兼备的高素质技能型人才提供了制度保障。

3 "双高"建设背景下高职院校中医养生保健专业群课程思政建设的经验与体会

我们在进行上述实践的过程中体会到：①广大教师和学生党员是课程思政建设的主体；②强化党政领导和顶层设计是课程思政建设的重要保障；③确定专业群课程思政主题和重组专业群人才培养方案是课程思政建设的关键路径；④建设课程思政特色鲜明、充分体现职教精神的教材是课程思政建设的重要载体和抓手；⑤科学的课堂教学设计和实施是课程思政建设的重点环节；⑥简单易行、参与度高、客观公正的专业群课程思政教学效果评价体系是课程思政建设的工作支点和推进器。

4 结束语

"双高"建设，为我们探索"课程思政"和"思政课程"协同理论提供了沃土和大舞台。产业集群发展是我国发展现代产业体系的重要途径与形式，以专业群建设配合产业集群发展是职业教育服务于产业集群发展改革的应然。立德树人，作为高等教育的中心环节，强调将思想政治工作深度融入教育教学的每一个环节，旨在实现全员、全过程、全方位的育人目标。在"双高"建设的时代背景下，高职院校中医养生保健专业群积极投身于课程思政的建设与探索之中，这一行动不仅是响应国家对大健康产业及高等职业教育发展要求的实际行动，更是培养既具备专业技能又拥有高尚品德的医学人才的有效路径。通过课程思政的深入实施，我们致力于将德育元素有机融入中医养生保健的专业知识传授与技能训练中，旨在培养出既精通医学技艺又坚守医德规范的时代新人。此举不仅契合了"双高"计划的建设初衷，即提升高等职业教育的整体质量与水平，同时也为落实立德树人的根本任务、推动三全育人理念的具体化实践提供了生动的范例。

高职院校中医养生保健专业群的课程思政建设与改革，不仅具有深远的理论价值，更在促进学生全面发展、服务大健康产业需求、推动高等职业教育高质量发展等方面展现出重要的现实意义。它为我们探索如何在新时代背景下更好地培养德才兼备的医学人才提供了宝贵的经验与启示。

高职药品经营管理专业群课程体系结构的探究

黄惠春　邓冬梅

2019年1月《国家职业教育改革实施方案》（简称"职教20条"）落地，标志我国特色高水平高职学校和专业建设计划开始启动，2019年3月教育部、财政部颁布的《关于实施中国特色高水平高职学校和专业建设计划的意见》（以下简称"双高计划"）明确提出建设高水平高等职业学校和骨干专业（群），"双高计划"把建设一批引领改革、支撑发展、中国特色、世界水平的骨干专业（群）作为重要的建设内容，充分体现了国家推动职业教育高水平发展的坚强决心和强大行动力。

随着社会和经济的发展，产业集群化发展的态势越发明显，很多地区已经形成了富有特色的产业集群。在高职专业群建设探索实践过程中，对接区域产业发展和人才需求，创新高等职业教育与产业融合共同发展，集合学校和社会有效资源，构建专业群课程体系，融合产业链、创新链、价值链，加快改革高素质技术技能人才培养，将学校的知识品性、人格素养的培养和社会服务性注入区域发展的各个方面，推动职业教育系统与区域发展系统的交错融合，许多职业院校纷纷开展理论和实践探索。

1 专业群的组群逻辑

1.1 专业集群的概念

专业集群概念的提出源自于对产业集群理论的研究与实践。产业经济相关研究文献表明，越来越多的产业活动正在逐步向地域空间集中，这些区域正在通过资源要素在地理上的聚集而获得集群的竞争优势，而且这种聚集会不断累积下去。20世纪90年代后期，由于信息技术爆发性成长，产业集群又往往成为技术创新的主要发源地。例如美国硅谷大量的电子科技公司和软件企业，印度的班加罗尔计算机软件业和服务业，这些产业集群地带已经成为当今的创新中心，以欧洲创新环境研究小组（GREMI）为代表的创新学派在 Michael E. Porter 的产业集群理论基础上提出"创新环境"（Innovative Milieu）和"集体学习"（Collective Learning）为核心理念的产业集群创新理论，指出区域的创新主体之间强大和稳定的创新协同作用，可以通过新企业的产生，供应链结盟、人才富集及流动等过程实现。

1.2 专业群构建的逻辑

目前，我国绝大多数高职院校建立专业群主要依据四种逻辑进行探索组建和建设，具体四种组群逻辑如下：

1.2.1 基于共性基础的学科，以核心专业为基础的组群逻辑

这类组群逻辑是把职业对接行业广泛，而不是聚焦某一特定行业，将相同或相近学科的

专业归为一类的学科逻辑,例如管理类、财经类专业,是高职院校组建专业群实践中的重要实践探索。

1.2.2 依据岗位群的组群逻辑

该类专业群指向一些链条较短的产业,行业界限清晰,技术领域相近,职业岗位群之间联系紧密。体现职业分工关系并针对各岗位群人才需求将相关专业进行组合。一般以高职学校重点专业作为专业群核心进行辐射,且专业群内部需要有良好的经验积累。

1.2.3 基于学校特色专业和优势专业,对接产业链的专业组群逻辑

以学校的特色化和差异化发展为主线,对接产业链,选择一个优势专业作为专业群的核心专业。例如对接提供基层群众基本医疗服务的健康服务产业链,将护理、临床医学、助产、康复治疗技术及医学影像技术 5 个专业联系起来,建设高水平护理专业群。

1.2.4 依托产业链(产业群),基于产业对复合型人才和跨界人才的要求构建专业群

依据自身独特的办学优势与服务的产业链,围绕某一产业链进行分析,对工作过程中不同岗位能力需要进行解构,按行业基础、技术基础相同或相近原则形成专业集合群。高职院校不管采用哪种原则建立专业群,打造产业结构和专业结构相融合的高水平专业群就是为了最终实现专业群与产业链、岗位群的有效对接,更好地为当地产业发展输送高质量人才。

2 粤港澳大湾区药品经营管理专业群结构分析

2.1 大湾区医药流通产业链

我国粤港澳大湾区医药产业进一步互利互通和深度融合。2020 年 11 月 25 日国家药品监督管理局发布《粤港澳大湾区药品医疗器械监管创新发展工作方案》,容许在大湾区内地城市的指定医疗机构,在临床急需的情况下,使用已在港澳上市的药品,以及港澳公立医院已采购使用的具有临床应用先进性的医疗器械。粤港澳大湾区医药来源有境内和境外之分,医药监管制度和内陆其他省份也有不同。医药产业主要分为医药制造、医药流通和医药消费三个环节。医药流通产业环节连接医药生产和医药消费,上游包括境内外医药研发和制造企业,中游主要是大型的医药批发销售企业和物流服务企业,下游是各级医疗机构、药店、诊所等广大的社区医药终端和基层医疗机构。图 1-7 为粤港澳大湾区医药流通产业链。

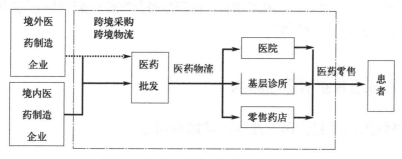

图 1-7 粤港澳大湾区医药流通产业链

2.2 大湾区医药流通产业人才需求分析

由于药品本身具有特殊性,药品流通领域高技能人才的培养具有极强的专业知识依赖性。通过对合作企业的调查研究表明,面对粤港澳大湾区医药流通产业集群发展特点,医药流通行业迫切需要药店经营管理、跨境药品采购、跨境医药物流、药品电商、药品销售、药品物流、医药流通质量管理与控制等各环节各层次的高素质技术技能型人才,他们是既懂医药专业知识,又懂医药流通经营和医药流通管理法律法规的复合型人才。

2.3 粤港澳大湾区药品经营管理专业群结构

专业组群建设首先要确定专业群的结构。地区不同有不一样产业发展业态水平,职业岗位群和工作任务内容也有所不同。基于粤港澳大湾区医药流通产业链和创新链,药品经营管理专业群围绕医药流通产业链链主企业药品经营管理业务解构岗位和典型工作任务构建专业并组建专业群,组群步骤逻辑如图 1-8 所示。

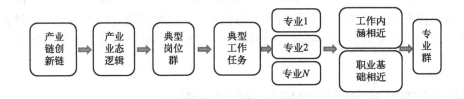

图 1-8　专业群组群步骤

分析粤港澳大湾区药品流通产业链融合创新链,从医药商务经营管理、药品批发与销售、药品电商到跨境药品采购、药品物流等药品流通链各环节,都必须严格按照国家药事管理法规、药品流通质量管理及电子码监管和溯源追踪管理的相关管理规定,产业形成了药品商务运营、药品营销推广、药品经营、药品电商和跨境贸易、药品物流、药品流通质量管理等业态逻辑,将这些技术领域相近,业务内容环环相扣的岗位归纳整理成目标岗位群,以产业链链主企业相关业态和岗位为蓝本进一步深入挖掘典型工作任务,根据这些岗位群所需具备知识、技能、素养进行解构分析并组建专业,基于相近的工作内涵或职业基础的专业组建专业群,岗位群和专业群紧密联系和映射,最终确定以有较好的专业建设基础的广东省重点专业和品牌专业药品经营管理专业为核心,带动引领校级重点专业市场营销、电子商务、药品物流专业,构建成"一核三翼,相互耦合"的药品经营管理专业群结构。具体药品经营管理专业群组群逻辑图如图 1-9 所示。

3　药品经营管理专业群课程结构

3.1　优化高职药品经营管理专业群人才培养目标

通过对粤港澳大湾区医药流通产业的深入调研,专业群经过讨论并优化人才培养目标:

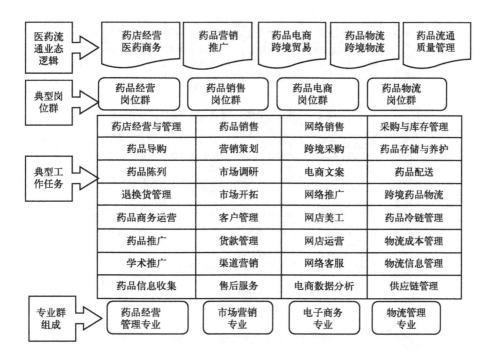

图 1-9 药品经营管理专业群组群逻辑图

面向粤港澳大湾区医药流通产业集群人才需求，培养懂药品，会管理，能经营，从事医药商品购销、药品物流、药品养护、质量控制、药店经营、医药电子商务平台运营管理等工作的高素质技术技能人才。

3.2 课程体系构建的原则

课程体系构建的原则可以借鉴香港学士学位及高级文凭课程通用指标经验，以能力为目标，成果为导向进行专业群课程体系梳理与改进，实现课程重组，基础知识、专业知识和动态的产业链技术创新融入职业教育内容，实现跨专业跨学科融合，考虑职业主岗位、拓展岗位的发展，专注于学生的基础素质能力和职业素养能力、创新创业能力、医药专业能力、专业岗位能力五大能力的培养融合，通过全面素质教育和综合职业能力培养使学生更好地适应职业发展的需要，以帮助学生获得投身医药流通行业从事相关岗位所需的素质、知识及技能。

3.3 专业群课程体系结构

专业群课程体系的结构，要以职业能力发展为逻辑，考虑五大培养能力和职业迁移能力的需要。药品经营管理专业群的课程结构呈三级平台阶梯前行，分别是"共享课程平台＋典型岗位模块化课程平台＋拓展互选课程平台"三个平台层，如图 1-10 所示。

3.3.1 第一层共享课程平台

包括公共基础、职业素养基础、医药知识、创新创业四大模块部。公共基础模块包括毛

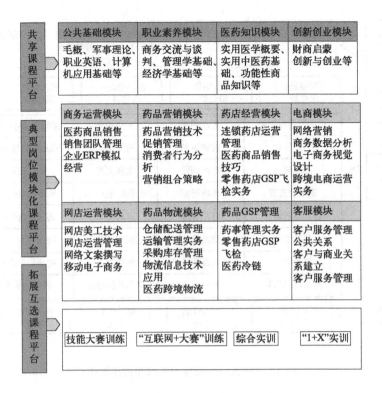

图 1-10 药品经营管理专业群课程体系结构图

泽东思想和中国特色社会主义理论体系概论、军事理论、大学生创业与创新教育、职业英语、计算机应用基础等 14 门课程；职业素养基础模块包括商务交流与谈判、供应链管理、管理学基础、经济学基础、商务会计实务等 5 门课程；医药知识模块是针对专业群工作对象的特殊性开设的医药课程，包括实用医学概要、实用中医药基础、实用功能性商品知识、药事管理实务、实用药物商品知识、药品市场营销技术等 7 门课程；创新创业模块是为了提升学生的创新精神、创业意识和创新创业能力而专设，包括财商启蒙、创新与创业、职业发展与就业指导等课程和专项实训等。

3.3.2 第二层典型岗位模块化课程平台

采用"模块化、开放型"的菜单式设计，由多组模块构成，模块化是按不同职业方向分流培养药店经营、药品商务运营、药品营销、医药电商、医药物流、跨境电商与跨境物流等不同典型职业岗位模块课程，课程内容在"课岗证赛"四融合的基础上（四融合是课程教学标准、职业岗位能力要求、职业资格证书、技能竞赛内容融合），并融入动态的产业链创新技术，因需而设，有需必设，以模块化进行教学实施。

3.3.3 第三层拓展互选课程平台

包括各项目实战训练、"互联网＋大赛"训练课程和"1＋X"证书实训，各专业技能竞赛，专业综合实训等，培养学生的职业拓展能力，允许学生根据需要选择课程，开展探索专业群内各专业学习成果认证、积累与转换，允许学生根据需要选择职业等级 X 证书实训课程。

4 结论

建设高水平专业群首先要立足于区域经济发展和产业链构建专业群，围绕产业链，优化人才培养目标，积极探索有效的专业群课程体系结构，既体现职业岗位在产业链和工作流程上的逻辑，又要体现岗位群和专业群的紧密联系和映射，最终实现专业群与产业链、岗位群的有效对接，精准服务于粤港澳大湾区高端健康产业发展及创新驱动发展战略，实现服务方向明确、社会效益明显的大湾区健康产业高素质技术技能人才供给改革。

药物分析技术专业建设的探索与实践

刘 浩 王金香 卓 菊

"质量"近年来是药品食品行业一个极度敏感的词汇，"齐二药"事件、"刺五加"事件这样的重大公共安全事故我们依然记忆犹新。庞大的药品生产和流通领域，需求大量的技术型药物检验人才。

药物分析技术专业以药物质量为核心，改革人才培养模式，学习国内外先进的职业教育思想，从广东省医药行业经济发展和专业对应岗位的需要出发，立足于校企合作，通过工学结合人才培养模式、教学模式、课程体系、教学团队、校内实训基地、校外实习基地和学生综合职业素质培养等方面的建设与改革，为社会培养、培训了大量的实用型人才。

在学院"以人为本、发展优先、质量立校、特色创优"的办学理念指导下，坚持以市场需求及就业为导向，以"工学结合"为人才培养的基本途径，依托广东省药品检验所及广东省医药行业特有工种职业技能鉴定指导中心多元指导，在坚持以人为本和全面推进素质教育的基础上，形成并实践以适应医药行业职业必备基本素质为平台、药物分析技术专业对应岗位职业能力培养为核心，校内校外实训相结合，培养具有一定理论知识又有较强实操能力的从事药品质量控制和质量管理工作的高技能应用型人才的办学思路。

药物分析技术专业培养目标为：培养德智体美全面发展，具有良好的职业道德和坚实的职业生涯发展基础，掌握药物分析技术专业必备的理论知识和基本技能，从事原料、辅料、半成品、成品的分析检验以及药品生产过程质量监控、药品质量管理工作的高素质技能型专门人才。学生就业岗位针对性强，目前已有毕业生用人单位反应良好。

1 人才培养模式

建立"以校企合作为主、药检所为辅、行业职业鉴定为评价手段的三位一体"的人才培养模式。以满足医药行业对高素质、高技能检测与质量控制人才的迫切需求为目标，实施工学结合，根据药物检验与质量控制岗位的工作特点及对人才的专业能力和专业素质的要求，建立"以校企合作为主、药检所为辅、行业职业鉴定为评价手段的三位一体"的人才培养模式，将校企合作教学、药检所辅助、医药行业职业技能鉴定有机结合，充分体现学生职业能力的培养。

本人才培养模式主要有以下几个特点：

（1）课程整合项目化

项目驱动的课程是按照药物检验的流程整合、开发而成，结合企业检验岗位，由企业、药检所检验人员及管理人员参与，对药物检验的岗位、检验任务及其能力进行分析。

然后，遵循教育教学规律，综合考虑与其他同步课程的分工，结合药物检验真实工作任务和工作情景，按照药物检验工作内容和工作过程（即检验准备、药物的性状观测、药物的鉴别、药物的检查和含量测定）为主线，选取典型检验项目，以刚才所述检验工作能力的培养为宗旨构建课程体系。

最后，制定课程标准，细化与规范教学内容，围绕学生职业能力和职业素质的培养，将检验工作和学习融为一体，由简单到复杂，由单一到综合递进式设计学习情景，充分调动学生学习的兴趣和积极性，有效实施教学过程，从而实现课程的教学目标。

（2）教学环境实景化

根据实际工作情景，由企业、药检所检验人员及管理人员参与设计，结合典型项目流程组织教学，实现项目教学与工作岗位要求统一，实现学校与企业的互动、师生和企业人员的互动，教学和工作结合，工作岗位与教学场所对接，强化学生职业能力的培养。

（3）师生角色师徒化

学生成为项目学习的主体，教师主要任务是指导学生创造性地完成项目任务。教师不仅关注学生操作能力的培养和知识的掌握，而更多地关注学生的全面成长，在真实的生产环境中把素质教育融入整个教学过程。

（4）考核方式过程化

以行业职业鉴定为指导，学生成绩考核以检验流程的各个环节过程考核为依据，根据操作的熟练程度和各个环节的权重，综合评定学生的成绩。教师不再单纯注重结果，更关注学生操作的整个过程，从而培养学生的职业能力。

（5）实习过程顶岗化

在教学模式上，实行"2+1"模式，增强学生职业能力培养。本专业从 2004 年开始，按"2+1"教学模式对高职学生进行培养，其中"1"就是采用工学结合"订单式"的培养模式，学生最后一年到用人单位顶岗实习。在这一年中，校企联合制订学生实习计划，内容包括实习目的、实习单位及地点、实习内容、实习时间及进度安排、实习期间应掌握的相关技能的程度、实习的表现及鉴定，同时指定实习指导教师，全程督促与指导学生完成实习期间的学习任务，老师在指导学生时要求学生利用所学知识思考或参与企业解决一些实际问题并撰写相关论文，定期与实习指导教师交流，总结实习心得，写出实习报告。并由指导教师根据单位对学生的工作鉴定、学生自我鉴定及毕业论文综合得出学生的实习成绩。通过实习，学生可以提前完成由学生到企业员工的角色转变，保证了学生毕业就能上岗，上岗就能独立工作，缩短了企业对新员工的岗前培训。

2 教学模式

实现"药分学科课程体系"向"药检行动课程体系"转变，建立"项目驱动，以教师为主导，以学生为主体"充分体现工学结合的教学模式。作为一个实践性的专业，要使学生实践中产生收获感，满足好胜心，激发求知欲，提高学习效率。在教学过程中，以项目作为驱动，相当于给予学生一个实际的检验任务，完成该学习过程，即具备一定实际工作能力，给学生以充分的成就感。传统教学过程中，学生都是被动学习，学习、实验的效果不是非常理想，所以要改变以课堂灌输为主的教学方式改为"学中教，教中学""探究训练""角色扮演"等教学模式，利用学院实训中心平台，让学生既以学习者也以教师（工作者）身份自主参与学习。

"教为主导，学为主体"是教学的原则，学生是学习的主体，"教"的活动最终要落实到学生的"学"上，如何发挥教师的"主导"作用和学生的"主体"作用，将传统的以教师为中心的"一言堂"转变为由教师精讲指导学生多实践的"群言堂"。

3 课程建设

构建基于药物检验与质量控制工作过程，以药物检验与质量安全控制为专业核心能力的项目课程体系。以过程分析为依据，通过整合、整理等措施，形成以"药物检验技术""中药及中药制剂检验技术"和"药品生物检定技术"为核心的、符合人才培养模式的课程体系。

采用校企合作的方式共建专业核心课程"药物检验技术"，建立教学资源的共享平台。对核心课程的改革：构建了"药检基础工作-单项检验工作-综合检验工作"三大实际工作任务、12个典型工作任务、36个学习情景，并从检验工作任务的实施、检验过程分析、常见问题处理、检验工作总结与提高设计学习情景和教学内容。对实训课程的改革：药物检验综合技能训练从30学时延长至60学时，以药用原料检验综合技能训练代替原有的基础化学综合实训，增加中药材检验综合技能训练。

按照下述原则建立了本专业的课程标准：公共基础课与技术基础课要针对高职特点，应注重与后期专业课内容衔接，适应高技能人才可持续发展的要求；技术基础课要体现专业特异性；专业课及职业课程要突出职业能力培养，体现基于职业岗位分析和具体工作过程的课程设计理念。

4 建设"素质高、技术硬、水平高"的专兼职教师队伍

通过培养、引进、企业锻炼等措施，建成一支专职教师19人（其中专业带头人2人，骨干教师4人，"双师"素质教师达80%以上）、专兼职教师比例1∶1的高水平"双师"结构教学团队。加强现有教师在企业、药检所的工作经历，基础课老师也要不断巩固专业相关能力，为达到专业的培养目标而服务。

5 加强校内外实训基地建设，完善实践教学体系

在原有校内药物分析实训基地的基础上，建立具有良好规范的环境和设备、功能齐全的

职业技能实训基地。建设产学研一体化的新型药物检测中心。根据药物检验与质量控制的专业特色，在校内，校企共建1个以学生专业技能培养训练为主，产学研一体化，设施先进、技术含量高、企业化运作和管理的、共享型的、融教学与服务及科技开发为一体的药物检测中心。药检所和企业参与日常教学，将至少4个药检所和4个企业纳入到学生的日常技能和素质培养过程中，争取培养出能直接上岗的检验人才。

建设网上实践教学资源：包括在线实践和模拟实践，网络课程，将药检岗位所需要的一些实践课程在网上重现，方便学生课下学习和仿真演练，提高学习效果。

6 总结

通过多年的建设，本院药物分析技术专业得到迅速发展，两年来的主要建设成果主要如下：①主编了卫生部"十一五"规划教材《药物检测技术》的工作（人民卫生出版社）；②《药品质量检验实训教程》获第九届"中国石油和化学工业优秀教材奖"；③核心课程"药物检验技术"2009年成为国家级精品课程；④本专业4位教师参加了全国高职高专教育"药品质量检验及管理"师资培训班，获得了相应证书；⑤本专业校内已建有药物检验实训室、微生物检验实训室、仪器分析实训室等，总面积达360平方米，设备总资产达600多万元；⑥2006级药物分析技术班级被广东省教育厅授予2008年"广东省优秀班级"。

高职院校保健品专业建设探索与分析

许彩虹　王列喜

进入21世纪以来，保健食品行业发展迅速，保健食品产业规模日益巨大，产业优势明显。广东省既是中国保健食品生产大省又是保健食品消费大省，强大的产业发展催生了巨大的用人需求。我校设立的保健品开发与管理专业，立足于珠三角，面向广东省，辐射全国，具有鲜明的专业特色和地域优势。然而保健品专业具有跨专业性，既涉及食品类专业，又涉及中药、药学类专业，学科交叉性比较强，因此在人才培养、课程体系和实践教学方面如何进行建设，就显得尤为重要，笔者结合本院保健品开发与管理专业在这方面的建设经验进行探讨，以期行业内交流和借鉴。

1 我校保健品专业发展历程

2009年，我校保健品专业在广东省成功申报为目录外专业，2010年面向全广东省开始招生。作为全国第一个设立该专业的院校，从创立伊始，秉承高等职业教育的现代理念，建立以"校企合作、工学结合"为核心的专业人才培养模式，积极稳妥地推进人才培养模式和课程体系建设，专业特色鲜明，培养的学生综合素质高、职业技能强，具有较高的创新创业能力。2014年，保健品开发与管理专业申报成为学院示范培育专业。2015年根据《普通高等学校高等职业教育专业目录（2015年）》中的专业调整，功能食品生产技术专业调整为保健品开发与管理专业（专业代码：590303），属于食品药品与粮食大类中食品药品管理类专业，调整后，专业发展和建设将更加贴合地方经济的发展与社会需求，专业特色更为鲜明。2016年，保健品开发与管理专业成功升级为学校重点建设专业，2019年升级为学校重点专业，2021年本专业又进入省级食品专业群建设行列。

2　人才培养目标特色体现行业用人需求

本专业经过以广东省保健食品监管处和保健食品行业协会专家为主组成的专业建设指导委员会、主要合作企业、专业带头人和骨干教师组成的团队多次研讨与调查，通过对营养保健食品行业岗位群进行分析，得出目标岗位对人才的专业知识与能力要求，确定本专业培养目标是："具有良好职业道德和法制观念，适应保健食品产业及区域经济发展需求的，掌握保健食品开发与管理必备专业理论知识，具备基本职业素质，掌握营养保健食品开发、生产操作、质量控制与检测、供应链管理、市场营销等基本职业技能，能从事食品、营养保健食品开发、生产管理、工艺管理、产品注册、品质控制、销售服务等工作的高级技术应用型专门人才。"

本专业人才培养目标注重"强素养、凸技能、重经营"的特色，这三方面呈齿轮式啮合关系，缺一不可，如图1-11所示。

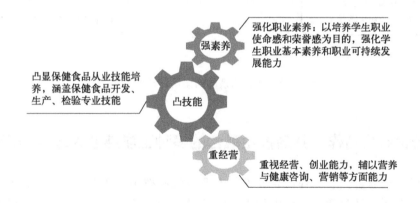

图1-11　保健品开发与管理专业人才培养目标特色

保健品开发与管理专业的课程体系以食品类课程体系为平台进行构建。作为学院食品专业群开发建设的子专业，在申报之初就牢牢定位于保健食品行业，既符合珠三角地区的用人需求，又能完善和填补食品类专业群建设的开发空白；既可面向整个产业链中的各个岗位，又能在食品范畴内构建和整合整个课程体系。

3　专业课程体系凸显模块式建设

本专业经过持续不断的建设，在课程体系建设方面凸显出模块式技能培养特色，如图

1-12 所示，分为：基本技能、职业技能、专业技能、创业技能这四大模块，基本技能模块突出培养外语应用能力、语言文字能力、社会交往能力、计算机应用能力；职业技能模块突出培养学生顶岗能力、职业技能；专业技能模块突出培养保健食品开发能力、保健食品生产能力、保健食品分析检测能力、保健食品营销能力、专业知识应用能力；创业技能突出培养学生创业管理能力、创业实务能力、创业项目开发能力、创业市场调查能力。

在课程体系的建设中，强化基本技能模块的奠定，重视专业技能模块的实施，注重职业技能模块的提升，凸显创业技能模块的运用。

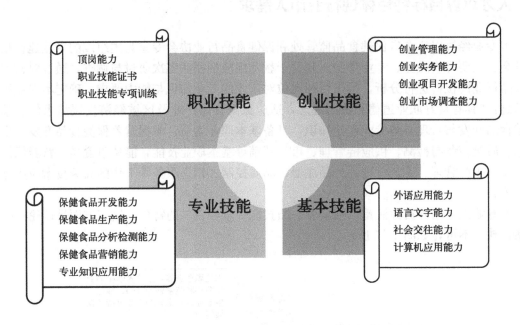

图 1-12　课程体系的四模块式技能培养

4　校政行企联合合作，共建校企融合的多种工学结合人才培养运行模式

学校、政府监管部门、行业和企业参与专业建设和教学各环节，专业与行业企业之间形成了良性互动关系，通过建立校企多种工学结合模式的长效运行机制，从专业的开设、调研以及专业的建设各个环节，经过反复实践探索出"校企融合的多种工学结合模式"人才培养运行模式。

学院依托广东省卫生厅和广东省食品药品监督管理局的行业优势，以及职教集团食品理事会成员中的广东省食品行业协会、广东省保健品行业协会等行业协会，根据本专业的特点，在本专业校企合作建设稳定的 30 多家企业实训基地，开展多种工学结合模式：在广东纽斯葆生物科技有限公司、汤臣倍健有限公司等企业开展见习教学工学结合模式；在佛山市海天调味食品股份有限公司开展订单式培养；在广东省保健品行业协会、广州大壮集团开展学生综合技能培养；在广州市赛健生物有限公司、汤臣倍健有限公司等企业开展学生职业素养培养；在广东省农科院、通标标准技术服务有限公司广州分公司（SGS 广州公司）、广州市分析测试中心、广州市糖业分析测试中心等科研院所或大型检测机构开展校所联合培养。

5 富有成效的实训基地建设

在专业建设过程中,专业教学的教学实施、教学条件得到了较大程度的改善,校内外实践教学基地也初具规模,已基本满足保健食品生产开发、保健食品原料加工、产品检测、保健食品营销等职业岗位技能的培养需要。本专业逐渐形成了以真实和仿真相辅相成的实训模式,更好地实现校内实训基地和校外教学实习基地两条腿走路,逐步建成仿真普通食品、保健食品的真实工作环境的数字化系统和真实的由小到大放大的真实普通食品、保健食品生产工作环境下的实训教学基地,分步骤、分层次、分需求地不断强化和提高学生的实践技能。

5.1 校内实训室

现已建成 8 个校内实训室,总面积 2000 余平方米,各类教学仪器设备(单价 800 元以上)总值超过 500 万元。其中有 3 个相关专业通用实训室,包括微生物培养与检测室、理化检测实训室、化学检测实训室;7 个保健食品开发生产相关实训室,包括保健食品营养咨询实训室、功能性饮料生产实训室、纯水生产实训室、保健食品 GMP 生产实训室、功能活性成分提取实训室、食品发酵生产实训室、保健食品营销实训室。已开发功能性成分提取实训、活性检测技术、功能性食品生产等实训项目近 70 项,项目开出率达到 98%。

在通用实验室的基础上,继续添置了如气相色谱仪、液相色谱仪、原子吸收分光光度计、荧光分光光度计、红外光谱等大量的现代化保健食品功效成分检测仪器,建立起基本能够满足功能活性检测、微生物培养与检验和活性功能分析中心。给学生提供了近似真实工作实训环境,有利于学生的动手实操能力和职业能力的提高。

目前也已经建成色谱实训室、现代化数字化虚拟仿真实训室,正在建设保健食品研发中心等,最终将形成具备教学、培训和技术研发相结合的综合性实训基地。

5.2 校外教学实习基地

依托学校职教集团,与集团成员联手共建校外实习实训基地,有效地促进了"校企融合的多种工学结合模式"的建设,为推进本专业的工学结合教学创造了良好的条件。目前已在校外建立了超过 20 家联系紧密的校外教学实习基地,包括汤臣倍健有限公司、广州市赛健生物科技有限公司、台山市得力道食品有限公司等知名企业和检测机构。目前,本专业学生的专业见习及专业实习都在校外实习基地完成,效果良好。

校外教学实习基地,也立足于我院大的食品专业群校外实训基地建设,逐步依据功能完善成四类校外实训基地:

① 见习教学基地。如与青春护照保健品公司、广州市永业食品有限公司、喜之郎食品有限公司等企业合作,利用第一、第二学期的暑期或寒假等时间,安排学生进行企业见习实践。

② 技能培训型教学基地。与广东省食品药品监督管理局、广州市质检院、广东省农科院等企业合作,安排学生毕业顶岗实习,利用 6 个月左右时间,进行产品注册、功能食品检验等检测技能的顶岗实践。

③ 生产实习型教学基地。与青春护照保健品公司、安利公司、益力多公司等企业合作，安排学生到生产型岗位工作1~2个月，进行功能食品加工技术技能的顶岗实践。

④ 综合型教学基地。与广州市赛健生物科技公司等企业合作，学生在企业的生产、研发、检测、营销、文员等不同岗位上进行顶岗实习综合实践，通过企业教学培训和近1年的实习，毕业后转正为就业岗位。

5.3 建立真实和仿真相辅相成的实训模式

数字化实训基地的建设，是现代高职教学实训体系发展的重要方向。虚拟仿真实训教学技术是实训教学的一种重要手段，是实现教学资源共享与优化配置的重要方式。本专业的实训基地由虚拟仿真系统和真实实训设备构成。在实训教学中引入虚拟仿真技术，不仅能够降低教学成本，增大实训容能，还能够丰富教学形式、优化教学效果，促进了实训教学改革，更好地实现校内实训基地和校外教学实习基地建设两条腿走路，同时加快了食品、保健食品类专业的高素质技术技能型人才培养的速度和质量。

本专业实训基地逐步建成仿真食品、保健食品的真实工作环境的数字化系统和真实的由小到大逐级放大的真实食品、保健食品工作环境下的实训教学基地，分步骤、分层次、分需求地不断强化和提高学生的实践技能。

5.3.1 完善校内食品、保健食品开发与功能因子提取的实训基础设施

本专业已建成较为完整的包括功能饮料生产、功能食品产品生产、发酵食品生产、功能因子提取制备等功能食品加工实训基地。通过此实训基地建设的完成，能够全面又高质量完成食品、保健食品开发加工实训项目，而且还可开展对外的保健食品研发技术服务，同时也可供我院其他食品专业进行相关课程实训使用。

5.3.2 完善食品、保健食品检测实训基础设施

现已基本建成较为完整的食品、保健食品检测实训基地。能高质量完成食品、保健食品检测类课程实训项目及食品（化学）检验工技能鉴定，而且还可开展对外的食品安全检测技术服务，同时也可供相关专业检验类课程实训使用。

5.3.3 建立虚拟仿真数字化实训系统

建设与大型分析仪器检测室配套的计算机仿真实训室，通过气相色谱、液相色谱、原子吸收光谱仪等大型仪器分析设备和仿真软件配置互动，实现人机界面上"一人一机"，达到真实与虚拟相结合的实训效果。本专业还拟在2~3年建设与学院保健食品GMP实训基地相配套的计算机仿真实训室，通过实际的实训基地和仿真软件的配置互动，实现人机界面上"一人一机"，达到真实与虚拟相结合的实训效果。

6 逐步深化阶梯式环环相扣的保健食品专业教学实践的多种模式

本专业在专业教学与改革过程中，在教学实践环节始终遵循"早实践，多实践，课程实

践不断线"。教学实践遵循阶梯式，分成环环相扣的五个层次，见图1-13。第一个层次是专业基础实践（随堂实践），该部分实践教学主要目的在于完成各门课程的相关教学实践环节，强化学生对专业课程相关内容的理解，帮助巩固和提高专业理论课、基础课的教学效果，培养自己的动手能力，这一层次实践内容也包括学生参加行业内的相关展会，教师带领学生前往食品企业参观，学生在校内、校外实习基地进行相关课程随堂实践，让学生对功能食品生产加工领域有一个初步、整体、全面的感性认识，还增加了学生的主动性和积极性。第二个层次是进行强化实践即教学实训周（整周实践），通过教学实训周的实施，进一步充实教学实践环节，强化培养高技能型的功能食品生产技术专业人才。第三个层次是创新实践部分（校企合作），结合专业优势，积极引导学生利用课余时间参加"校企合作项目""大学生科技创新基金""创业班培训""挑战杯"等科技创新活动或技能大赛，积极培养创新性思维，提高发现问题、分析问题和解决实际问题的综合能力。第四个层次是专业岗位实践，通过职业岗位模拟实训，以及保健品专题设计，强化专业方向职业技能培训，为第五层次打下坚实基础。第五个层次是综合实践即企业顶岗实践（校企合作），即学生进入企业进行假期和毕业实习顶岗实践，进行实践性学习，并撰写实习报告。通过这五个层次的实践训练，使学生的专业能力得到丰实和强化，从而满足社会对保健品开发与管理专业高技能人才的需求。

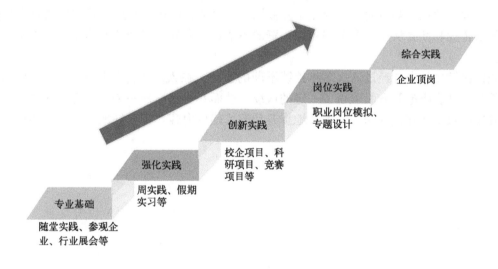

图1-13　实践教学阶梯式示意图

7　加强校企合作机制，社会服务能力得到不断增强

以合作共赢为目标，加强校企合作机制建设，充分发挥资源优势，融入珠三角区域发展，面向行业企业和社会广泛开展食品安全、食品营养与健康、食品加工技能培训、技术服务、科普宣传、国际交流、对口支援等工作。

7.1　搭建产学研结合的技术推广服务平台

利用本专业教学团队的学历层次高，科研能力强的优势，通过组建专业科研团队，成立校企合作的研发中心，面向相关产业行业企业和新农村建设开展技术服务，承担企业技术服务课题。目前已承担对口支援农村一项科研服务。

7.2 提供社会教育、培训服务

以学校成立的"广东食品药品职教集团"为平台，建立培训机制，为学院、行业企业人员、兄弟院校、社会人员提供培训机会。为行业企业提供技术培训，依托学院的职业技能鉴定所，为学生和社会开展"公共营养师""食品检验工""健康管理师"等技能培训和技能鉴定；受原广东省食品药品监督管理局委托，对餐饮行业、食品从业人员开展"食品安全管理员"培训。

7.3 探索学校与社会互动的教学新模式，创新社会服务的形式与内容

通过开展面对社区的大型食品安全科普宣传活动、举办食品安全讲座等丰富多彩的形式，提高老百姓的食品安全意识和健康生活理念。通过与广州电视台合作拍摄食品安全系列节目，扩大了学校的知名度，也开创了专业服务社会的新途径。利用已建成的国家资源库项目，鼓励企业和社会从业人员利用和加入资源库建设，充分利用资源库建设的成果达到共赢局面。

我校保健食品专业经过这么多年持续不断的建设，在人才培养目标和模式、课程体系、实践教学、社会服务等方面取得了一定的成绩，然而专业建设是一个不断完善的过程，随着行业发展以及专业建设的深入，不断地提升和改革建设内容，将更好地适应时代和行业的发展需求。

第2章 课程建设创新与实践

"十三五"规划指导下的医疗设备应用技术专业课程标准改革探究

郭静玉　刘文平

为加速推进医疗器械科技产业发展，科技部办公厅于 2017 年 5 月发布了《"十三五"医疗器械科技创新专项规划》（以下简称《规划》）。根据《规划》的框架和内容，明确了医疗器械行业发展面临的新的战略机遇及目标，提出了医疗器械前沿技术和重大产品的发展重点。在《规划》的要求下，医疗器械相关专业的课程标准改革势在必行。

1 《规划》对行业发展提出了新要求

《规划》进一步明确了我国医疗器械行业发展的形势与需求。一是推进健康中国建设，提高全民健康保障能力的战略需求。医疗器械是医疗服务体系、公共卫生体系建设的重要基础，是保障国民健康的战略支撑力量，在健康中国战略中的地位日益凸显。由于创新能力不强，产业基础薄弱，我国医疗设备自主保障水平不高。切实提升全民健康水平，推进健康中国建设，必须在医疗器械这一关键驱动领域的科技发展方面实现新的跨越。二是支撑医疗卫生健康体系建设，引领服务模式变革的迫切需求。目前我国医疗卫生服务资源分布严重不均，城乡医疗资源差距较大，边远地区医疗服务覆盖率低，农村、乡镇和社区医疗需求大，健康服务供给严重不足。提升我国医疗器械自主创新能力，加强国产创新医疗装备的应用示范和推广，是提升医疗卫生服务水平和转变健康服务模式的重要支撑。三是加快医疗器械产业的创新升级，提升国产医疗装备全球竞争力的重大需求。

《规划》明确提出提升我国医疗器械自主创新能力，加强国产创新医疗装备的应用示范和推广，是建立高效、分级、协同、均质、可及的医疗和健康服务体系，提升医疗卫生服务水平和转变健康服务模式的重要支撑。目前由于创新能力不强，产业基础薄弱，我国医疗设备自主保障水平不高。高端医疗设备主要依赖进口，成为看病贵的主要原因之一。近年来，全球医疗器械高科技产业创新活跃、竞争激烈。我国医疗器械产业竞争力不强，高端医疗器械主要依赖进口的局面仍未改变，许多跨国公司通过并购本土优势企业抢占市场。加快推进我国医疗器械科技产业发展，促进医疗器械产业转型升级，是应对主要发达国家全球竞争战略的重大需求。

《规划》中详细阐明了医疗器械产业发展的重点任务：①发展前沿关键技术，引领医疗器械创新。②推进重大产品研发，突破核心部件瓶颈。③注重应用需求导向，强化示范普及推广。④优化平台基地布局，促进创新能力提升。⑤集聚创新创业要素，助力产业集群发展。《规划》对新型数字 X 射线成像系统、新型超声成像系统、计算机断层成像系统（CT）、新型超导磁共振成像系统等医学影像类设备的发展提出了更高、更严格的发展要求，要求突破多项核心部件和关键技术，达到国际先进水平。

2　课程标准改革的必要性

一直以来高职院校在专业课程建设过程中注重与职业资格标准对接，特别是在国家大力推进示范性职业院校的建设以来，各地各高校一直密切关注行业动态，积极进行课程改革，从而诞生了许多优秀的国家级特色专业和精品课程。但在课程标准的设计方面，高职院校往往只是从服务社会和企业的角度出发，并未从国家发展的宏观角度进行思考和设计。当宏观政策发生转变的时候，企业面临转型的困境，而作为输送人才的高职院校，在课程标准方面的欠缺就显得极为突出。

广东食品药品职业学院医疗器械专业于 2004 年开始招生，开设有医疗设备应用技术专业（医学影像设备方向）、医疗设备应用技术专业（医用电子方向）、医疗器械维护与管理、精密医疗器械技术及医疗器械经营与管理等五个专业。借助于广东省医疗器械行业的迅猛发展，就业需求量大，就业率高。医学影像设备方向主要从事 X 线机、CT 以及超声成像设备的教学和研究。《规划》对医疗器械行业提出了新的要求，已有的课程标准中存在急需改善的地方。例如，《规划》中对 CT 的图像处理技术、空间分辨率及时间分辨率提出了新的要求，同时将数字 X 射线成像系统的动态平板探测器列为重点研发对象。这些新技术和产品要求都是已有教学内容中欠缺的，需要结合《规划》要求和行业发展现状对课程标准做进一步的完善。

3　课程标准改革的意义

高职院校专业课程标准应与行业发展紧密对接，同时兼顾国家指导方针和发展战略。前瞻性的专业课程标准设计和课程内容规划有利于为行业及时输送更多的高素质人才。从国家发展战略和行业要求出发，依据市场和企业岗位动态需求做出相应的调整，改变课程内容，完善专业课程体系。从多角度、多方面提高学生的综合技能素养，降低学生不适应性，实现职业院校与企业的零距离对接。课程标准改革研究对丰富和发展高等职业教育理论有一定的贡献。同时加强对高等职业教育理论的研究，不仅对开拓人们的思维，提高职业教育社会认知度有着积极的意义，而且对于建立高等职业教育的理论框架也有着非常重要的价值。

按照《规划》要求，急需将医学影像设备重点发展技术引入教学。例如，在X线机教学过程中引入动态平板探测器相关技术的讲解；在CT课程的教学过程中引入CT球管、探测器和滑环加工工艺技术的介绍；在超声成像系统中引入数字化波束合成、高帧频彩色血流成像、实时三维成像等高性能彩超，图像细微分辨力、低速细微血流分辨力等技术介绍。积极解读国家宏观发展战略，迅速调整自身课程标准，争取快速地为国家及行业的发展输送合格、优秀的专业人才。

4 课程标准改革目标

课程标准改革要充分利用学校创新的职业教育理念和本科院校的学术经验，结合《规划》中关于医疗器械行业的新标准和新要求，构建出符合现代职业教育体系，满足医疗器械行业发展要求的专业课程标准。专业课程设置要以专业技术应用能力培养为主线，以培养学生职业技能为核心，与国家发展、行业需求、职业岗位需求、人才培养目标相适应，从而前瞻性地为本行业输送更多高技能人才，带动整个行业发展。以实现医疗电子工程专业（医学影像设备方向）与医疗器械产业对接为目标，加快校企一体化建设。根据职业教育的特点，从医学影像设备相关岗位能力分析入手，对相关专业课程的教学目标、教学内容、教学方式、教学质量评价等内容进行重构，构建医学影像设备方向的课程标准。

高等职业技术院校的专业课程具有职业性，但职业性受国家政策引导，应根据职业标准和国家发展方向来确定专业课程体系内容。课程内容选择应充分反映市场及国家的需求，体现职业岗位能力要求。通过对《规划》的分析，可以得出当下以及未来对于本专业学生从事相关职业的能力要求，再将这些要求转换为相关知识点，将其融入课程结构体系的建设之中，结合工作任务，建立起职业标准与专业课程标准的对接点，例如主要内容要包括X线机的动态平板探测器、CT图像处理和超声低速细微血流分辨力，以及计算机断层成像系统（CT）的图像处理技术等。

《规划》从国家发展层面系统全面地介绍了医学影像设备的发展方向和急需解决的关键技术。作为服务行业的高职院校，我们希望能够在企业需求之前培养出有用的、符合职业要求的专业人才。这就需要在专业课程标准的设定中提前引入相关课程和实习、实践。希望能够通过本次课程标准改革为专业课程标准的设定引入一种前瞻性的思路，即早于企业需求，直接与国家发展战略对接，走在行业前面，从而更好地服务行业。

基于现代学徒制的高职医疗器械维护与
管理专业课程体系的构建

刘虔铖 陈玉芳 金浩宇

2017年1月，国务院印发《国家教育事业发展"十三五"规划》指出，要"推行产教融合的职业教育模式，坚持面向市场、服务发展、促进就业的办学方向"，"积极推动校企联合招生、联合培养的现代学徒制"。现代学徒制成为高职院校推行产教融合的主要模式之一。

为深化医疗器械类专业的产教融合，探索和践行医疗器械专业的现代学徒制人才培养，广东食品药品职业学院和广东泰宝医疗科技股份有限公司（以下简称广东泰宝公司）联合开展了医疗器械维护与管理专业的现代学徒制试点，面向应往届高中毕业生、中职毕业生自主招生，学生入学取得学籍的同时，便与广东泰宝签订协议，确定学生的"准员工"的学徒身份，之后的三年将以学生和学徒的身份接受学校与企业的联合培养。本专业的人才培养目标为：培养从事医疗器械生产制造、质量检验、质量管理以及产品注册、产品销售、技术服务，能够胜任广东泰宝公司重点工作岗位需求，具备较高职业素养和良好管理能力的高级技术技能人才。

科学合理的专业课程体系是现代学徒制最核心的要素之一，本文基于现代学制试点，结合广东泰宝公司的实际需求，对医疗器械维护与管理专业课程体系建设进行研究，构建了基于现代学徒制的高职医疗器械维护与管理专业课程体系。

1 现代学徒制理念下医疗器械维护与管理专业课程体系构建

"以能力本位的高职课程改革"和"基于工作过程系统化的课程改革"，这两项是我国职业教育课程改革主流思想。本文以工作过程系统化的课程改革为指导思想，开展医疗器械维护与管理专业课程体系的设计。

依据对学徒成长规律的认知，注重学历教育与岗培训教相融合、教学过程与生产过程的结合，打破学科体系框架，构建基于岗位（群）工作过程的专业课程体系。医疗器械维护与管理专业课程体系构建过程如下：

1.1 通过岗位调研，定位专业服务的主要岗位

广东泰宝公司是国家高新技术企业，主要生产及销售离子贴、水性凝胶和新型功能性医用敷料三大系列无源医疗器械产品，以及医用电子仪器产品。本专业对应的主要岗位包括生产制造岗位（群）、质量检验岗位（群）、质量管理岗位（群），拓展岗位包括注册管理岗位、产品销售岗位和售后技术服务岗位。

1.2 岗位工作任务和职业能力分析

岗位职业能力分析也是课程体系建构的出发点，本专业设计了岗位工作任务调与职业能力查表，在确定岗位（群）的工作任务过程中，分析完成该任务所需的职业能力。表 2-1 以无源医疗器械质量检验岗位为例作了工作任务调与职业能力分析。

表 2-1 无源医疗器械产品质量检验岗位工作任务与职业能力分析表

工作岗位	工作任务	职业能力
无源医疗器械质量检验岗位	制订检验方案	能正确解读无源医疗器械产品相关标准； 根据不同检验项目，确定合理的检测方案，制订检测流程
	实施检验操作	能熟练使用各种物理、化学、生物性能检验仪器； 能按照检验方案，完成物理、化学、生物性能等检测操作； 能够采取正确防护措施应对检验过程中的危险
	记录与分析数据	能正确记录检验数据，出来数据误差正确评价检测结果的可靠性
	撰写检验报告	能撰写检验报告

1.3 根据工作过程设置专业课程

依据归纳出来的典型工作任务来设置课程，课程内容以过程性知识为主，辅以适度够用的概念和原理的理解。表 2-2 是依据职业岗位典型工作任务确定的专业主要课程。此外，专业课程还要加上"人体解剖与生理""临床医学概论""基础化学""微生物学基础"4 门专业基础课程。

表 2-2 典型工作任务对应的专业主要课程设置

典型工作任务	对应的专业课程
无源医疗器械产品生产	医用材料生产技术
	离子贴产品生产实训
	水性凝胶产品生产实训
	功能性敷料产品生产实训
医用电子产品生产装配	医用电子仪器生产实训
无源医疗器械质量检验	无源医疗器械检测技术
	无源医疗器械检测实训
医用电子产品质量检验	医用电子仪器检测技术
	医用电气安全检测技术
	医用电子仪器检测实训
生产质量管理	医疗器械监督管理实务
	医疗器械生产质量管理实务
医疗器械产品注册	医疗器械注册管理实务

1.4 设置职业拓展课程

根据合作企业对人才的特殊需求，结合学徒的职业发展需要，设置职业拓展课程模块，供学生自由选择相应的技术技能课程。本专业对应于企业的核心岗位是生产制造、质量检验和质量管理，学徒在企业可以自由选择拓展岗位，如产品销售岗位、售后技术服务岗位等，这些岗位对应的专业课程作为专业选修课，包括"商务实务""公文写作实务""药事管理实务""医疗器械营销实务""医疗器械市场调研与分析""机械制图""医用电子仪器分析与维护"。

1.5 设置职业素质课程

设置包括"两课"在内的职业素质类课程模块，与职业素养课程模块和职业拓展课程模块共同组成了本专业课程体系框架。

1.6 对照工作过程设置教学进程表

课程设置不但要与工作任务相匹配,还要按照工作过程确定开课的顺序,构建合理的教学进程表,实现理论知识与实践技能的整合。

2 编写现代学徒制课程教材

每门专业课程由 1 名学校教师和 2~3 名企业教师共同组建课程教学团队,校企合作编写 15 本"泰宝现代学徒制班"教材,内容涵盖医用材料生产技术、医用电子仪器生产实训、医疗器械生产质量管理、专利撰写及科技项目申报等相关实训课程和岗位培养,充分结合了专业技术技能和学徒岗位能力培育要求,有很强的应用性和实践性,如表 2-3 所示。从课程内容研究分析、开发、构建,到教材审编、校对、印制,历时近 2 年的教材编写过程,凝聚了泰宝企业导师团队和学院骨干教师团队的大量心血与智慧,在 2016 级、2017 级"泰宝现代学徒制班"第二、三学年的教学中使用。

表 2-3 现代学徒制教材编写情况

序号	"泰宝现代学徒制班"校企联合自编教材名称	印刷时间
1	《医用材料生产技术——功能性医用敷料》	2017 年 6 月
2	《医用材料生产技术实训指导书》	2017 年 6 月
3	《功能性敷料系列产品生产工艺》	2017 年 6 月
4	《功能性敷料系列产品生产实训指导书》	2017 年 6 月
5	《医用电子仪器生产实训指导书》	2017 年 6 月
6	《医疗器械生产质量管理实务》	2018 年 1 月
7	《水性凝胶系列产品生产实训》	2018 年 1 月
8	《水性凝胶系列产品生产实训指导书》	2018 年 1 月
9	《离子贴产品生产实训指导书》	2018 年 1 月
10	《医疗器械专利撰写实务及申请流程》	2018 年 1 月
11	《常见科技项目政策解读和申报指导》	2018 年 1 月
12	《医疗器械监督管理实务》	2018 年 8 月
13	《无源医疗器械检测技术》	2018 年 8 月
14	《无源医疗器械检测实训指导书》	2018 年 8 月
15	《医疗器械注册管理实务》	2018 年 12 月

3 现代学徒制课程体系的实施

第一学年,学生在校学习为主、企业培训为辅。在校完成基本素养课程和专业基础能力培养,但专业认知、企业文化认知等实践由广东泰宝公司以开展专题讲座、企业参观演示等方式完成。

第二学年,学生以学徒身份进入企业半工半读,每周集中授课 2 天,在岗培养 3 天。集中授课是以班级为单位,由校企联合的教学团队,在企业教学点进行集中教学,并在课程中设计一些专项训练任务,由学徒在岗位工作中独立完成。在岗培养是企业导师"师带徒"的教学模式,根据实践计划,学徒需要参与岗位工作,并完成企业导师指派的其他工作任务。

第三学年，学徒根据自己和企业的"双选"结果，完成顶岗实习和毕业设计。根据轮岗计划，学徒至少在两个部门进行轮岗学习。毕业设计选题由企业导师提供，企业导师和学校导师共同指导完成。

4 课程体系实施保障措施

4.1 教学管理制度建设

校企双方加强了现代学徒制教学管理制度建设，建立体现现代学徒制特点的管理制度。学校针对现代学徒制教学管理制订了《广东食品药品职业学院现代学徒制教学管理办法》。泰宝公司针对学徒第二、三学年在企业的教学管理，制订了《学生安全管理条例》《学生考勤管理规定（试行）》《学生违纪处分实施细则（试行）》和《学生宿舍管理规定（试行）》等一系列制度，保障了教学的正常运行。

4.2 教学管理措施

校企联合成立"泰宝现代学徒制班"联合工作小组，负责"泰宝现代学徒制班"的日常管理、组织教学、学生管理等工作。校企联合配置双班主任和双辅导员负责学徒学习、工作、生活的管理。企业内部专门设立部门，配置专职人员负责学徒的招生招工、教学管理和学生管理工作。企业导师团队建立了企业教研室，负责第二、三学年学徒在企业的教学教研工作开展。

4.3 教学设施保障

泰宝公司在普宁市英歌山工业园建成了占地60亩的研发、生产及教学基地，实验室、多媒体教室、生产实训车间和阅览室等教学基础设施配套齐全，宿舍、食堂、篮球场、超市和医务室等生活基础设施配备完善，保障了"泰宝现代学徒制班"第二、三学年在企业学习的教学质量和生活质量。

4.4 学徒培养激励机制

创新"师带徒"，推行"四级师傅和四级学徒制度"，每半年对师带徒的师傅和徒弟进行考核，实行差额竞争选徒制度，师傅和学徒的等级与其绩效工资挂钩，有效促进职业精神和工匠精神的培养。创新实行"车间主任助理竞岗制度"。企业设立专门奖学金，鼓励学徒创优争先。

5 结束语

产教融合是职业教育的重要途径，现代学徒制是落实产教融合的最佳模式，制定科学合理的专业课程体系是开展现代学徒制人才培养的基础工作。课程体系构建以工作过程为导向设置课程结构，以工作任务为教学内容选取依据。通过对岗位的工作过程进行分析，得出岗位的工作任务和对应的职业能力，将工作内容转化为学习内容，结合职业能力培养要求，制订学习任务，整理成专业课程。再根据企业的特殊需求、学徒未来职业发展需要，设置职业拓展课程和职业素质课程，最终形成科学合理的专业课程体系，为人才培养提供清晰的路线图。

基于岗位能力构建"食品营养与健康"新专业的课程体系

马丽萍

2021年，教育部颁布了新版的《职业教育专业目录（2021年）》，为了适应"健康中国"国家大健康战略的需要，原本职业教育中"食品营养与卫生"专业更名为"食品营养与健康"，食品营养与健康成为一个新专业，体现了国家对健康相关职业培养的重视。根据"教育部专业设置管理与公共信息服务平台"显示，2022年全国有54个高职院校备案了该专业，我校也是其中之一。作为一个新专业，尚没有经验可依，没有模式可参照，但建设专业的课程体系又迫在眉睫。为了适应行业发展的需要、以职业岗位能力为导向，结合多年来对职业教育的营养与健康领域的实践，我们对新专业的课程体系进行了探索与实践。

1 职业岗位需求分析

食品营养与健康是民众最关心的问题之一，也是促进人类全面发展的必然要求。随着我国人民生活水平的日益改善，人们在追求丰富物质生活的同时，更希望自己拥有健康的身体，对于专业的营养知识需求也越来越高。根据对行业的调研，我们总结了营养类专业的就业方向有以下几类：①食品营养方向，主要在各食品企业从事健康食品开发、食品营养研究工作；②营养配餐方向，主要在学校食堂、酒店餐厅从事餐饮配餐、食谱开发工作；③体重管理方向，为顾客提供营养饮食使其达到或保持健康体重效果，在健康管理、减肥、保健公司等工作；④运动营养方向，为运动员、运动爱好者提供专业营养健康咨询，在健身房、体育馆内工作；⑤特殊人群营养方向，针对老年人、孕妇乳母、婴幼儿的营养需求，提供营养健康知识咨询、食谱搭配等服务，主要在养老院、月子中心、托儿所等机构工作；⑥社区营养方向，提供社区营养咨询、指导服务，主要在社区医院工作；⑦保健营养方向，运用营养知识，为健康、亚健康等人群提供营养健康咨询和管理服务，主要在保健品生产、销售公司工作。

同时，我们在国内各大招聘网站（智联招聘、BOSS直聘、前途无忧、中华英才网等），搜索专业"食品营养"、学历"大专"，并走访了相关的企业，调研专业的需求情况，结果见表2-4。可见，目前社会层面对食品营养类专业需求量最大的主要有四类就业岗位：一是营养培训与教育，二是营养干预，三是营养配餐，四是产品销售。岗位名称有公共营养师、营养讲师、配餐顾问、营养顾问等，证书的要求有公共营养师、健康管理师、注册营养（技）师三者之一。对专业岗位的需求进行充分的调研和分析，为后续的岗位能力要求进行"解剖"打下基础。

表 2-4 专业岗位的需求

就业岗位	职位名称	主要招聘单位	岗位要求	证书要求
营养培训、营养教育	营养培训师助理、营养讲师	互联网公司、健康管理公司	营养专业课件的开发与培训;营养知识和产品培训;社区居民营养保健知识授课;营养知识宣教和咨询	公共营养师、健康管理师、注册营养(技)师
营养干预、健康管理	公共营养师、健康管理师、营养咨询、健康咨询师	健康管理公司、养老院、美容养生会所	提供专业营养干预、制订健康营养方案;营养知识的指导和教育,帮助客户建立健康的生活模式	公共营养师、健康管理师、注册营养(技)师
营养配餐	营养配餐员、膳食营养师、配餐顾问	大型酒店、综合服务公司(集团)、会所、中小学、餐饮企业	根据客户营养状况、制订各种营养菜谱方案;根据市场反馈调整现有产品口味和搭配,定期研发新餐品	公共营养师
食品、健康产品营销	公共营养师、营养顾问	食品、保健品、健康产品企业	根据客户需求推介相应的产品;普及营养学基本知识	公共营养师、健康管理师

2 岗位能力要求分析

由以上对行业、企业需求的调研分析可知,本专业的学生今后从事的工作岗位包括营养讲师、营养师、营养配餐员、营养顾问(产品营销),我们对四类工作岗位的性质、任务、责任、相互关系,以及任职人员的知识、技能要求进行全面系统的分析,分解出 14 项典型的工作任务,如"营养讲师"典型的工作任务有营养教育、营养培训,并对它们的职业能力要求进行了具体分析,结果如表 2-5 所示。分解出来的本专业职业能力共有 37 项,是完成典型工作任务必备的能力,也是学生必须掌握的职业能力。

表 2-5 专业职业能力分析

工作岗位	典型工作任务	职业能力
1. 营养讲师	1-1 营养教育 1-2 营养培训	1-1-1 营养及食品安全知识的宣教工作 1-1-2 进行健康教育 1-2-1 具有良好沟通能力 1-2-2 开展培训
2. 营养师	2-1 膳食调查和评价 2-2 人体营养状况测定和评价 2-3 膳食指导和评估 2-4 信息收集与管理 2-5 营养咨询 2-6 营养干预	2-1-1 食物摄入量调查 2-1-2 营养素摄入量计算 2-1-3 膳食营养分析与评价 2-2-1 体格测量 2-2-2 体格状况分析与评价 2-2-3 常见检测项目指标解读 2-3-1 食物选购和评价 2-3-2 食谱设计 2-4-1 正确采集健康信息 2-4-2 应用软件进行信息录入 2-4-3 建立健康档案,并持续更新 2-5-1 面对面营养咨询 2-5-2 随访调查咨询和评估 2-5-3 个体营养指导与追踪 2-6-1 提出营养改善措施、膳食处方 2-6-2 设计和实施身体活动和膳食结合干预方案 2-6-3 提出常见慢性病的健康管理方案 2-6-4 进行跟踪随访

续表

工作岗位	典型工作任务	职业能力	
3. 营养配餐员	3-1 食谱设计 3-2 营养餐制作 3-3 制订菜谱与营养分析	3-1-1	对目标人群进行食谱设计
		3-1-2	设计团体餐
		3-2-1	制作常见不同生理阶段人群的营养餐
		3-2-2	制作常见慢性病人群的营养餐
		3-2-3	制作不同作业环境人群的营养餐（高温、高寒）
		3-2-4	制作婴幼儿辅食
		3-2-5	制作月子餐
		3-3-1	根据用餐人员的不同需要编制菜谱
		3-3-2	菜品的营养成分分析
4. 营养顾问 （产品营销）	4-1 市场调研 4-2 营销计划指定 4-3 产品营销	4-1-1	制订产品的调查报告
		4-1-2	分析产品的调查数据
		4-1-3	预测产品的市场前景
		4-2-1	制订产品的营销计划
		4-3-1	运用技巧对产品进行销售
		4-3-2	对营销计划进行实施和监控

3 核心课程确定

把 37 项职业能力总结为 4 个方面，确定为岗位核心能力，分别是营养调查与教育、营养干预、营养配餐、产品营销。根据 4 个岗位核心能力，确定核心课程体系，如图 2-1 所示。共设置了膳食营养指导、特殊人群营养、中医养生与保健、健康管理实务、慢病膳食管理、营养配餐设计与实践、功能食品等 7 门核心课。

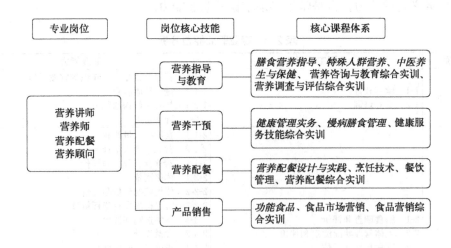

图 2-1　专业核心课程体系

注：斜体字为核心课。

4 证书融入课程

营养类专业的学生毕业前考取的证书，分别有 2 个职业技能等级证书（公共营养师、健康管理师),以及1个"1+X"证书(运动营养咨询与指导)。后者虽然为"1+X"证书,但对于食品营养与健康专业而言,此证针对的岗位不是主要的就业方向,故作为备选证书,本专业考取公共营养师为主。此外,为了学生今后职业发展的需要,增加了中国营养学会颁发的"注册营养技师"证书(此证需要毕业1年之后方可考)。对于考证设置的相应课程如表2-6所示。

表2-6 营养类专业可考取证书及对应课程

考证要求	证书名称	证书类别	考证级别	对应课程
必考	公共营养师	职业技能等级证书	三级	膳食营养指导、营养配餐设计与实践、特殊人群营养、营养咨询与教育综合实训、营养调查与评估综合实训
选考	健康管理师	职业技能等级证书	三级	健康管理实务、慢病膳食管理、膳食营养指导、健康服务技能综合实训
选考	运动营养咨询与指导	"1+X"证书	三级	运动营养指导
毕业后考	注册营养技师	行业内证书	无	"公共营养师"证书对应所有课程、餐饮管理、慢病膳食管理、临床营养

5 课程体系构建

本专业由公共基础课程、专业基础课程、专业平台课程三个部分构建课程体系。

公共基础课程包括以培养学生思想政治素质、身心素质、人文素质、劳动素养、语言能力、计算机应用能力、创新创业思维为目标的公共必修课、通识选修课两种类型的课程。公共必修课主要包括思想道德修养与法律基础、毛泽东思想和中国特色社会主义理论体系课程、形势与政策、大学生创业与创新教育、职业发展与就业指导、大学生心理健康教育、军事理论与军事技能训练、职业英语、体育、计算机应用基础课程。通识课包括公共艺术实践等课程。

专业基础课程为掌握核心技能所必需的基础课程,包括食品微生物、食品法律法规与标准、人体解剖与生理、食品生物化学等一共10门课程。

专业平台课程包括专业核心课程、专业拓展课、集中实践课程三个部分。从第2、3学期开始,逐步开展专业平台课程,实现学生从基础平台课到专业平台课之间的无缝对接。专业核心课是学生掌握核心技能的重要课程,如上所述,包括膳食营养指导等7门课程。专业拓展课为学生今后考证、职业生涯拓展、升学而开设的课程,有食疗与药膳、运动营养指导、食品分析与检测技术、烘焙工艺技术等4门课程。集中实践课程学生掌握核心技能的实践课程,一般是核心课程对应的综合实训,为5天实训设计,开设有营养咨询与教育综合实训、营养调查与评估综合实训、营养配餐综合实训、健康服务技能综合实训、食品营销综合实训、食品综合研发实践等6门课。

至此,本专业的课程体系构建完毕,如表2-7所示。

表2-7 专业课程体系

课程类型		课程名称	学期
公共基础平台课	公共基础课	略	1-2
	通识课	略	1-2

续表

课程类型		课程名称	学期
专业基础课		食品微生物	1
		化学基础与分析技术	1
		人体解剖与生理	1
		食品法律法规与标准	2
		食品生物化学	2
		食品安全管理	2
		烹饪技术	2
		餐饮管理	2
		食品加工与保藏	3
		食品市场营销	3
专业平台课	专业核心课	膳食营养指导	2
		特殊人群营养	3
		中医养生与保健	3
		健康管理实务	3
		慢病膳食管理	3
		营养配餐设计与实践	3
		功能食品	4
	集中实训课	营养调查与评估综合实训	2
		营养配餐综合实训	3
		健康服务技能综合实训	3
		营养咨询与教育综合实训	4
		食品营销综合实训	4
		食品综合研发实践	5
	专业拓展课	食疗与药膳	5
		运动营养指导	5
		食品分析与检测技术	5
		烘焙工艺技术	5

6　课程体系的特点

总结本专业课程体系构建的过程，有以下特点：一是基于岗位能力的需求构建课程，我们在广泛调研了行业、企业对本专业职业需求的基础上，剖析出 14 项典型工作任务、分析出 38 项职业能力，从而构建课程体系，让学生能力与岗位需求贴近，达到"零距离"上岗；二是证书融入课程体系，根据本专业的特点，挑选出 4 个相关的证书，设置为必考、选考和今后考，并有机地把证书的内容融入课程体系中，让学生学完课程内容可以顺利考取证书；三是课程设置既考虑学生就业，也考虑到了今后职业生涯的拓展，以及升学深造，如烘焙工艺技术、烹饪工艺为学生从事餐饮行业打下基础，食品综合研发实践是为学生今后从事食品研发工作而设置，食品分析与检测技术、食品生物化学则是本专业专升本必考的科目。

"双高计划"背景下高职院校数字素养教育课程体系研究

苏海明

1 数字素养定义及其研究进展

1.1 数字素养的定义

数字素养是近年来新兴的人才培养领域的一个概念，根据国家网信办的定义，数字素养与技能是指数字社会公民学习工作生活应具备的数字获取、制作、使用、评价、交互、分享、创新、安全保障、伦理道德等一系列素质与能力的集合。数字素养包括数字意识、计算思维、数字化学习与创新和数字社会责任四个方面，并由此从下至上产生数字生存能力、数字安全能力、数字思维能力、数字生产能力和数字创新能力等五种能力。

1.2 数字素养研究进展

数字素养的概念最早是 1994 年由以色列学者阿尔卡莱提出，其后国外不少行业机构和学者从不同角度提出自己的概念或定义。国外对数字素养的深入研究倾向于提出不同的数字素养框架模型，许多国外研究机构和学者都根据自身所处环境、行业和研究成果提出了不同的框架模型，其中较为著名的框架模型有联合国教科文组织的 7 要素框架模型、美国新媒体联盟的 3 要素框架模型、欧盟的 5 要素框架模型、英国联合信息系统委员会的 3 要素框架模型、美国图书馆协会的 5 要素框架模型和阿尔卡莱的 5 要素框架模型等。这些框架模型中值得注意的是美国新媒体联盟的 3 要素框架模型，其将数字素养分为通识素养、创新素养和跨学科素养 3 要素，其中通识素养指使用数字化工具的能力，创新素养指在通识素养基础上的创新能力，跨学科素养指不同学科融会贯通能力。

国内对数字素养的研究从 2006 年开始，其后逐渐成为研究热点。当前，国内关于数字素养的论述，基本上围绕信息素养、高等教育、信息技术和图书馆展开。国内有学者认为，数字素养是一个综合性的概念，是人们自信地使用数字通信技术、能够批判性地检索和利用数字资源、自由地参与数字社会活动的综合能力。

2 数字素养现状及数字素养教育

2.1 大学生数字素养现状

大学生是文化水平较高的人群，因此也是数字素养的重点研究对象，国内有学者对当代大学生的数字素养进行了研究，认为目前大学生的数字素养总体上还存在不足，表现为：①热衷数字网络活动，通常以娱乐消遣为主，如上网浏览新闻、看影视综艺、听歌、聊天、评论、玩游戏等；②具有一定检索能力，获取信息途径单一，不能综合运用多种检索工具和多个检索平台来获取信息；③数字内容浏览为主，融入知识体系程度偏低，不能很好地将获取的信息与自身学习相结合，提升自身专业水平；④数字安全意识薄弱，自控能力有待提升，有可能会遇到个人信息泄露、网络诈骗等情况；⑤解决问题能力较弱，批判性思维欠缺，不能很好地分辨获取到的信息的真伪，不能很好地选择、提炼和利用信息来解决问题。从以上总结的大学生数字素养的现状可以看出，当代大学生的数字素养还处在较低水平，数字素养教育迫在眉睫。

2.2 信息素养教育与数字素养教育

数字素养教育的前提是信息素养教育，数字素养教育与信息素养教育有密切的联系。两种教育分别基于数字素养和信息素养，信息素养强调的是信息的获取和利用能力，是如何通过各种途径查找、辨别、筛选、整合和利用信息。数字素养的涵盖范围比信息素养更广，对人的要求更高，强调要能够批判性地检索和利用信息，还强调了创新和不同学科间的融会贯通、自如地参与数字社会活动。因此，信息素养教育是数字素养教育的基础，数字素养教育是信息素养教育的提升。

3 广东省"双高计划"高职院校的相关课程

为集中力量建设一批引领改革、支撑发展、中国特色、世界水平的高职学校和专业群，带动职业教育持续深化改革，强化内涵建设，实现高质量发展，我国于2019年开展了中国特色高水平高职学校和专业建设计划（简称"双高计划"）的重大建设工程。"双高计划"分为高水平学校建设高校和高水平专业群建设高校两类，这些学校办学成效好，人才培养水平高，是各省高职院校的标杆，广东省共有14所高职院校入选了"双高计划"。"双高计划"对高职院校的人才培养工作提出了更高的要求，学生除了掌握专业知识外，还必须具备各方面的素养，其中就包括了信息素养和数字素养，因此，广东省"双高计划"高职院校也大多开展了与之相关的课程。

3.1 深圳职业技术大学的相关课程

2023年6月，深圳职业技术大学是教育部印发实施《本科层次职业学校设置标准（试行）》以来，第一所以优质"双高"学校为基础设置的本科层次职业学校。该校开设信息素养教学课程已有10多年，每年开课7000多名学生，230个班级。该校在课程类型上以校园网为基础打造信息素养网上学习平台，在教学方式上采用实体课与网络课相结合的混合式教学模式，在课程结构设计上激发学生兴趣。信息素养课程的学习方式有自主学习指导、协作学习指导、自主学习、协作学习、教师辅导、自主解决问题、协作完成任务、成果汇报、评价总结等。

3.2 广东轻工职业技术大学的相关课程

广东轻工职业技术大学是经教育部批准成立的全日制高等职业本科学校，该校结合学生特点和专业需求，充分利用馆藏资源，有针对性地开设文献检索课，提高学生的信息搜集、处理、甄别及利用能力，满足他们的信息需求。该校在进行课程教学时，首先进行课程标准和教学方案设计：在学校重视的情况下形成系统化教学；以就业为导向，设计教学方案；以专业特点为本，形成专业化教学。然后分学科专业，讲授文献检索基础理论和指导实践，进行课程教学实施和评估。

3.3 广东科学技术职业学院的相关课程

广东科学技术职业学院依托安卓应用和移动网络，以 C/S 模式的网络结构建立以微课为主要呈现形式的信息素养课程软件自主学习平台，在技术、视觉与听觉、用户体验三个方面都颇具特点。基于该软件的信息素养课程更符合"以学生为课堂主体，提高学生自主学习能力"的要求，对推动教学模式和教学方法的创新具有积极影响。

3.4 东莞职业技术学院的相关课程

东莞职业技术学院于 2012 年开始开设全校公选的信息检索课程，该课程为 20 课时，每学期最多授课人数为 500 人。东莞职业技术学院信息检索课的课程体系包括基础性的检索技巧及工具、专题性信息检索两种类型，在基础性的检索技巧及工具部分中主要讲授信息检索基础、搜索技巧、专业搜索引擎等内容；在专题性信息检索部分中主要讲授信息甄别、预防诈骗、衣食住行信息收集、网络教育资源、期刊论文检索、专利商标信息检索等内容。

3.5 广东食品药品职业学院的相关课程

多年来，笔者所在的广东食品药品职业学院积极开展信息素养和数字素养教育，几乎每个二级学院都开设了多门相关课程，向广大学生教授相关知识，各学院目前开设或曾开设的相关课程如表 2-8 所示。

表 2-8 广东食品药品职业学院的相关课程

二级学院	现开设或曾开设的相关课程
制药工程学院	科技文献检索、药学文献检索、文献检索与应用、医药文献检索、医药信息检索、科技文献检索与写作
化妆品与艺术设计学院	化妆品资讯与文献检索、化妆品网络资源应用与文献检索、网络资源应用与文献检索、化学化工信息检索
医疗器械学院	医疗器械文献检索、医疗器械信息检索与利用
中医保健学院	医学文献检索与统计
管理学院	文献信息检索与科技论文写作、商务写作与文献检索、药物信息检索与写作
健康管理与生物技术学院	文献检索与论文写作、医学生物信息检索
护理学院	医护文献检索与论文写作、医学文献检索与论文写作
软件学院	医学信息检索
食品学院	文献检索、文献检索与数据处理

4 数字素养教育课程体系思考

4.1 数字素养的深化认识

数字素养的概念自从诞生以后就不断被深化认识，国际图联认为，数字素养是指在高效、有效、合理的情况下最大限度地利用数字技术，以满足个人、社会和专业领域的信息需求。一个具有数字素养的人，必须具备数字生存能力、数字安全能力、数字思维能力、数字生产能力和数字创新能力等五种能力。

数字生存能力包括：会在日常生活中使用 APP 进行操作；会根据需要浏览、检索、查询相关的信息；会对自己的数字资产进行初步的整理、保存，防止丢失。

数字安全能力包括：个人数据和隐私的保护；对不法行为的辨别能力和安全防护技能；对游戏、短视频等的自控能力，防止沉迷。

数字思维能力包括：利用数字技术提升数字生活体验、生活水平和工作效率，具备数据思维能力，能利用数据发现问题、找到根因，进行精准研判或对未来进行预测。

数字生产能力包括：数字内容创作、数字产品开发、数字解决方案集成等。

数字创新能力包括：数字基础设施创新、数字开放平台创新、数字应用和商业模式创新等。

4.2 数字素养教育主干课程建设

在目前的数字技术水平、社会需求和人才培养要求下，高职院校应顺应时代需求，切合实际，搭建完备的数字素养教育课程体系，多渠道地开展数字素养教育。数字素养教育的主干课程名称一般为信息检索或文献检索，不同的二级学院开设此类课程时，一般将其与本学院的专业进行紧密结合，采取"专业名称+信息检索/文献检索"的课程命名方法，让该专业的学生更好地、有针对性地进行学习。此外，此类课程还应积极进行开拓创新，通过慕课（MOOC）、微课、自主学习平台等多种现代化教学手段，丰富教学内容。

4.3 数字素养教育与专业课程的融合

数字素养教育的理念、模式和方法可以根据学校专业情况和学生知识水平，适度嵌入到学校的专业课程体系建设中，以培养学生的数字思维、伦理道德和技能，以及数字信息的辨别、分析、评价和再造能力。数字素养教育与专业课程的融合可以采取在专业课程教学中穿插数字素养相关内容的方法，每所"双高计划"的高职院校都是在某一领域具有极强专业特色的学校，在该专业领域内有多年的办学模式和教学经验，将学校的专业特色与数字素养教育相融合，将产生"1+1>2"的效果。

4.4 数字素养教育实践课程建设

数字素养教育是非常强调实践的教育活动，因此需要从各种渠道给予学生实践机会，让学生在实践中真正提升其数字素养。有条件的学校开设数字素养教育课程时，应将其安排在机房进行授课，这样除了可以采用多媒体设备进行教学，还可以让学生在课堂中随时用计算机进行练习和回答问题，加深对学习内容的理解。此外，数字素养教育课程还应安排专门的上机实践课程，并布置一定量的内容多样的题目，让学生能充分地进行练习。

4.5 数字素养教育的多样化建设

除了常规的数字素养教育课程外，学校还可以通过每年的图书馆新生入馆培训、专题讲座、展览、竞赛、主题活动等多种线上或线下的形式，开展多样化的数字素养教育。学校学生工作处、团委、图书馆等部门，可以根据学校情况和自身优势，尽可能创造条件，在线上或线下模拟真实的网络和数字社会场景，让更多的学生能更直观地参与数字社会实践活动，进行数字社会社交，从而锻炼自身的数字素养，提升自身的数字生存能力、数字安全能力、数字思维能力、数字生产能力和数字创新能力。

5 结语

数字素养教育是一个长期的事业，与当前的数字技术水平和人才培养要求息息相关。因此，数字素养教育的课程体系探索也是一个与时俱进的长期工作。只有以主干课程和专业课程为依托，以知识体系为依据，理论与实践相结合，不断开拓创新教学手段方法，才能做好以夯实专业基础和拓展知识视野为目标的数字素养教育课程体系建设，实现人才培养课程体系的持续动态优化。

"药学服务综合技能训练"精品在线开放课程建设的思路与思考

薛　雪　江永南

"药学服务综合技能训练"是广东食品药品职业学院药学专业的一门重要的专业核心课程，以培养学生能够掌握胜任药学服务岗位的基本能力为目标，主要包括非处方药（西药）的问病荐药、合理用药指导、处方调配等核心技能，保证临床用药的安全、有效、经济、合理，为从事药品营销和使用奠定坚实的基础。

随着我校成为广东省一流高职院校建设学校，以及药学专业完成高水平专业建设计划的推进，药学专业"药学服务综合技能训练"课程组从原来的积累出发，不断审视课程内容，结合行业最新发展动向、教育教学最新改革趋势，积极进行课程研究改革，从标准化、职业化、信息化、多元化等方面，不断丰富课程教学资源、提升教学方式，使学生学有所获，向信息化、开放式的在线精品课程目标进行建设完善。"互联网＋"背景下，探索高职课程信息化改革路径势在必行。

这里，我们结合"药学服务综合技能训练"课程的建设提出一些可供参考性的思路与建议。

1 课程建设目标

"药学服务综合技能训练"是为药学专业建设而设置的一门课程。药学专业人才培养方案中明确阐明了"药学服务"是其核心技能。而药学服务技能包括问病和荐药两部分技能。本课程以培养胜任药学服务岗位的基本能力，主要包括非处方药（西药）的问病荐药、合理用药指导、处方调配等核心技能为主要课程目标。

药学服务要以患者为中心，药学服务中的实施必须要在每个环节为患者提供充满人文关怀的服务。用创新思维开展具有中国特色的药学服务工作，根据我国国情，综合考虑到经济与社会发展水平，医疗保障制度水平，做到合理用药，以本门课程为依托开展药学服务技能大赛，不断提高药学服务能力和服务水平。

本课程前期有"实用医学概论""实用中医药知识与技术""实用方剂与中成药""药品市场营销技术""药物化学""实用药理基础""药物制剂技术"等基础课程，同步课程有"临床药物治疗学""药事管理实务""医院药学实务""实用药学服务英语"，后期为顶岗实习做准备。本门课程起到了承上启下的作用。

2 课程使用平台

目前课程建设使用平台为学校购买的超星网络教学平台结合腾讯课堂。超星平台有手机客户端和电脑网页版，注册简单，操作简便，各类专业免费资源可以让学生教师共享。它能为学生、企业提供实时和非实时的教学辅导服务。凭借该系统，教师可以安排各类学习活动与学习者的学习过程。一般具有灵活的课程管理、学习记录跟踪分析、班级和小组分组管理、课程资源管理等功能模块。

3 课程建设基础条件

本课基础条件成熟，是我校药学专业的核心课程，拥有教学实训室三间，教学软件一套。同时，药学院又购进了药学专业校内实训基地药房仿真实训软件，药理学虚拟仿真软件，更加为本课程的建设添砖加瓦。除了校内的实践教学资源，我们在校外也有实践教学基地，具体如图 2-2 示。本门课程累计教学达 15 年之久。传统教学材料完整成熟，现有的资源包括习题、教材、课件、教案、教辅材料、课程标准，学习通平台资源等现有资源，药学教研室（课程组）全部专任教师，年龄、职称有梯度，精力旺盛，平均师资水平较高。教学资源储备如表 2-9 所示。

表 2-9 现有相关教学资源

第一部分 基础资源	
课程标准	药学专业
教学日历	药学专业
课程教材	《药学服务技术》第一版(2015)

续表

第一部分 基础资源		
电子教材	与公开发行的纸质教材的同步电子版教材	
10个学习情境	重难点、知识点、能力点	
多媒体课件	覆盖所有学时的课件、与10个学习情境对应	
课程教案	按2节为单位,覆盖10个学习情境	
实训教材	10个实训项目指导教材	
实训报告	10个实训项目训练材料	
实训测评与评分细则	针对每个测评的实训项目	
作业习题	涵盖十个实训项目	
随堂测试	涵盖岗位常见的问病荐药	
教学图片视频	涵盖10个学习情境	
第二部分 拓展资源		
行业最新指南或报告	1.《中国心血管病报告2014》 2.《中国慢性疾病防治基层医生诊疗手册》(糖尿病分册)2015年版 3.《慢性乙型肝炎防治指南)》2015年版 4.《中国2型糖尿病防治指南》2015年版 5.《儿童基础生命支持及心肺复苏质量》2017年版	
课程参考资源	国家药品不良反应监测系统 药学服务之窗 学习通《药学服务综合技能训练》学习网站	

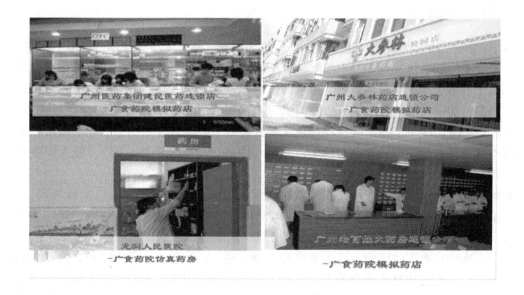

图2-2 校外实践基地展示

4 建设内容

结合岗位知识点和技能需求,让碎片化的视频资源更具吸引力。拓展资源建设,紧扣疾病诊疗指南,体现实时性和前沿性。利用网上现有免费资源,建立丰富多样的超链接服务,实现相关知识随时查。

4.1 基本资料建设

包括课程概况和教学模块资料建设两大部分建设。本课程模块有以下两个，一共 10 个项目，共计 60 学时（表 2-10）。

表 2-10 教学模块建设

模块	项目	学时
常见疾病的问病荐药	感冒的用药指导	6
	失眠的问病荐药	6
	腹泻的用药指导	6
	消化性溃疡的用药指导	6
	缺铁性贫血的问病荐药	6
	体表癣的问病荐药	6
药学咨询及合理用药指导	高血压	6
	心绞痛	6
	糖尿病	6
	病毒性肝炎	6

4.2 教学实施建设

以 10 个项目中常见疾病，建立线下以教师为主导，线上学生为主体的交互式教学模式。教师根据线下的教学情况调整线上的教辅资源，拓展针对性更强的适合学生的信息资源。同时根据线上的学生问题及时调整线下教学方法和教学手段，从而力求达到最好的教学效果，以及课堂翻转的学习效果。学生可以随时通过网络平台观看视频资源、阅读查找相关资料、交流学习心得等。线下、线上的互动式教学模式将线下教师对学生的单一学习维度扩展为多维立体维度（教师与学生、学生与学生、教师与网络、学生与网络之间），极大程度调动学生积极性，提高了教学质量。

观看录像、微课讲解、微视频技能步骤展示、线下重点内容讲解、启发性答疑、讨论、情景模拟、演讲等多维度训练，让学生充分学习和掌握相关的问病荐药技能。运用多元智能教学法，结合知识特点选取不同教学方法和手段，开展互动式教学。

以常见疾病高血压的问病荐药为例进行教学实施。高血压是一种常见病，高血压的临床基础及药物治疗也是国家执业药师考试科目《药学综合知识与技能》考试大纲中的考点。通过此实训，即"高血压患者的问病荐药及用药指导"，实训者能够根据高血压患者的处方提供用药指导，并能够对高血压患者进行问病荐药，提升药学服务的质量。

课前线上，学生发布实训项目，布置工作任务，学生领取任务，并成立项目小组，做好任务分工，通过线上预习实训教材、查找相关材料。课内线下介绍本次项目的实训目标，讲解工作任务，高血压相关诊疗知识讲解，布置实践任务通过 PPT 讲述高血压的临床分类及鉴别，并提出涉及的相关药物，将知识点清晰展示。组织学生分组编写一则药房高血压场景对话，拟写两个处方（药店和药房两个场景），不能出现重复的药品。对拟写处方进行分析，合理联合用药，内容制作成 PPT。最后以小组为单位对高血压拟写处方进行介绍分析，或进行高血压场景对话表演（由抽签决定），交互不同组的治疗方案，讨论、互评，最后老师对学生的处方及情景模拟进行指导。课后，学生线上提交处方与情景对话的电子版至超星网络教学平台，学生对中国、美国、加拿大成人高血压诊治疗指南进行研读、提炼和整理，对比和讨论各国高血压防治措施的优缺点。对抗高血压代表药物的药品说明书进行研读、提炼和整理，强化知识点，进行更深层次的能力提升和内容扩展。

4.3 拓展资料建设

加大拓展资源的视频建设，通过制作在线试题库、微课、录屏、场景视频资源（标准化病人视频拍摄）、行业新指南咨询建设、网络资源库建设等内容，树立"资源共建、资源共享"的思想。搭建在线开放课程的共建共享机制、课程资源认证标准和交易机制，通过校校合作、校企合作，利用企业强大的技术力量和实践经验，拓展资源。

4.4 提高学习效果

通过阶段性测试、重难点知识解答，以及分组讨论、组内互评、组间互评的模式提高学习效果，线上多个平台的互动式教学模式将线下教师对学生的单一学习纬度扩展为教师与学生、学生与学生、教师与网络、学生与网络之间多对多立体学习纬度，极大程度调动学生积极性，激发学生的创造力与逻辑思维能力。由于本课程体量庞大，涉及的内容较多，很多知识点现在仍在进行视频拍摄制作，标准化病人的视频也在陆续更新制作中，我们力求更广泛服务于广大师生以及职业培训学习。

5 结论

在建设的过程中，结合社会行业的发展需求，让在线课程为社会提供一个自学的平台，这样员工也可以通过在线开放课程进行职业培训，为下岗的职工提供再就业能力的培训，在一定程度上缓解了社会就业难的现状，促进区域经济的建设。与此同时也为校企合作开辟了新的道路，实现学校教学和学生就业的双赢。依据线上教学特点努力实现三个交互：学生与教师进行交互，包括主题内容讲解，利用团队技术进行答疑解惑，最后是通过数据与反馈进行监控与评价；学生与学习资源进行交互，固定反馈及时的教学平台，高职定制的、系统化的内容，可以增加提升学生的认知与学习能力的资源；学生之间进行交互，通过团队组建，协作培育，学生与学生之间互相解压，积极协作。

为了极大程度调动学生积极性，提高学习效果，我们采用超星平台＋腾讯课堂混合式线上教学模式，将原本的线下部分教学内容"化整为零"。首先将课件以及教材资源放在平台，其次是将疾病、药物相关的内容以知识点的形式打散放入平台，最后以分组讨论的形式让学生拟定处方与疾病相关的情景对话。为了更好地突出强调重、难点内容，我们采用腾讯课堂进行直播互动，让学生进行在线的处方分析以及情景对话，老师进行即时点评，过程中加入提问环节与自由讨论环节，课前线上与课后线上保持原有的教学模式。

为了线上全面评价学生的学习效果，将学生的每部分行为进行权重设计（课程签到

10%，访问次数 10%，讨论 10%，分组任务 70%）。每门课程都要根据课程特点，课程在专业中的定位设计，实施符合学生学习规律的、有效率的线上教学模式并持续建设。

目前，本门课程建设还在持续进行，资源扩充仍在继续（标准化病人的拍摄正在进行），下一步开展校校之间、校企之间的合作，发挥各个合作学校及当地企业的资源优势、取长补短，以获得高效的教学效果。

基于全人教育理念的健康管理专业人文素养课程开发研究

刘晓丹　宋　卉　迟海洋　王笑丹

人文精神，是以人为中心的精神，以人为对象，对人类价值的关怀以及对人类生存意义的探索，这就是人文素养的灵魂所在。人文素养，追求的是社会、人生的美好境界，崇尚人的真情实感，注重人的丰富想象力和生活多样性，它将科学精神、艺术精神、记忆道德精神涵盖其中，这是一种人的道德观、人生观、价值观的基本展现。

具备良好的人文素养是当今社会对公民的基本要求之一，而高职院校的在校大学生作为正在接受良好高等教育的公民，更应该符合这一基本要求，应该把自身人文素养的培养作为接受高等职业素质教育的目标之一。2018 年 5 月 2 日，习近平总书记在北京大学师生座谈会上的讲话指出："才者，德之资也；德者，才之帅也。"人才培养除了要育才，更要育人，而后者更是根本。育人在于立德，人无德不立。在高等职业教育人才培养中，除了知识、技能的培养，更应该不断提高学生的道德品行、文化素养，以德育人，以文化育人，将人文素养内化到各个领域、各个方面、各个环节。高职健康管理专业更是需要培养学生的人文修养。

1　健康管理专业课程设置存在的问题

健康管理是以现代健康概念（生理、心理和社会适应能力）和新的医学模式（生理-心理-社会）以及中医治未病为指导，通过采取现代医学和现代管理学的理论、技术、方法和手段，对个体或群体的整体健康状况及影响健康的危险因素进行全面检测、评估、有效干预与连续跟踪服务的医学行为及过程。为此，许多高职院校在制订健康管理专业人才培养计划时将目标设定为：培养具有人文关爱精神、良好的职业道德，掌握一定的医学、中医药、养生保健、营养学、老年学、心理学、运动医学、市场营销及客户管理等方面的理论知识和专业技能，熟练掌握英语，具备良好的人际沟通能力以及社区组织、动员、协调能力，熟悉健康管理常见企业类型及其岗位设置，能够胜任健康管理及健康管理相关岗位的高端技能型人才。

基于健康管理专业人才培养方案，在专业课程设置方面，多数高职院校存在如下问题：

1.1 侧重于专业基础模块和专业技能模块，而忽视素质培养

多数高职院校的健康管理专业课程设置受传统的"就业导向"影响，着重于培养健康管理就业需要的技能型人才，强调就业技能、岗位技能，开设的课程侧重于专业基础模块和专业技能模块，如"医学基础知识""健康信息管理""健康管理概述""中医保健""营养学"等课程，使学生扎实地掌握专业基础知识与专业技能，从而忽视学生的人文素质培养。这就导致培养出来的健康管理专业学生存在知识面狭窄、技能单一、人文素养偏低的情况，缺乏健康管理职业发展的可持续性。

1.2 即使开设人文模块，也是各种专业的通识类课程

一些高职院校即使意识到健康管理专业需要开设人文模块，也是形式大于内容，开设的人文课程多数为所有专业共同开设的通识类课程，如"思想品德与法律基础""大学生心理健康教育""劳动技能"等课程，没有针对健康管理工作岗位对专业人才的需求来设置与专业相关更为密切的素养类课程，满足不了社会发展和大健康产业对健康管理专业人才的新需求。

2 人文素养与教育理论

20世纪60年代，瑞士著名心理学家皮亚杰提出了建构主义理论，其主要研究人对周围世界的学习和认知规律。建构主义的学习观认为，人建构了自己的认识，人以往的经验会影响对客观事物的理解。作为主动认知的过程，学习一般是基于特定的客观情境的。学习的过程，不单单是经过老师传授知识，学生处于被动状态的接受过程，更是在特定的情境之下，在周围主体如老师、同学、家长的帮助与影响之下，对知识进行加工从而形成自己独立见解的过程。因此，建构主义认为，情境在学习过程中至关重要，是构建知识的必备要素之一。

建构主义理论有着独特的教学观与学习观。从学生的学习角度来看，建构主义理论强调学生学习的过程是基于已有的知识储备、经验的基础上，对所学的知识进行选择、加工和处理的过程，从而对所学的知识进行重新解释，进而形成自己独特的知识体系。从教师的教学角度来看，建构主义强调，教学不是机械的知识灌输，而是在学生已经积累的知识、经验基础之上，将新的知识与原有的知识进行有效地融合，从而完成新的知识和经验的构建。

建构主义理论在高职学生人文素养培养中起着积极的作用。高职学生在初高中阶段已经建立起自己的知识体系与经验，因此要将新的知识与经验与其融合起来，需要应用情境对其产生积极的影响。在多种情境中，在老师与同学的引导与影响之下，采用多种形式的教学手段，使人文素养的培养渗透到其已经建立的人文素养知识与经验之中，从而形成新的人文素养知识与经验。

二十世纪五六十年代，美国心理学家马斯洛和罗杰斯在人文主义心理学的基础之上提出了人本主义学习理论。人本主义学习理论重视学生的尊严、价值、创造力和自我实现，理想

的教育就是要培养"躯体、心智、情感、精神、心力融汇一体"的人,因此该理论认为学生的学习目标是使自己成为知行合一的完人,学会如何学习,如何适应变化,也就是说情感与认知相结合,才组成了整个学习活动的过程。学生人格的发展,认知学习与情感、情感培养相结合,才是有意义的学习过程。

人本主义学习理论重视学生尊严、价值、责任感等方面的观点在高职院校学生人文素养培养上具有启示作用。人本主义学习理论在高职学生人文素养培养中的应用仍然以人为本,以学生为本,根据留学生的学习背景、学习特点来进行设置相关课程、调整教学内容、丰富教学方法。以进一步塑造留学生的人生观、价值观。高职学生教育不单单是技能、知识的教育,更加注重个人的文化观念、审美情趣、伦理道德、人文精神的培养。

3 健康管理专业岗位人文素养需求分析

健康管理专业作为一门新兴的跨学科、跨专业的综合性、应用性学科,其培养的专业人才除了具备较高的知识要求和技能要求外,还需要在素质方面有一定的要求,如:具有较强的人际沟通能力;具有针对接受健康管理者存在的健康危险因素进行全面管理,制订针对性的健康计划,并协助实施一系列健康提升的能力;具有通过一整套针对性的、个性化的健康管理标准和计划,有效地利用各种资源,调动会员的积极性,使会员改善健康状态、恢复健康体质、保持健康身心的能力;具有科学、严谨、踏实的态度和创新意识;具有良好的职业道德。

在健康管理专业课程中设置人文素养课程模块,注重学生人文素养的培养,进一步培养学生的社会责任感以及奉献精神。可以培养学生的关爱之心,更加关怀社会、感知社会,在今后的社会服务过程中,提高其服务水平。可以培养学生的仁爱之心,在进行专业服务过程中,多方面思考问题,关注公共环境的发展和变化,具有大局意识。可以培养学生的诚信之心,使学生掌握本专业的相关伦理与职业道德,提高其爱岗敬业、诚实守信的职业精神。

第一,从宏观认识层面,国务院 2013 年 9 月 28 日颁布的《国务院关于促进健康服务业发展的若干意见》指出,"应加大人才培养和职业培训力度"。支持高等院校开设健康服务业相关学科专业,引导有关高校合理确定相关专业人才培养规模,规范并加快健康管理师等从业人员。健康服务业关系到国计民生,它的服务目标以维护和促进人民群众身心健康为基础,涵盖了多个领域,如:医疗服务、健康管理与促进、健康保险以及其他健康相关服务,同时,健康服务业涉及药品、医疗器械、保健用品、保健食品、健身产品等多方面产业。由此可见,健康管理专业在培养学生的过程中,需要培养学生的人文素养,培养学生的社会关爱精神、社会责任感,这有利于更好地提高全民健康服务,对全面建成健康社会、小康社会具有重要意义。

第二,从微观认识层面,健康管理专业人才培养目标是培养具有良好的职业道德,掌握医学基础、健康管理、商务通识、人文发展四个模块的理论知识和专业技能(涵盖医学、健康管理学、营养学、运动医学、老年学、心理学、中医养生保健、市场营销、客户管理及人文素养等领域),熟练掌握英语,具备良好的人际沟通能力以及社区组织、动员、协调能力,熟悉健康管理常见企业类型及其岗位设置,能够胜任健康管理及相关岗位的高端技能型人才。其核心岗位群为：社区卫生服务中心、康复中心、疗养院、养老院等企（事）业单位健康管理师，各级、各类医疗、体检、卫生监管机构、疾病控制中心、健康管理机构行政助理及文员。人文素养在健康管理领域中，重要性显而易见。作为健康管理专业人才，首先应当具备专业素养，而人文素养也是其主要的专业素养之一。在此基础上，其学习的医学方面、健康管理方面的知识才能得到正确的运用和发挥。

4 健康管理专业人文素养课程开发的探索

广东食品药品职业学院健康管理专业作为我国高等教育第一个引进西方健康保健管理理念、结合中国医疗保健特色的学历教育项目，已成为广东省示范性高职院校重点建设专业。自 2013 年起，广东食品药品职业学院健康管理专业贯彻"全人教育"理念，通过设置人文与发展课程模块，从教学上和校内外实践活动中培养具有社会责任感、人文关怀精神、团队合作和开创精神等的德技并修的健康管理专业人才。

4.1 人文素养课程模块开发的理念

高等职业教育课程开发有：学科本位模式、能力本位模式以及素质本位模式。学科本位模式注重系统、完整的专业知识，能力本位模式注重学生能力的培养，素质本位模式注重培养学生的综合素质。

教育的目的是"人格的形成"，即培养有理想、人格健全的公民。高等职业教育的课程开发可以兼具学科本位、能力本位和素质本位模式的优势，突出学生的人文素养培养，特别是职业道德、交流合作能力、解决问题能力等。

4.2 人文素养课程模块的开发

以 1 门社会公益实践为核心，构建 6 门基础素养课，开展 N 场综合素养讲座。依据《国务院关于促进健康服务业发展的若干意见》《"十三五"全国卫生计生人才发展规划》《"健康中国 2030"规划纲要》等文件精神，结合健康管理相关企业关于健康管理专业人才需求的调研，将健康管理专业人文素养课程分为了如下模块：

4.2.1 以 1 门社会公益实践模块为核心

培养健康管理专业学生的社会责任感、人文关怀精神，将社会公益实践活动纳入教学内容考核，主要参加公益组织、医院、养老院、社会福利院等机构组织的义工活动及校园内的志愿者服务项目，学生在校 3 年需要完成 80 学时社会公益实践活动方能满足课程要求，其中公益理论学习 16 学时，实践 64 学时。

（1）建立社会公益实践活动保障制度

为了使社会公益实践活动有序开展，制定了《广东食品药品职业学院国际交流学院健康管理专业公益服务管理办法》《社会公益服务流程》《社会公益服务志愿者申请表》《社会公益服务总结表》《社会公益服务志愿者服务记录表》《社会公益服务活动证明表》，同时草拟

《广东食品药品职业学院服务学习基地协议书》等一系列规章制度及文件。上述规章制度及文件，可以保障健康管理专业学生社会公益实践有序开展，可以保障对公益实践进行规范化管理，更加有效地激励学生参加社会公益实践。

(2) 建立公益服务学习基地

与广州市蓝海豚志愿服务协会、广州利康家属资源中心建立公益服务学习基地，旨在通过公益服务学习实践，学生可以走进工作场所，深入了解社会，培养服务社会所需的综合能力，进而提高学生的服务能力，使学生具有良好的职业道德、社会公德、社会责任感。根据协议，双方将在医疗卫生护理、乡村健康教育、老年人健康管理服务等方面展开合作，由学院委派责任心强、公益服务热情度高的学生参加社会公益服务，由有实践经验的教师担任社会公益服务项目指导教师，负责学生在社会公益服务期间的指导、监督、考核及其他相关工作。

(3) 建立学校首个公益服务支队

为了提高学生的社会责任感，培养学生深入了解社会、关怀社会、服务社会的能力，广泛普及志愿理念，大力弘扬志愿"奉献、友爱、互助、进步"精神，使更多的教师、学生成为志愿者、良好社会风尚的倡导者和社会主义精神文明的传播者、实践者，经广州市蓝海豚志愿服务协会批准，成立广州市蓝海豚志愿服务协会国际交流学院支队。

蓝海豚公益志愿服务队国际交流学院支队由院长、书记担任队长，吸纳教师、学生积极参与公益服务，办公室设在国际交流学院跨文化发展教研室，同时聘任该教研室主任担任蓝海豚公益服务队队长、国际交流学院教师为公益服务实践导师，具体负责大学生志愿者服务活动的统筹协调指导等工作。

(4) 践行公益服务

健康管理专业学生利用寒暑假及周末时间在广州市蓝海豚志愿服务协会、广州利康家属资源中心、广东颐年养老院、广州颐和养老院、广东友好老年公寓、广州松鹤养老院、广东省妇幼保健院、暨南大学华侨医院、广东省第二人民医院等单位开展公益服务实践活动，形成了良好、稳定的公益服务合作关系。同时根据不同学期、不同主题活动，学生参加了广州马拉松赛、广东公益志愿文化节暨志愿服务广州交流会（青少年服务项目专场）、广州市蓝海豚志愿服务协会组织的"心路助学龙门走访"活动、香港百本集团组织的"河源紫金义工探访之旅"、广交会、健康管理专业国际化发展论坛，以及广东食品药品职业学院迎新、实习就业招聘会、"三下乡社会实践"、外籍教师和留学生帮扶等公益服务和志愿者活动，并由专门人员将学生所获得的公益学时记录在《公益手册》。

(5) 打造品牌公益文化节

以公益实践活动为契机，每年固定举办国际交流学院公益文化节，主要开展公益达人评选、最美公益图片评选、最佳公益实践宣言评选、境外游学和中国文化向境外人士推广等活动，对全年的公益实践活动进行评选、总结、推广。

4.2.2 构建6门基础素养课程

健康管理专业学生就业于医院健康管理中心、体检中心、健康管理公司、社区卫生服务中心、康复保健机构、月子中心、在线健康管理平台、疗养院、养老院、健康保险公司等单位，从事健康管理、养生保健、医生助理、医务专员、相关产品及服务的销售、行政等工作。这些高素质技能岗位对人才具有一定的要求：有丰富的知识面，有自我发展和创新精神；具有人文关怀、心系人类健康的仁爱精神；具有自我管理、自我发展、自我完善、不断探索和求知的愿望，具有不断提升和发展的终身学习的精神；具有在实际工作中发现问题、思考问题、分析问题、解决问题的能力；具有对新知识、新技术及新信息的敏感度，善于接受和理解相关变化，具有良好的职业适应能力；具有客户管理和市场营销能力，并在实际中得以熟练应用；具有良好的社会人文素养，对生命有敬畏精神；具有较强的学习能力，具有科学、严谨、踏实的工作态度和创新意识；具有理智、乐观、豁达的气质；具有积极的心理素质和良好的意志品质，对挫折和失败有承受力，对胜利和成功有自制力。

依据上述岗位对素质的要求开发基本素质课程，包括"职业健康与安全""跨文化沟通与职业礼仪""公共演讲""健康管理人文修养""文献检索与论文写作""健康保险及健康管理相关法律法规"等。

4.2.3 开展灵活多样的 N 场跨文化综合素养讲座

根据健康管理专业培养学生人文素养的需求，基于全人教育的理念建立跨文化综合素质讲座品牌——"臻善讲堂"系列讲座。主讲人主要由境内外相关合作院校教授、企（事）业及社会组织的有相关项目资质的负责人及优秀毕业生校友担任，讲座主题主要围绕项目的模块内容，比如"演讲与口才""职场礼仪与商务沟通""全球网络化趋势的全人教育""职场人需具备的核心素养""公益实践感受与新得""信息素养养成""毕业前面临的困惑及选择""插本经验交流会""SYB（创办你的企业，Start Your Business）实训""各级各类创新创业大赛概述""健康管理发展趋势""艾滋病防治知多少"等综合素养及相关专业主题讲座。通过系列讲座开拓学生的国际化视野，培养学生的跨文化交际能力及创新意识。

在"以 1 门公益实践为核心，构建 6 门基础素养课，开展 N 场综合素养讲座"为模式的人文素养课程开发中，制订人文素养基础课程的课程标准，采取灵活多样的课程授课方式，如：在"健康管理人文修养"课程中引入"读书分享会"模式，为学生列出健康管理相关必读课外书（例如《最后的告别》等），增强学生的学习兴趣；在"跨文化沟通与职业礼仪"课程中引导学生利用课外时间参观美术馆、博物馆、艺术馆等，增加亲身体验；在"公共演讲"课程中与学生管理团队合作共同组织学生"新生杯"演讲比赛，为学生提供平台展现学习效果；等等。

5 结语

健康中国的发展战略迫切地需要高素质的健康管理专业人才，而在人才培养过程中，为了满足健康管理相关岗位的需求，需要着重培养学生的人文素养。经过多年的探索实践，广东食品药品职业学院健康管理专业贯彻"全人教育"理念，通过设置人文与发展课程模块，从教学上和校内外实践活动中培养学生的人文素养，有助于提高健康管理专业学生的社会责任感，人文关爱精神。对开设健康管理专业的高职院校有一定的指导和借鉴作用，更好地为健康中国服务。

基于自研虚拟仿真软件融合案例引导的基础护理实践课程改革与实践

钟 瑜　项朝阳　乔 樑　王海帆　邱翠琼　段丹萍

  基础护理技术是护理学科最基本且最重要的专业核心课程，涵盖了临床护理工作中最常用的理论和技能知识，是连接岗位通用能力和专科护理能力的桥梁课程。在课程实践教学中，部分项目内容受场地、实训成本、安全等因素限制，学生练习机会有限，教学效果受限。虚拟仿真技术是借助计算机信息技术生成逼真的视、听、触觉一体化的虚拟环境，用户借助必要的设备对虚拟环境中的对象进行操作，产生如同在真实环境中的感受和体验。虚拟仿真技术能有效解决实践操作中"三高"（高危险、高成本、高污染）与"四难"（难看到、难动作、难进入、难再现）问题，是对传统实践教学的有益补充。课程通过开发虚拟仿真教学软件，全实景地展现了临床护理工作环境及常用抢救设备的使用等场景。以一例急性心肌梗死病例的病情发展过程为主线重构课程实训内容并对应融入虚拟仿真资源，激发了学生的学习兴趣，提升了教学效果。

1 课程建设思路

1.1 课程实践教学现状

  课程既往实践教学主要采取"教师示范-学生练习-教师指导-学生回示"的教学模式，该模式下学生以被动学习为主，通过借助仿真模型假人机械对照教师示范动作进行练习为主，加上学校实训室均为仿真模拟临床病室环境，缺乏真实护理工作环境氛围，学生在此环境中反复练习容易产生倦怠情绪，学生练习积极性受影响。部分医疗设备如除颤仪、呼吸机因其涉及电击或者置管等侵入性措施，如果在真人身上练习存在安全隐患，因而各大院校面对该类技能的实践教学通常还是借助护理模型进行模拟演练，然而模型人不能对学生的操作进行反馈，虽然保证了安全，但是这种只练习标准流程而无互动和反馈的学习场景容易让学生出现"枯燥乏味"感，加上受设备维护成本、实训室轮转安排、教学学时限制等众多因素影响，学生在校实际运用和体验抢救设备机会少，极大地制约着学生的动手实践能力的培养，也不利于学生开展自主学习和临床思维等综合素质的提升。既往实习巡查发现学生在初入临床时面对抢救设备易出现不会用、不敢用的情况，极大地限制了学生的动手能力和临床思维的锻炼。

1.2 课程虚拟建设项目的选择

  基于上述教学困境，课程组在基于往届学生问卷调查、实习巡查反馈及临床专家咨询等基础上重新梳理课程实践教学内容，依照能实不虚的原则对当前课程实践教学中因实训场地、设备、安全等因素限制，将确实需要虚拟技术辅助的项目罗列出来，并进行软件脚本的初步设计和撰写。脚本初稿完成后和学校电教信息中心专家进行多轮的软件研发可行性讨论并对脚本进行打磨和修改。课程组在前期市场调查中发现，关于护理单项操作技能流程已有相关虚拟仿真辅助学习产品，而设备学习类和医疗环境漫游学习类软件尚缺乏，因此最终确定开发项目为医院环境漫游类、常用医疗设备类两大类软件。考虑到临床重症监护室能涵盖医院环境的大部分知识点，且因其院感防控的要求相对普通病房要求更高，对提高学生的医院环境认识和院感防控思维都有积极的意义，因而环境漫游类主要对照临床重症监护室实景设计开发。常用医疗设备类则围绕临床护理岗位工作中较常用的设备进行研发打造。软件涉及的临床环境和临床设备均对照临床真实工作环境和一线在用设备型号设计开发，以保证虚拟资源和临床的无缝对接，具体项目见图2-3。

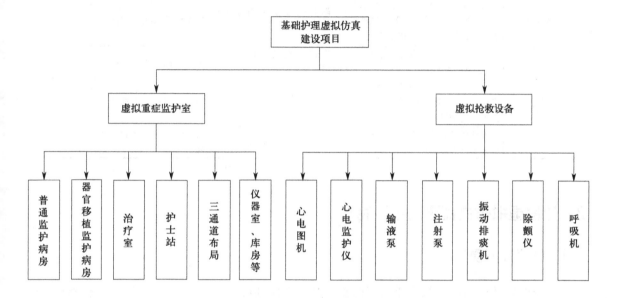

图 2-3　课程虚拟仿真建设项目结构图

1.3　课程内容重构

案例分析是临床上使用较多的一种提升医护人员能力的教学方式，在案例分析指导下进行专项培训可快速提升护理人员操作能力，促进护理流程的规范化。为了创建高度仿真的虚拟教学情境，课程组基于建构主义理论，通过融入真实病例中患者病情发展过程为主线设计教学情境，学生在课上随着教学进度的延伸会接触到病例中患者的病情变化。通过案例中患者不同阶段的病情驱动，引导学生根据患者病情变化运用所学知识尝试提出解决方案，再通过和虚拟软件交互操作掌握相应的理论知识和实践技能。心肌梗死是临床常见急症，其病情发展过程和课程教学内容如生命体征观察及护理、给药技术、静脉输液及病情观察和危重症护理等模块关联。经课程组和临床护理专家反复研讨，最终选择一例急性心肌梗死病例的诊疗过程为课程教学主线，将病例中患者的病情变化、教学内容及虚拟仿真资源相结合。如，病情初始患者病情危重，经急诊处理后转入重症监护室阶段和医院环境认识、虚拟重症监护室相对应，共设置5个情景片段，串联起课程五个模块和12个技能点内容（表2-11）。

表 2-11 课程虚拟仿真实训项目设计方案

课程模块	案例情景片段	关联知识和技能点	虚拟仿真资源	参与学时
医院环境	患者诉持续压榨样胸痛2h到急诊，予以经皮冠状动脉介入治疗（PCI）后转入ICU	医院环境认识	虚拟重症监护室漫游空间	2
生命体征测量	ICU场景，医嘱查心功酶、心肌二项、动脉血气、床边心电监护	生命体征监测及心电监护仪的使用	虚拟心电图及虚拟心电监护仪实训软件	4
给药技术	患者经异舒吉静脉泵入后30min胸痛未缓解，医嘱予以调整泵入速度	静脉注射及注射泵的使用	虚拟注射泵实训软件	2
静脉输液	动脉血气结果示血钾低，心电监护示频发室性早搏；医嘱予生理盐水＋氯化钾＋硫酸镁静滴泵入	静脉输液及注射泵的使用	虚拟输液泵实训软件	2
病情观察及危重症护理	心电监护示阵发室速，BP80/50mmHg,患者神志不清	病情观察及除颤仪的使用	虚拟除颤仪实训软件	2
	患者监护过程中突发急性心力衰竭，出现呼吸困难症状，医嘱予以呼吸机辅助配合治疗	呼吸机的认识及管道连接	虚拟呼吸机实训软件	2
	患者病情稳定，转入普通病房，今日主诉痰多难以咳出	气道护理及排痰技术	虚拟振动排痰机实训软件	2

2 课程虚拟仿真资源内容及特点

2.1 医院环境模块

课程医院环境模块对照临床重症监护室真实工作环境研发，采用开放式的环境设计，学生可选择护士、患者、家属任意一种角色以第一视角在场景中自由走动观摩和学习互动。场景主要学习内容包括三通道（工作人员、病人、探视家属）及对应管理制度、监护病房（百万级、十万级）及病房内基础设施、护士站、治疗室、医生办公室、器械室、库房、洗消室、污物室等。场景提供知识点悬浮标记、学习位置动态显示、学习内容列表导航、学习进度颜色分区提醒和部分虚拟互动体验功能，如：点击病房呼叫铃能实现走廊时钟和护士站同步显示床号及音乐提醒；点击中央空调按钮可调节病房温湿度；病房内洗手池感应式体验等。见图2-4，虚拟互动体验功能旨在最大程度仿真临床工作环境，提升学生体验感，激发学生学习兴趣。

2.2 常用抢救设备模块

模块内容包括虚拟心电监护仪、虚拟心电图机、虚拟输液泵、虚拟注射泵、虚拟除颤仪、虚拟振动排痰机、虚拟呼吸机七个仿真软件。模块主要包含三大部分内容：第一部分是设备认识，该部分提供设备的3D展示，包括设备外观、配件、按键及功能界面介绍，支持学生360°旋转和局部放大学习，每个知识点均带悬浮光标提示及文字说明；第二部分是设备使用，使用流程严格对照临床评估、准备、计划、实施、评价五个步骤研发，通过文字说明和互动反馈驱动学生分步掌握设备的规范使用；第三部分是专项训练或常见故障排除，该

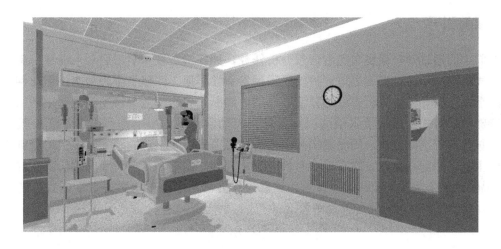

图 2-4 虚拟重症监护室学习场景图

部分提供设备重点内容训练（如呼吸机管道连接专项训练）或输液泵使用过程常见故障处理的练习场景，见图 2-5，故障处理训练以场景中设备报警为突发情景，以问题弹出的形式引导学生思考和应对，若学生所采取的措施正确会有优美的音乐提示音鼓励并进行到下一环节，若采取措施错误则会有错误提示音弹出，连续三次错误系统会出现悬浮光标和文字说明提示学生正确的处理措施，通过富有挑战性的互动形式激发学生学习兴趣的同时也有助于锻炼学生的临床思维。

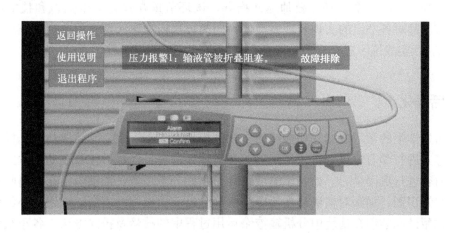

图 2-5 虚拟输液泵故障排除学习界面

3 基于急性心肌梗死案例的课程实践教学方案

实践教学分课前、课中、课后 3 个阶段实施，每个阶段设立对应的学习内容和学习目标。其中，学习目标分为知识和能力两个层次，学生按照基础巩固、仿真内化、实际运用 3 个模块进行循序渐进的学习。以下以输液泵的实训教学为例进行阐述。

3.1 课前引导

课前一周通过学习通发布患者情景分析任务，如在给药技术学习后导入情景：患者今晨动脉血气结果显示血钾低，心电监护仪显示频发室性早搏，医嘱予生理盐水＋氯化钾＋硫酸镁静滴泵入。引导学生分析患者的异常心电图，判断患者病情危急情况和医嘱中的氯化钾是什么特殊给药方式。通过情景演练视频任务，驱动学生巩固心电图判断、常规检验结果判读、静脉给药等基础知识，同时提出问题"为什么医嘱中要求静滴泵入？"，引出静脉输液泵的教学主题。课前一天晚上发布输液泵教学演示视频、课件和《输液泵虚拟仿真软件操作手册》，说明接下来虚拟实验的学习要求和软件操作方法，学生提前熟悉教学内容，通过班级QQ群和微信群实时进行问题互动解答。

3.2 课中内化

课中先进行课前任务点评及答疑、介绍本次实训课重难点内容，以及虚拟仿真软件使用注意事项。接着要求每个同学在手机或者平板上完成虚拟输液泵的设备认识、操作流程、故障处理三个模块内容学习，学习过程中遇到的问题实时记录下来，引导学生初步认识输液泵。第二个环节是在教师引导下的头脑风暴活动，各小组分享组内成员刚遇到的问题和解决方案，其他小组做评价和补充。若问题仍未解决，教师做讲解补充，旨在进一步加深学生对输液泵的认识。第三个环节为线下分小组实践体验真实输液泵，小组成员分角色完成输液泵介绍及模拟静脉给药两个任务，教师巡回指导，该环节重在强化学生知识和技能的实战运用。下课前教师对各小组的实训表现做点评，同时再次梳理本次课学习内容，完成通过虚拟初识-互助答疑-实战练习三个递进阶段让学生掌握输液泵使用的教学目标。

3.3 课后强化

课后通过学生的学习数据（如虚拟仿真软件模块完成率、故障排除成功率、模拟手臂穿刺成功率等）进行学习效果分析，将正确率相对较低的项目以课后任务驱动的方式进一步敦促学生对内容进行巩固学习。如临床输液泵种类主题分享任务，推动学生在资料收集和整理过程中拓宽知识面、加深对输液泵在特殊药物静脉给药中作用的理解。或通过小组设计情景模拟的方式帮助同学们在情境中分析输液泵运用过程中的故障及排除方法。各小组课后任务完成情况均以文档形式总结上传至学习平台供老师评阅和组间成果分享，学习平台24小时开放评价和讨论功能，帮助学生能第一时间解除疑惑，强化知识的内化吸收。

4 应用效果

现课程虚拟仿真实训项目已完成软硬件的配置，依托学校虚拟仿真实训中心和护理学院虚拟仿真实训室，我院在2020级助产学专业班级首次开展虚拟仿真实训教学，并对教学效果进行了初步的定性访谈评估。访谈内容包括虚拟仿真软件学习体会、虚拟仿真对学习的辅助效果、与传统实训学习优缺点比较、对软件的建议等。访谈结果显示，虚拟仿真和临床案例融合参与实训教学与传统实训教学相比较，学生对前者的学习兴趣更浓，学生的学习效率显著提升，学习体验也得到优化。大多数学生反馈课程授课形式新颖，互动有趣，沉浸式和交互式体验感较强，能切实帮助自己掌握课程知识和技能。学生 A："我觉得有这个虚拟仿真软件辅助学习效果挺好，平时接触少的设备都能在虚拟场景中不断强化练习，面对真的设备熟悉起来很快。"；学生 B："软件支持手机运行这个很好，平时上课老师示范没看清的环节在宿舍就能通过手机强化，学习效率也更高了。"；学生 C："案例学习中融入了虚拟仿真，让我有种置身于临床服务病人的感觉，希望老师能提供更多的案例给我们分析。"这和相关研究中认为虚拟仿真技术对增强学生的学习兴趣、提高教学效果等有较大的促进作用结果相符。也有同学针对使用中存在问题提出了相关建议，学生 D："虚拟仿真软件内置选项较多，需要一点时间适应，操作界面要是能简化一点就更好了。"提示后期应该结合学生反馈意见进一步优化软件功能和布局，进一步提升学生使用体验。课程组老师也一致认为虚拟仿真资源帮助解决了实践教学中存在的场地和设备不足、临床体验感不强等弊端，有效弥补了学生在校期间动手少、动手难等问题。

5 小结

虚拟仿真资源融入基础护理技术课程是对现有课程体系建设的有益补充，在优化教学模式和提升学生学习效果方面具有显著的优势，值得进一步研究和推广。本次研究仅对试用效果做了定性访谈评估，计划后期将扩大运用范围，并采用量表和问卷结合方式对教学效果做定量分析，同时结合目前护理类虚拟仿真资源以单项护理操作和程序的虚拟仿真实验项目居多，综合性实验项目少的现状，下一步课程组将以培养学生知识和技能运用能力为重点，收集和整理临床整体护理病例，开发设计能关联较多课程知识和技能点的综合性护理实验项目；以期进一步优化软件功能和提升学生的整体护理能力。

第3章 产教融合创新与实践

广东省高职教育产教融合运行模式分析

廖慧琴

随着我国经济发展的转型升级，行业企业与高等教育相融合，促进相互发展的愿望越来越高。产教融合则是衔接高职教育与企业发展需求，促进"产"与"教"快速稳健发展的必经路径，而产教融合运行模式则是制约产教融合能否深入开展的重要因素。广东省作为我国教育大省之一，在教育体制机制改革和模式创新上敢于先行先试。通过多年的探索和实践，形成了以现代学徒制、职业教育集团、产业学院、多元合作办学等为主，兼具广东特色和院校自身独特性的广东省高职教育产教融合运行模式，推动了高职教育办学体制机制改革，促进了校企间优质资源的开放共享，较大程度实现了学校和企业的共赢和深度融合。运行模式作为制约产教融合运行实效的重要因素，我们对其概念、现状、特点进行分析，发现存在问题，提出发展策略将有助于产教融合经验的总结及理论化、规范化的发展，有助于产教融合的完善和经验的推广。

1 高职教育产教融合相关概念界定

1.1 产、教涵义界定

毫无疑问，"产"是产业的简称。相应地，"教"是教育的简称，但在这里特指高职教育。产教融合这一概念的提出，是基于产、教是两个不同的国民经济部门。产业是指社会专业分工基础上形成的相对稳定、相对独立的国民经济部门或行业。产业的内涵很广，并有广义与狭义之分。广义的产业泛指一切从事生产物质产品和提供劳务活动的集合体，即国民经济的各行各业。从生产到流通、服务以至于文化、教育，大到部门，小至行业都可以称为产业。狭义的产业指生产物质产品的集合体，即工业部门。国家宏观管理中所说到的产业，往往是广义的概念。世界银行等国际经济组织和各国对国民经济进行统计时，也用广义的产业概念。我国国家统计局印发的《三次产业划分规定》，就将教育列入其中。因此讨论产教融合时，我们首先要明确，教育（包括高职教育）也是国民经济的一个部门，属于一个产业。产教关系是职业教育与除教育之外的其他产业之间的关系。为了讨论的方便，本文所称的产业就专指除教育之外的产业部门。

高职教育与产业的正常关系应是产业部门通过纳税等方式为高职教育提供必要的经济基础，高职教育通过教育服务培养合格的人才为产业部门提供人力资源。在此基础上，高职教育部门还可以通过技术服务等方式支持企业发展，企业也可以将生产经营中闲置的资源支援高职教育。考察产教关系，还必须关注的是产、教性质不同。高职教育与产业是两个不同性质的经济部门，不同的性质决定了他们不同的行为方式。高职教育具有非常强的外部性，提供的是公共物品。高职教育应以满足社会的公共需要为己任，不能以营利为目的。一般产业提供的是私人物品，营利是其生存发展的必要条件。由于性质不同、行为目标与方式不同，决定了产教融合与一般的产业融合也是不一样的。

1.2 高职教育产教融合

作为产业（行业、企业）与学校的众多合作形式之一，产教融合可从三个层面理解其内涵，体现高职教育发展与社会发展间的互动关系。一是在宏观层面，高职教育的整体发展要与国家和区域经济社会的产业发展及整体战略规划相结合，形成高职教育与产业发展相互配合、相互促进关系；二是在中观层面，学校、教育培训机构等要与相关经济部门、产业界形成相互依存关系；三是在微观层面，学校的专业设置、课程内容、教学过程等分别与企业的岗位需求、职业标准、生产过程等对接，形成相互衔接关系。简言之，产教融合即指经济社会下的产业（行业、企业）发展需求与高职院校内教育教学及科研活动等进行全过程、融合式的发展。

本研究认为，高职教育产教融合是指高职院校内教育教学、科研活动等与行业企业内产品生产、提供社会服务等活动融为一体的人才培养模式，是实现融合高职院校学生培养、技术技能提升、科学技术研发和企业生产劳动实践于一体，推动企业技术进步、推动广东省产业转型升级、推动广东省经济社会快速稳健发展的有效途径。但由于高职院校教育教学活动与产业生产活动间目标的差异性，产教融合的"产"与"教"在组织上不会完全融合为一体，不产生新产业，而是在学校人才培养和企业劳动力需求上教育与产业相互渗透、相互支持。与现有产学结合、半工半读、校企合作、产教结合、工学结合、订单培养等不同的是高职教育产教融合更注重合作层次的深入和合作体制机制的创新。

2 高职教育产教融合运行模式分析

2.1 现代学徒制

现代学徒制是国际职业教育发展的重要趋势之一，是高职教育产教融合的有效运行模式之一。2011年，广东省率先开展了现代学徒制试点。与传统的以学校为主的招生方式不同，试点院校采取与企业联合的自主招生方式。与传统的以应往届普通高中毕业生、应往届中职学校毕业生为招生生源外，还面向企业员工招收学生，学生身份即是学校学生，又是企业员工。在教学方式上，与传统的职业教育以学校教学为主，主要在学校实训，适当结合见习、实习不同，现代学徒制会依据生源的不同，分别采取"学训交替""先学后训""学训一体"等培养方式，各院校乃至各专业人才培养模式均不尽相同。广东省也逐步形成具有自身特色的"校企双元育人、学徒双重身份"的现代学徒制基本特征，广东经验也逐渐成为我国现代学徒制试点的典型代表。

根据《广东省高等职业教育质量年度报告》（2019）显示，截至2018年底，广东省高职院校现代学徒制试点专业接近200个，深度参与的行业企业近200家，在读试点专业就读学生达7000余人。同年，广东省共有86所高职院校，平均每校有2.33个试点专业、有2.33个深度参与企业、有81个学生在试点专业就读。可见，现代学徒制在全省较为广泛，是各高职院校产教融合的重要形式。同时，为确保现代学徒制试点院校规模不断扩大，涉及面不断延伸，确保人才培养质量的稳健发展，广东省高职教育的现代学徒制逐步形成了几个基本要求。一是由高职院校与行业企业共同研究制订现代学徒制标准，以确保学徒制学生培养的规范化和程序的标准化。二是由高职院校和企业共同完善现代学徒制教学管理规定，以确保学徒制学生培养专业化的同时对企业文化有较强的认同感。三是通过政策、互惠互利、合作共赢等条件，高职院校主动激发行业企业参与现代学徒制人才培养的热情，促使行业企业全方位参与学校人才培养全过程，监控人才培养质量，共同完善广东省高职教育现代学徒制模式，凸显广东省高职教育现代学徒制试点的示范引领作用和社会影响力，实现广东省"校企精准对接，跨界精准育人"，为全国其他地区现代学徒制的开展提供借鉴意义。

2.2 职业教育集团

职业教育集团是职业院校、行业企业等组织为实现资源共享、优势互补、合作发展而组织的教育团体，由政府机构、行业组织、企（事）业单位、职业院校、研究机构和社会组织等组成。职业教育集团办学优势突出，借助集团化办学模式，行业企业组织可以直接参与高职院校办学，尤其与高职院校间办学资源关联紧密度更高，有利于改善院校办学条件。从最新的职业教育集团化办学报告中也显示参与集团化办学的行业企业组织普遍增加了对于合作高职院校的设施设备等资源的投入。同时，利用职教集团化办学模式，院校可以得到迫切需要的企业先进技术支持及企业技术人员参与教学过程的支持，这为提高高职院校办学实力提供了强大的保障。2019年1月，在国务院印发的《国家职业教育改革实施方案》（简称"职教20条"）中，提出决定开展示范性职业教育集团（联盟）建设工作，预计到2020年在全国范围内初步形成300个左右的示范性职业教育集团（联盟）。可见，职业教育集团对于促进产教深度融合，促进教育链和产业链的有机融合具有重要意义。

2018年7月广东省教育厅率先发布了《关于做好省示范职业教育集团建设工作的通知》，并立项分布在广东省各个城市的24个省级示范性职业教育集团建设单位，涉及通信、机电、城建、农业、旅游业、电子商务、智能制造等各行各业，具有较强代表性。预期在2021年下半年验收，实现示范性职教集团建设引导和鼓励职教集团完善治理机构、健全运行机制、深化高职教育产教深度融合的目标。总结起来，广东省高职教育职教集团的主要特点有：一是管理体制的多元化。职业教育集团的创建包括职业院校、政府教育部门、行业企业组织等的有机结合，形成了院校主导、企业主导或者校企合作几个基本类型。理论上形成了较理想的内部治理结构，有效降低了传统、单一教育主体管理模式的弊病。二是育人模式的先进性。职业教育集团中有诸多企业、政府部门的参与，使得教育这一相对密闭产业对产业发展前沿动态有更多的了解，有效提高了高职院校决策与市场需求间的契合，提高了产教融合的深度发展。三是办学机制的优越性。通过效仿企业集团的模式，加大了"政校行企"间的紧密程度，行业企业可以以主人翁的形式更有效和积极地投入到人才培养过程，让人才培养更直接地指向执行岗位标准。以广东食品药品职业学院牵头组建的"广东食品药品职业教育集团"为例，该职教集团成立于2008年11月，以食品药品专业群为抓手。目前拥有成员单位911家，包括学校29所（其中：中职11所，高职6所，本科12所），政府部门4家，事业单位22家，行业18个，科研机构9个，企业829家。经过十多年的探索，集团内部的管理体制、机制逐步完善，创建了融合行业办学、融合企业育人、融合生产教学的"产教三重融合"的集团化办学模式，开展"校政行企"的"四层次紧密合作"，较大程度实现了产教深度融合，服务了社会产业、行业和企业发展需求。

2.3 产业学院

在高职教育产教融合诸多运行模式中，产业学院是与区域经济发展最为密切的形式之一。产业学院模式使得广东省各高职院校较大程度实现了紧跟区域重点发展产业升级的需要，并利用学校专业优势，实现校企共建融"产、教、学、研"一体的特色产业学院，有效地提高了高职教育服务区域产业发展的精准度和水平。广东省在不同层面、不同深度、不同产业开展了融合高职院校、政府、教育机构、企业、研究机构等合作共建的与区域经济发展需要相适应的产业学院。相较于其他产教融合运行模式，产业学院门槛较低，易于开展，在广东省各高职院校中较广泛存在，但其类型较丰富、合作形式和程度不一，较难用量化标准去衡量和评价，但可从合作基础进行分类：

一是政府基于区域支柱产业发展需要牵头组建的产业学院。以广州市黄埔区为例，该区域定位为广州市开发区。为此形成了以广州市教育局、广州市黄埔区政府、广州市开发区管理委员会等牵头，政、校、行、企四方联动的智能制造产业学院。力求通过多方共同合作，将产业学院打造为集人才培养、技术创新、科技服务、学生创业和继续教育为一体的多功能基地，实现教育教学、师资建设、技能竞赛、就业创业、科学研究、社会服务等方面协同发展，提高对产业需要高端人才的培养。

二是基于区域各特色产业广泛开展类型多样的产业学院。如广东省中山市的专业镇产业学院模式。中山市产业的较大特点是各镇均有较为突出的产业，如古镇灯饰、沙溪纺织服装等。为此，成立了由专业镇政府、中山职业技术学院、企业按不同投资比例、投资方式共同举办的古镇灯饰产业学院、沙溪纺织服装产业学院、南区电梯产业学院和小榄产业学院等。

三是基于企业主要需求，结合高职院校专业共建的产业学院。如珠海城市职业技术学院与珠海格力电器股份有限公司联合签署的《合作共建格力明珠产业学院框架协议》，产业学院主要是立足格力集团，建立以格力的需求、格力认可的行业标准和格力需要的技术技能型人才为导向的人才培养体系。

2.4 多元合作办学

在发展好产教融合主要运行模式的同时，广东省也不断探索实验其他新模式，以激发职业教育办学活力。当前，较为突出的是在借鉴经济领域公有制基础上，高职院校积极探索股份制和混合所有制办学。如广东交通职业技术学院的海事学院就与广东省深圳市泰克科技有限公司联合成立了"智慧港航产业研究院（广州）"研发机构。与普遍校企合作资源投入等模式不同，院校直接以无形知识产权入股，占35％股权，主要职责为探索知识产权转移转化新路径以及探索科技创新资源共享机制的建立。此外，还有广东机电职业技术学院的南方汽车学院探索实验了混合所有制校企联合办学，以培养4S店技术骨干和连锁经营店长等技术技能型高端人才。广州铁路职业技术学院也联合广州地铁集团有限公司成立了城市轨道交通技能学院，以及联合广州铁道车辆有限公司等企业成立智能轨道交通装备学院，探索混合所有制校企联合办学新机制。

同时，广东省也在积极探索产教融合型企业，以推进产教的深度融合。主要形式是鼓励行业企业主办或参与职业教育。截至2018年底，广东省有27所民办高职高专院校，为全国最多。政府在政策上也给予了支持，2018年出台的《广东省人民政府办公厅关于深化产教融合的实施意见》（粤府办〔2018〕40号）中明确规定，将出台"产教融合型"企业认定与奖励办法，给予"产教融合型"企业在技术改造方面的补助、企业技术中心的认定、企业创新平台的建设等方面予以优先支持。这一举措，给予了广东省行业企业较强的推动力，目前广东省部分企业正瞄准区域新兴产业和重点产业，筹备与职业院校合作或自己主办职业教育。

3 运行模式存在的问题及有效对策

广东省高职教育产教融合各运行模式发展程度不一、优势和特色不尽相同，但存在一些共性问题及解决策略。

3.1 规范化程度不高，需政府统一制定

多样化、灵活性高是广东省高职教育产教融合运行模式的重要特色，这一特色使得产教融合能快速发展、遍地生花，实现百花齐放，并在产教融合起始发展阶段起了重要推动作用。同时，也大大地降低了产教融合合作门槛，激发了高职院校和行业企业的合作积极性，实现了产教融合在起始阶段从无到有的飞跃式发展。但也因此广东省各地区、各院校甚至同一院校的不同专业的产教融合运行模式不尽相同，发展程度差别较大，产教融合运行模式和具体内容也带有较为明显的企业需求和企业特色，较难在其他专业和院校发展上取得共性，难以形成规范化、标准化的运行模式，不利于产教融合运行模式的长远发展及模式的推广。

针对这一问题，笔者认为教育主管部门首先应在借鉴发达国家或地区发展策略基础上进行本土化，制定出规范化和标准化的产教融合运行模式制度文件。其次，遴选出一批具备条件和适合产教融合运行模式的院校和专业开展试点工作，并在试点过程中，鼓励学校善于和

经常性地进行经验总结，及时发现问题，总结解决策略。最后，政府部门应及时将反馈的问题和解决策略规范化，形成正式文件，制定出能较广泛推广使用的标准，再推广至更多院校。通过自上而下、自下而上周而复始的过程不断完善，最终形成较为规范化的制度标准。

3.2 合作深度不够，需调动企业积极性

产教融合最重要的两个主体是企业与院校，但现阶段我国这两个主体间合作存在最突出和典型的问题是高职院校合作愿望较强，但企业参与积极性并不高，部分参与产教融合运行的企业是基于政府等外部驱动力。因此，企业在参与完产教融合运行模式组建这一形式后存在后续参与度不高等挂名化和形式化行为。这导致了产教融合各运行模式出现组织关系松散，甚至流于形式的现象。即使各运行组织形成了相应的规范、章程等，但仍存在难以管理或管理松散、针对性不强、约束力不够，实效性偏弱等问题。

针对这一问题，笔者认为最重要的是调动企业主动参与的积极性，寻求企业在产教融合中的利益共同点。一是人才，即院校与企业间应明确企业所需的高素质专业人才，共同制订并落实人才培养方案。二是技术，即高职院校应善于发挥自身教学科研长处，善于将科技及时转化为生产力，协助或带动企业解决存在的技术瓶颈、障碍或管理难题等。三是物质，即诸多企业愿意参与产教融合的一个推动力是部分地区政策规定通过参与高职院校办学能有机会得到当地政府的政策性支持，包括税费的减免、专项资金的补助、企业员工的免费培训等。为此，高职院校在尽已所能为企业员工提供免费定期培训的基础上，要积极向政府建言献策，实现政、校、企的利益共赢。

3.3 指导力度不足，需成立专业指导机构

对于各高职院校及行业企业组织而言，产教融合各运行模式均属于较新鲜事物，地方政府及教育部门对于职业教育产教融合的关注度还不够，没能形成一些与之相关的固定专业指导机构。在各运行模式建设或各示范点建设期间通常除了有中期考核和终期验收的标准化考核外，对各高职院校的过程性管理不足，对在运行过程中存在问题给予的指导较少，指导效果不够理想。此外，产教融合各运行模式中所需要的专门配套资金、相关法律体系、激励措施政策等也相对滞后，或存在与院校日常建设经费及其他项目建设资金、政策重合等问题。

针对这一问题，笔者认为国家应重视产教融合在后续能带来的重要经济推动力及长远影响力，自上而下至各省市或各地区建立专业指导机构进行统一管理和指导。通过试点运行总结经验或借鉴他山之石及理论研究制定行之有效的产教融合运行组织章程、管理架构、运行模式、权利义务、监督监管体系等，并加强对过程性指导和实时反馈机制的建设，促进产教融合深度发展。

3.4 资源分布不均，需构建资源调控机制

由于广东省各高职院校已有物质基础、地理条件、各地政府对其重视程度、行业和企业对其投入情况的差异等发展资源的不均衡，高职院校间产教融合运行模式和发展水平不一。

从办学类型和性质分析，各高职院校尤其是同一地区，如广东省高职院校间存在相互竞争关系。当前，不少高职院校拥有相似的专业，而同一地区的资源又相对有限，各高职院校在招生、赢得政府资金支持、寻求合作企业等方面存在竞争。这一特点决定了广东省内各高职院校，尤其是办学性质和开设专业相似的学校间相互竞争，其结果是各高职院校间发展资源不均衡，产教融合发展水平不均衡，不利于集群效益的形成，不利于整体的长远发展，需要构建灵活的资源调控机制。

一是以政府为主导构建资源调控机制。即在高职教育产教融合资源调控机制的构建过程中，政府应发挥主导作用，联合企业、高职院校、行业协会等共同研究和构建有利于高职教育产教融合持续开展的资源调控机制。高职教育人才培养的主要任务之一是培养技术型、技能型及操作型等专门人才。因此，政府应发挥主导作用，积极推动企业参与高职教育产教融合。二是以企业为辅助构建资源调控机制。在高职教育产教融合资源调控机制的构建过程中，应充分发挥"产""教"主体之一的企业的力量，协助政府部门发挥其宏观主导作用。企业应协助政府，协同高职院校、行业协会以及社会机构和团体，建立多渠道高职教育产教融合经费筹措机制。以合作企业为代表，以经费投入等方式参与到产教融合中，同时动员其他企业开展高职教育产教融合的积极性，实现多主体参与办学、参与教育投资。三是以市场为导向构建资源调控机制。人才培养与劳动力市场用工需求间关系的实质是高职院校人才培养与劳动力市场需求间的供求关系。市场经济的核心是利用价值规律及供求关系以获取经济效益。高职教育产教融合运行机制的行为主体包括了政府、高职院校、企业、学校学生以及其他需要技术服务的用人单位等。同时，又涉及到包括学生生源市场、劳动力市场及技术市场在内的三个主要市场。在高职教育产教融合运行中，各主体、各市场间关系错综复杂，且各主体间利益需求不尽相同，各市场间资源供求关系不平衡。因此，要实现高职院校与市场需求间的平衡，就要做到高职院校资源与市场资源的平衡。这就需要构建以市场需求为导向的资源调节机制，有效处理企业与高职院校间利益冲突和矛盾，提高高职院校办学质量。

高职食品类专业校企合作机制探索

王海波　邓鸿铃　李银花

校企合作的概念最早产生于欧洲，在20世纪中叶，欧美等发达国家为了高效率地培养技术技能人才，各发达国家均对高校的教育教学制度进行了大力改革，同时，为了保障高校教育改革的执行，许多国家都出台了教育改革相关的法律法规，明确指出，学校在与企业合作过程中双方各自都必须要履行的权利、义务和责任。这样，在国家的法律政策干预下，让学校、企业双方共同承担培养技术技能人才的法律责任。当前，校企合作共同培养人才是当今世界各国职业院校普遍采用的一种办学模式或人才培养模式，已成为国际职业教育的一种基本走向。例如，德国的"双元制"是最典型的一种校企合作办学模式，此外还有英国的"工读交替"、美国的"合作教育"、新加坡的"教学工厂"，等等。高等职业院校与企业建立长期、稳定的合作关系，在互惠双赢的基础上构建校企合作的人才培养模式，这既是学校人才培养的客观需要，也是企业自身发展、不断提高企业竞争力的客观需要。本文以广东食品药品职业学院食品学院为例,积极探索有效的校企合作机制,以期能给学校、学生和企业带来三赢的利好局面。

1 研究思路

根据本校(广东食品药品职业学院)食品学院的实际条件为基础,以学生为主体,学校和企业共同制订人才培养方式,本着校企合作的基本原则,积极探索有效合作方式,从而达到学生、学校和企业共赢的目的。技术路线图如图3-1所示。校企共建校内教学工厂,营造真实的实践教学环境,开展生产性社会服务,开展职业技能培训,设立"创业园",为学生提供真实的创业环境。校企共建工厂教学车间,探索"后置订单"人才培养模式。

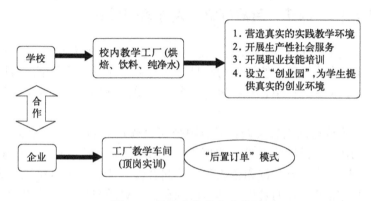

图 3-1 校企合作技术路线图

2 研究实践

2.1 "校中厂":建立校内工厂,供企业研发和实训需要

"校中厂"是指食品类专业的学生在校期间(1~4学期),专业知识学习和生产性实训交替进行。其中第1学期学习公共领域课程,第2~4学期学习专业理论和专业知识,形成系统的基础知识体系,同时通过单项技能训练、综合技能训练和生产性实训强化专业技能,形成系统的动手能力体系。

利用本校食品学院目前拥有的饮料生产线、烘焙室等相关实训设备,积极寻找相关食品企业进行深度合作,在学校里面由双方共建食品企业的研发中心和实训室的校企合作一体化平台。就实训室而言,可以为合作的食品企业在学校里面提前锻炼和选拔优秀人才,学生毕业后可以选择直接去合作的食品企业实习和就业。就校内企业的研发中心而言,能解决某些中小食品企业研发能力薄弱的缺点,学校的优质师资力量可为某些食品企业提供较好的科研服务,在此过程中,学生由老师带领参与企业研发活动,这样,学生将从中学到更丰富的专业知识,提高食品企业研发和企业实践的操作能力,有利于为公司培养创新型研发人才。从而达到学生、学校和企业多赢的目的。

根据我院的特点,可以与企业合作在校内建立烘焙厂、饮料厂和纯净水厂。如烘焙厂可以为企业提供研发场所，培养研发人才，也可作为烘焙实训实验室，为企业锻炼人才，学生毕业后直接上岗工作。另外由于我校所处环境的地下水资源优质而丰富，可以利用我院的纯净水生产线和饮料生产线与企业合作共同生产纯净水和饮料，共同建立校内饮料厂和纯净水厂，培养的人才毕业后可直接去企业上岗工作。校内烘焙厂、饮料厂和纯净水厂生产的产品可首先在校内设专窗进行销售，例如可建设一个"营养早餐"专窗，产品来自烘焙厂生产的面包、蛋糕等；饮料厂生产的饮料、豆浆等。价格以低于市场价供校内教师和学生购买食用，这样能收回研发和实训所消耗的部分原材料等成本费用，同时也能锻炼学生的销售技能。这种校企共建的技术研发基地为本专业教师直接参与科学研究、产品开发、配方设计等提供了便利条件，为在校学生直接在真实工作环境中进行技能训练、工艺设计、创新发明打下了坚实的基础。

2.2 校企深度合作，构建"后置订单"人才培养模式

"后置订单"人才培养模式的内涵是：前4学期通过工学交替的形式，加强学生的素质教育和专业知识与技能的培养，使学生初步具有本专业基本技能和岗位群职业能力；在第4学期后的暑期，与企业签订订单；第5学期在企业订单的基础上定向培养；第6学期到订单企业顶岗实习。

2012年8月，我校与佛山海天调味品有限公司合作的首批海天订单班（25人）正式成立。此次订单班采用"后置订单模式"，即在第二年结束后的暑假开始与企业签订订单培养协议书。学生第三年的课程由学校和企业双方共同合作完成。海天订单班实施一年以来，学校、学生和企业都获得了很好的发展，具体表现在：①订单班的学生能更深入地了解食品生产企业的现状，也能更顺畅地将在学校学到的理论知识与企业的生产实践有机地结合起来。部分学生目前已成为生产线的组长、主管等领导职务，成为企业的骨干培养对象。②订单班的实施推动了食品学院相关专业课程的教学改革，课程内容经过改革后，更加适应食品企业的用工需求。③订单班的实施加强了企业教师和学校教师的互动与交流，为学校和企业的进一步合作打下了坚实的基础。

3 结论

探索和实践校企合作机制是高职院校教育教学改革的重要方向，本文以广东食品药品职业学院为例，加强校企合作，校企共建"校中厂"，如烘焙厂、饮料厂和纯净水厂等，供企业研发和实训教学需要。我校与佛山海天调味品有限公司合作的建立"海天订单班"，构建了"后置订单"人才培养模式。

产教融合的"岗课赛证"融通育人模式研究实践

肖 青

随着我国职业教育不断推进，以及对外开放的不断深入推进和餐饮业的迅速发展，高职

院校餐饮烹饪专业的人才培养已成为重要的教育任务。该领域的英语教育已成为职业素养和应用能力的关键。当前，餐饮烹饪行业已经形成了一套以职业技能等级证书为核心的认证制度，这对实施产教融合的高职餐饮烹饪英语"岗课赛证"融通育人模式具有重要意义。当前人才培养模式所产生的问题是，学生在学校所学的理论知识同实际企业工作中所需要的技能之间存在较大差距，难以满足职场工作需求。因此，本文旨在探索以岗位需求为导向，以高职院校和餐饮企业为主体，校企协同共建餐饮烹饪英语课程，对创新专业建设和人才培养模式、构建校企合作的专业建设模式具有重要的理论及实践意义。

1 产教融合的高职餐饮烹饪英语"岗课赛证"融通育人模式

1.1 产教融合的概念和意义

深化产教融合是党的十九大报告明确提出的高职教育教学的改革任务，当前餐饮烹饪英语人才培养质量不高，与市场需求存在一定的差距。产教融合是高职餐饮烹饪英语"岗课赛证"融通育人模式成功的关键，也是国家教育教学改革的重要内容。该模式通过实行校企融合，让学生在真实的工作环境中接受实际岗位技能培训，更好地促进理论与实践的融合，增强学生的职业教育体验和就业竞争力。具体来说，产教融合能有效促进校企合作，实现资源共享，形成完整的人才培养体系。该模式通过企业培训来提升学生整体职业素养，强化课堂教学理论与实际操作的关系，让学生尽早接触职业生涯，激发职业热情和创新潜能。同时，产教融合模式有助于行业内员工与学生之间的技能交流、经验分享，提高行业整体水准。

1.2 "岗课赛证"的特征

在 2021 年全国职业教育大会上，孙春兰副总理提出了"岗课赛证"综合育人的职业教育发展方向，从而提升职业院校的人才培养质量。中共中央办公厅、国务院办公厅同年印发的《关于推动现代职业教育高质量发展的意见》再一次强调，要进一步提升"岗课赛证"融通育人模式。"岗"，即岗位，分析企业对岗位知识、技能和素质的需求，是课程和专业设置的主要依据。"课"指学校的专业课程教学体系，是融通的载体与核心。课程设置应紧密围绕岗位需求，注重理论与实际相融合，强化实践环节。"赛"指学科技能竞赛，是促进职业能力发展的重要手段，应鼓励学生参加各类职业技能竞赛，以赛促学、促练、促创新。"证"指各类职业能力证书，是对学生学习效果及职业能力的全面检测。将职业证书与教学过程相结合，使学生毕业时既能获得职业资格证书，又能获得学历证书。这样学生的就业竞争力得以提高，使学生更加容易适应岗位的需求。该育人体系旨在培养应用型人才，使其拥有更为丰富的职业技能和知识，便于更好地适应市场需求与企业发展，在当前职业教育和人才培养中发挥着日益重要的作用。其特征如下：

① "岗课赛证"将"岗"作为起点，把人才培养目标和标准语工作岗位精准对接，注重实践能力的培养，确保人才培养与社会需求紧密结合。这不仅是对知识技能的检验，更是对实际能力的考核。学生在课程学习过程中，通过不断实践掌握实际应用能力，提升学习兴趣和学习主动性。

②"岗课赛证"突出岗位需求引领。在职教领域，市场需求是企业选人用人的依据。"岗课赛证"通过调查分析岗位的具体职责需求，从而设置相应的课程目标，以岗位导向培养人才。"赛"指的是各级各类教育部门举办的职业技能竞赛，旨在以赛促学促教，例如"餐饮英语比赛""菜品创意赛""烹饪大赛"等活动，能有效激发学生创新创业的自主性和创造性，从而更好地适应社会需求。同时，参赛经验的积累和取得的成绩也有助于激励课程组将教学方法进一步优化，推广并应用到每一个教学任务当中。

③"岗课赛证"可融入企业实践在内的多种教学手段。通过安排实习实训、参观考察等形式，学生可充分了解企业生产管理等方面的知识，深刻体验生产流程、岗位职责、卫生管理、服务态度等实际问题。这种渗透式的教育方式，使学生能真正理解并掌握实际操作技能，为未来的职业生涯打下坚实基础。

④"岗课赛证"以职业技能等级证书作为链接的终点，以能力本位的评价作为职业教育的出口，确保学生具备行业认可的技能水平，提升职业教育质量和企业的认可度。

"岗课赛证"作为一种新型的教育教学和认证体系，以其实践性强、导向性明确、适应性广等特征，逐步成为高职育人模式的重要组成部分。

1.3 餐饮烹饪英语的教学现状

餐饮烹饪英语作为高职教育中的一门重要课程，为餐饮烹饪专业学生提供了必要的英语技能和知识储备，是学生未来从事国际化餐饮业所需的能力。目前，教学的普及程度和课程内容的深度及广度有待改进：

① 该课程的教学受学生英语水平的制约。高职学生英语程度良莠不齐，相当一部分学生的英语基础薄弱，高校大幅度扩招，录取分数线不断减低，造成学生水平和教育质量下滑，从而导致学生在学习过程中难以掌握和应用所学知识。

② 该课程的教学在内容和方法上亟待改进。对于学生而言，教材难度过大，造成学生学习动力不强，而一些教师过于注重语音语法等方面的教学，口语、写作及翻译等实践环节不足。同时教学内容比较窄，难以满足学生的实际需求。

③ 该课程的教学需要与餐饮产业紧密结合。当前，国内外餐饮市场竞争激烈，对人才的能力和素质要求越来越高。要想培养具备竞争力的餐饮烹饪英语人才，需要结合教学与产业，注重实践环节的设计开展。

2 产教融合的餐饮烹饪英语"岗课赛证"融通育人模式研究

2.1 "岗课赛证"与餐饮烹饪英语的融合

高职餐饮烹饪英语教学过程中，如何提升该专业学生的英文应用水平和职业技能的实践性，已成为人才培养模式改革的一个重要教学改革方向。"岗课赛证"是高职院校进行职业技能培训的一项普及性举措，通过结合经典教材、职业化的课程体系、参加职业技能竞赛以及获得职业技能资格证书等目标，提升学生学习的主动性和积极性，并促进学生职业技能水平的提高，培养出满足就业市场需求的高级餐饮烹饪英语人才。针对"岗课赛证"与餐饮烹饪英语的融合，需要建立一系列教育模块来进行结构化教学，采用独特且层次清晰的教学方法和手段，如针对不同级别、不同职业化的学生，分别设置餐饮英语口语交际课程、餐饮烹饪工艺和英语基础语法等课程模块，引导学生从实践中学习英文交际技巧，提升学生的英文水平以及应用能力。

2.2 产教融合的人才培养模式

产教融合人才培养模式将产业发展与教育教学密切融合，通过产业需求驱动教育教学改革，相融共促，旨在培养出符合产业发展需求的高素质人才，是提升高职教育质量和人才培养水平的有效途径。在高职餐饮烹饪英语"岗课赛证"融通育人模式下，产教融合模式得以广泛应用。这种模式既促进学校与行业的紧密联系，也为学生的学习和就业提供更多的机会。首先，产教融合模式下校企合作具有显著优势，让学生所学知识更贴近实际需求，学生毕业后也更容易就业。而企业则可以通过和学校合作，招揽优秀毕业生，为企业带来更多利润。除此之外，产教融合模式下的融通育人模式更适合企业需求。通过与企业紧密协作，学校可定期安排学生去企业实习实训，让学生掌握实际技能，尽快满足职场需求。还可设置技能竞赛，让学生参加各类等级职业技能竞赛以提升职业技能水平，从而更好地满足市场需求。该融通育人模式可以有效增加毕业生就业竞争力，提升学生在职场的适应能力以及实践能力，还可以促进产业发展，提升企业的市场竞争力，实现产教互利共赢、协同发展。

2.3 应用案例分析

食品学院通过不断地实践、论证和探索，与餐饮行业相关企业协作建立并完善了高职院校餐饮烹饪英语"岗课赛证"融通育人模式，其中，应用案例分析是该模式中不可或缺的一部分。每学期，食品学院会根据餐饮烹饪英语岗位培训的内容，精选应用案例，依据实际需求对应用案例进行调整改编。例如，对于西餐厅服务员岗位培训，应用案例会紧贴岗位需求和职业技能标准编写，培养学生实际操作技能，实现与职业需求的有效衔接。在应用案例分析中，学校还注重发挥教师的引领作用。教师会对应用案例进行点拨和引导，提高学生对案例的理解，并引导学生思考分析，让学生在实践中体会、反思并发现问题，培养学生解决实际问题的能力。在实践案例分析中，学生会得到符合职场需求的全面锻炼，不仅能学习并掌握基本的英文专业知识和技能，还能提高综合素养和实际操作技能，更好地适应现代职场需求。

3 产教融合的餐饮烹饪英语"岗课赛证"融通育人模式的实践

3.1 课程设置与教学模式创新

课程体系设置要求突出企业对人才需求的目的性和针对性，为实现该融通育人模式的目标，必须从课程设置与教学模式进行创新。首先，课程设置方面，学校采取了依照专业业务流程进行课程设置的方法，使学生在学习中获得专业知识，提升实践技能，培养创新能力。

除此之外，学校还采取了案例教学法、项目教学法等多种教学模式进行授课，使学生在模拟实战操作中掌握技能、解决问题、提升综合职业素养。最后，食品学院还定期开展实践教学能力考核，旨在检验学生已掌握的理论知识和实践技能，发现不足并进行弥补提高。同时，学校也积极探索各种创新教学模式，例如通过整合线上课程教学资源与线下实践教学，利用网络教学平台为学生提供英语在线学习，并配合视频教学进行辅导，激发学生对英文的学习兴趣，提升学习效果。

3.2 岗位实训与职业竞赛的设计与实施

在餐饮烹饪英语"岗课赛证"融通育人模式的实践过程中，岗位实训与职业竞赛的设计和实施显得尤为重要。第一，本模式的岗位实训应该注重场景的真实性，使学生能够适应职场的需求。在实训阶段，学生不仅需要学习并掌握各项专业技能，还需要掌握团队协作、沟通、发现问题、解决问题等实际工作能力。因此，实践教学时教师必须强化基础理论的教学，并且引导学生将课堂所学知识应用到实践工作场景中。通过再现真实工作场景，使学生将掌握的竞赛技能更好地转化到职场的实际操作中。第二，该育人模式的竞赛环节也需要强化与理论实践相结合。竞赛的本质是对学生能力的考核，比赛实际操作环节的设置，能够更好地考察学生的真实水平和实际应用能力。在设计比赛环节时需要精心制订竞赛规程，合理设置各环节。在比赛实施阶段，教师需要起到很好的引导和监督作用，注重与团队成员间沟通协调以及团队的管理工作，这样才能保障各环节有序顺畅进行。竞赛结束后，教师要对比赛情况进行回顾总结，客观评估参赛者的表现，确保竞赛结果的公平公正。最后，岗位实训和竞赛环节都需要教师队伍的稳定管理才能得以有效保障。教师队伍的建设方面应把重点放在实践经验的不断积累和管理能力的逐步提升。这样才能更好地保障餐饮烹饪英语"岗课赛证"融通育人模式的应用。

3.3 "双师型"教师队伍建设与管理

"双师型"教师的称谓是伴随高等职业技术教育而诞生的。高职教育承担着区域经济发展、社会发展以及培养高技能型人才的重要使命。要培养具有较强时间管理能力和解决问题的学生，就需要有高水平的教师。只有理论知识而缺乏实践经验的教师是无法培养出实践能力强的学生。在餐饮烹饪英语"岗课赛证"融通育人模式的应用中，教师队伍建设与管理同样起着举足轻重的作用。作为教育工作的主要参与者和推进者，教师队伍的专业能力、教学水平、思想素质等方面的提升，直接关系到高职院校的发展方向和教育教学质量。为加强教师队伍的建设，学校采取了多项举措。一方面，通过制订系统化的培训计划，鼓励教师前往餐饮烹饪行业进行实践，不断提升教师的教学能力和职业素养。同时学校引入了先进的培训手段，包括课堂教学、微课、慕课、线上课程教学平台等，让教师快速掌握新知识、新技能的同时，更好地将其所学融入实践教学当中。另一方面，学校鼓励教师积极参与教研教改活动，推进思想交流和模式创新，提升教育教学的实践能力。教师队伍管理也是提升人才质量的关键。同时，食品学院组织教师定期到生产一线顶岗实践、去企业参观学习，举行"教学实践相结合"的专题讨论会，以及教师实践动手能力比赛等活动，提升教师的实践动手能力。学校还以各学院为单位，建立健全教师教学档案，定期对教师开展考核评价，包括"双师型"教师资格认证制度、评价制度、培训制度等,并形成相应的激励机制。此外,学校注重激发教师的创新能力和工作热情,不断完善教师评价机制和激励机制,开展各项评比活动,提升教师的荣誉感和工作积极性。同时,学院还聘请行业知名专家来校为老师开展讲座,这对开拓教师思路、提高知识水平、了解行业热点很有帮助,从而形成良好的教学和科研氛围。学院只有在科学规范教师队伍建设管理下,才能保障人才培养质量的不断提升和可持续性发展。

4 餐饮烹饪英语"岗课赛证"融通育人模式的效果评估

4.1 学生综合素质评估

在高职餐饮烹饪英语"岗课赛证"融通育人模式中,通过对学生的考核,可评估学生多方面的能力,进而更好地指导学生的学习、实习、实训以及就业。首先,在餐饮烹饪英语"岗课赛证"融通育人体系中,学生必须掌握英语听、说、读、写、译及其应用能力。在评估阶段,不仅要考察学生的语言表达能力,而且还要考查学生的实际运用能力。除此之外,学生在岗位实习实训阶段,需要展现所学的理论知识和实践操作技能,同时也要遵循职业准则,展现职业修养,合作参与精神以及创新实践的职业道德素养。最后,构建"岗课赛证"融通的多元化评估体系,应采取自我评估、同伴评估、教师评估、行业标准评估、社会评估、技能竞赛评估等多种评估手段,学生可以对自己在不同领域的能力进行多维度的评估反思,进而更好地认清自身的优势和不足,从而取长补短,为今后的职业发展夯实基础。

4.2 就业竞争力评估

竞争力是就业的核心,竞争力高低直接决定了学生的就业前景。因此,餐饮烹饪英语"岗课赛证"融通育人模式的目标之一是提升学生的就业竞争力。为此,在实施该人才培养模式前,学校首先进行了一项针对学生就业竞争力的基础评估,便于针对性地展开接下来的教研教改活动。评估结果显示,大部分学生在语言能力和职业技能方面与同行业求职者相比有一定差距。除此之外,许多学生对相关行业企业的性质、特点、规模及市场需求等认识不足,也影响到学生的就业前景。学院通过对学生就业竞争力存在的问题进行深入剖析,并积极进行人才市场需求调研,掌握人才类型及技能需求的变化,针对性地开设了一系列课程教学实践,帮助学生提升语言能力、职业技能、职业道德素养以及行业认知度。同时,为帮助学生更好地掌握行业趋势和市场需求,学校开设了一系列前沿课程和专题讲座,并邀请业内专家给予指导。通过这些课程和讲座,学生可以了解餐饮烹饪行业的前沿技术、信息和最新应用,为自己的未来就业做好充分准备。经过一段时间的教学实践,进一步评估了学生的就业竞争力,并获得积极的评价反馈,学生整体就业竞争力有明显提升。

4.3 教学效果评估

高职院校进行教学质量评估的最终目标还是为了提高教学质量,推进技能型人才的培养，增强学生的就业竞争力。通过对本模式实施期间所授课程教学效果的评估不难发现，相较于传统授课模式，"岗课赛证"融通育人模式的教学效果的提升首先体现在实践教学实效性方面。课程中的实践环节不再是单一的模式，而是紧密结合产业需求，建立学校、企业和教育培训机构三位一体的实践教学综合体。学生在实践环节中能够获得更多满足岗位实际需求的知识和技能。除此之外，在教学资源的整合方面，新模式能够充分利用产教融合带来的资源优势，将企业岗位需求与教学内容精准匹配，使学生更能迅速适应工作岗位。同时，教师与行业人员加强合作，共同开发出符合教育和市场需求的教学资源，不仅提升了教学水平，也使学生更好地获得就业机会。最后，在评估中，我们发现该模式中采用的"岗课赛证"融通育人模式为学生创造了一个很好的展示平台。通过参加各级各类职业技能竞赛、资格认证等多种形式评价，学生英语能力和职业素养得以全面锻炼。总之，该育人模式通过综合实践教学、资源整合和评价机制，实现了学生成长与企业需求的高度匹配，有利于提升学生的就业竞争力，同时也满足高职院校为国家输送应用型人才的实际需要。

5 结束语

产教融合的高职院校餐饮烹饪英语"岗课赛证"融通育人模式打破了传统的人才培养模式，能使学生的应用能力得以大幅提升，不仅培养了学生的应用能力，也通过岗位实习实训、课程设计与行业密切结合、职业技能比赛、考取职业等级资格证等方式让学生尽快与职场实现零接轨，从而提升了学生的综合职业素养。此外，该产教深度融合育人模式能够成功实现校企共赢互利，为行业输送更贴近实际职场业务需求的专业人才，也为学校增强了教学实效性和产学研合作服务能力，提升了校企合作共建的品牌形象和社会认可度。最后，该育人模式在推动国家人才培养基地建设、提升学科竞争力、改善就业率等方面具有广泛的应用前景，并将在未来的发展中得到深入挖掘和应用。因此，该模式的创新，对行业、学校、学生的发展都具有重要意义和价值。随着我国经济的不断发展和人民生活水平的提高，该育人模式的发展前景将更为广阔。总之，高职院校餐饮烹饪英语"岗课赛证"融通育人模式是一种创新的人才培养模式，具有广阔的发展和应用前景。在未来，该模式将继续发挥重要作用，推动餐饮烹饪专业人才培养向一流水平迈进。

高职院校规模快速增长的背景下现代学徒制专业招生模式探讨

颜仁梁　汪小根

2014 年国务院发布的《国务院关于加快发展现代职业教育的决定》和教育部《关于开展现代学徒制试点工作的意见》均明确了：高等职业教育人才培养要以校企合作、产教融合、工学结合的现代学徒制人才培养模式为改革试点。2018 年广东食品药品职业学院中药制药专业获得广东省第二批现代学徒制招生资格，基于此背景下 2018 年中药学院与广东佳泰药业开始进行中药制药专业现代学徒制的合作。在如今高职院校规模快速增长的背景下，佳泰药业的现代学徒制在短时间内找准定位并迅速完成招生任务，以下是经验总结。

1 双主体办学、校企合作

1.1 办学背景

广东佳泰药业股份有限公司地处粤东，地方经济落后，人才缺乏。为留住人才，公司提出合作办学，在当地高中毕业生源中招生，进行现代学徒制培养，使人才本地化。既能帮助地方发展经济、解决就业，又能帮助公司储备人才干部等。这一方案获得了河源当地政府及广东省教育部门的认可和大力支持。

1.2 校企合作

广东食品药品职业学院中药制药技术专业是广东省一类品牌专业，拥有完整的校内中药鉴定、生产、调剂、销售生产性实训链和多家校外实训岗位，学生多次获得省级以上技能竞赛奖项，毕业生就业调查满意度高。广东佳泰药业拥有八个剂型生产线，12万平方米的厂区，规划有生产区、办公区、药材种植区、生活区等，并设有中药提取车间、固体制剂及液体制剂等生产车间，能提供从中药生产前处理、提取、制剂成型、质检、仓储等在内的300多个岗位学习，同时匹配有药学相关专业和实践经验丰富的师傅进行传帮带的现代学徒制教学。

2 创建学徒制人才培养模式，体现课程学习与岗位技能的完美对接

通过校、企、行多方协同育人的运行机制分析，创新中药制药专业技术技能人才培养模式，主动适应广东"大健康"产业发展需求。在"双主体"育人模式指导下，由校企、教师和师傅多方参与，以典型工作任务为基础，分析制药行业岗位核心能力。以培养实用型高技能人才为目标，通过企业岗位（群）职业能力分析，构建专业技能基础课程模块和岗位技能课程模块；通过职业特点分析，构建职业素质养成课程模块，体现课程学习与岗位技能的完美对接。

3 人才本土化招生

因公司地属河源市连平县三角镇内，是粤东贫穷落后的边远地区，这里制药专业人员缺乏，外地人才难以招进，外地学生报考却难以稳定留下就业。佳泰药业公司随即展开了河源当地的生源调查，将本地高中毕业生列为符合现代学徒制佳泰班的招生对象；确定生源定位"全省公开，全县宣传，重点乡镇"的原则公司随即展开工作：

① 分别向当地县政府和县教育局汇报和沟通，得到当地政府的支持，在政府的教育网推出广东佳泰与广东食品药品职业学院（广药职院）强强合作的"广药职院-佳泰现代学徒制大专班"招生宣传。

② 重点目标在乡镇中学展开全方位的招生宣传工作。

  a. 与校领导和高三毕业班主任座谈，宣传广东佳泰与广药职院是强强合作和"广药职院-佳泰现代学徒制大专班"招生简章。

  b. 协助校领导和班主任对学生进行就业思想教育和对广东佳泰与广药职院强强合作的"广药职院-佳泰现代学徒制大专班"宣传。

  c. 邀请校领导、老师、学生和家长到公司全方位参观厂区、厂房、生产车间、行政办公区和生活区。公司董事长亲自给校领导、老师、学生和家长讲演了公司的发展历史和医药行业的发展前景，并对"广药职院-佳泰现代学徒制大专班"学生的期望，公司其他领导对佳泰药业、广药职院和"广药职院-佳泰现代学徒制大专班"也作了透彻讲解。

  ③ 跟踪报考，宣传导入，无微不至。企业协助当地老师随时掌握招生报考、录取政策、要求的动态。整理高考志愿填报程序，指导学生填报学徒制志愿报名表。最终经过笔试加面试择优录取，其中录取人数有70%的考生为当地考生，这为企业今后人才储备的稳定化提供保障。

4　小结

  第一届中药制药现代学徒制大专班能在短时间内顺利完成招生任务，离不开学校和企业的大力沟通与合作，更离不开企业的精准定位，节约时间和精力，为企业的后续可持续发展提供人才保障。

"双高计划"背景下高职院校校内实训基地效能提升建设对策研究

倪明龙　江津津

  2019年4月份，我国教育部、财政部联合发布了《关于实施中国特色高水平高职学校和专业建设计划的意见》（简称"双高计划"），"双高计划"提出：为了使我国的高职学校和专业群体达到国际先进水平，国家将集中力量建设50所左右高水平高职学校和150个左右高水平专业群，使之成为技术人才培养基地和技术服务平台，来支撑我国重点产业和区域支柱产业的发展，从而提高职业教育的质量，促进"校企融合"更好地开展。

  校内实训基地在高职院校的实践体制中占据重要地位，为了提升学生的专业素养和培训学生的专业技能，高职院校积极开设校内实训基地，引导学生进行实验实训项目练习，以提升自身的实践能力。因此建设高水平职业院校和高水平专业群的保障之一就是建设与专业发展、人才培养相匹配的校内实训基地。

  近几年我国处于向工业4.0时代转型的关键时期，各行各业对高等技能人才的需求旺盛，国家越来越重视高等职业教育，高等职业教育的投资经费不断增多，为高职院校不断深化教育教学改革，构建和实施校企融合、产教融合的人才培养模式提供了强有力的条件保障。本文对目前校内实训基地承载的功能、存在的不足之处进行总结、并提出后续校内基地建设的思路、主要途径和方法，为高水平专业群的建设提供教学实践保障，为其他类型的基地建设提供借鉴经验。

1　高职院校校内实训基地承载的功能

校内实训基地是高职院校办学条件的重要组成部分，也是高职院校高质量发展重点建设的重要内容之一。高职院校校内实训基地主要承载着下面几项功能。

1.1　"双师型"教师培养

《深化新时代职业教育"双师型"教师队伍建设改革实施方案》指出，大力提升职业院校"双师型"教师队伍建设水平，建成一支师德高尚、技艺精湛、专兼结合、充满活力的高素质"双师型"教师队伍。"双师型"教师要求教师除了具备一般教学能力，还应具备工程实践能力。过去职业院校在进行教师招聘时，学历要求放在首位，因此，很多高职院校教师存在从学校到学校的情况，没有企业经历，理论基础比较扎实，但是实践能力相对薄弱，而高职院校教师职业技能的高低和运用组织实践的能力一定程度上决定着学生培养的质量。所以实训基地也要承载培养教师技能的任务。

校内实训基地是一个教师技能培养和实践的主要平台，也是企业实践锻炼的重要补充。在高职课程开发过程中需要紧紧围绕企业的岗位设置技能点，但是在教师培养过程中，校外企业无法完全满足教师的培养需求，这就需要结合企业特点，在校内实训基地模拟企业生产实际进行特定的技能技术培训，通过反复操作实践，提高教师的实践水平和教学能力。

1.2　工匠精神人才培养

习近平总书记对职业教育工作作出重要指示，要加快构建现代职业教育体系，培养更多高素质技术技能人才、能工巧匠、大国工匠。工匠精神是一种职业精神，它是职业道德、职业能力、职业品质的体现，也是从业者的一种职业价值取向和行为表现。工匠精神的基本内涵包括敬业、精益、专注、创新等方面的内容。高职院校校内实训基地能够为学生提供充分的实践教学保障，是实现学生职业技能和职业素质培养、技能训练和实践创新的重要场所。学生工匠精神的培养不是一朝一夕的事情，需要反复锤炼和长时间的理念渗透，也是校内实训基地的职能之一。

1.3　开展社会服务

高等教育要牢固树立主动为社会服务的意识，全方位开展服务，为社会成员提供继续教育服务。开展社会服务是高职院校的基本功能之一，也是扩大学校影响力、锻炼师资队伍的重要途径。高职院校校内实训基地建设可以为社会培训提供理想的场所，包括校企合作交流、教师培养、农民工培训、企业员工培训、技能技术鉴定、职业技能大赛承办等，都可以利用校内实训基地有效开展。

1.4 开展教研科研

高职院校教师需要不断学习各种新的教育教学理念、技术手段和方法，了解新时代职业教育中出现的新问题。校内实训基地可以为教师研讨和培训提供场所，可以为科研的开展提供硬件支持，推动产学研用，是教师进行课程改革、教学能力实践的试验田；可以开展教师技术技能比武，形成比超敢拼的工作氛围，促进教师能力的提升。让教师在校内实训基地开展科研、教研、提高教师能力，进而推动学校高质量发展。

2 高等职业院校的校内实训基地普遍存在的不足

目前，高等职业院校校内的实训基地基本满足专业教学、职业技能大赛训练、职业培训等的需要，但在服务学生的创新创业能力、技能积累、职业素养等方面还有不少进步的空间，主要存在以下问题：

2.1 缺乏长期的科学规划，规划建设理念更新滞后

高职院校的课程与普通高校的课程在内容和形式上有一定的差别，高职院校的专业设置一般都是随着企业和社会的需求而变化的，这也就使高职院校的课程设置有一定的时效性，课程实训项目应该注重紧追时代的脚步，结合实际需求进行调整和变化。例如，近几年兴起的现代学徒制、企业定制班等都是根据市场的需要进行人才培养的改革，这就需要高职院校的相关课程在教学中不断地进行调整和改变，尽可能使专业教学的课程设置、课程标准以及人才培养方案与时代发展相适应，但是目前大部分校内实训基地建设还是短期的规划，长期规划不足，没有进行及时的更新调整。产教融合模式下，高职院校的实训基地与企业相互合作是一种大趋势，在建设实训基地时，学校提供了场地，而合作的企业提供了资金以及部分操作模拟软件，方便学生进行实训练习，在共建过程中，要有长远规划，建设一批与行业产业接轨的实训基地。

2.2 功效单一，综合服务能力有待进一步提高

目前，校内的实训基地大部分是教学实践和职业技能竞赛为主，在服务师生科学研究、农民工培训等方面较少，而且主要是针对相关专业的学生进行教学实践，课程教学结束后，大部分实训基地就会闲置，开放度和共享度不高，造成了实训资源的浪费。校企共建实训基地，由于所有权、需求差异等原因进展很慢，校内实训基地缺乏与产业融合的整体环境，缺乏对学生创新创业能力的培养，综合服务能力有待提高。

2.3 实训项目设置需要优化

校内实训的主要目的在于提升学生的实践能力，目前在安排校内实训项目时，存在理论

与实践脱节的现象，部分实训项目过于简单、比如说 3+2 分段班的实训项目设置与中职课程存在重复，高阶性没有得到体现，致使学生在实训过程中感到无趣。实验项目设置与时俱进性欠缺，没有引进最新的技术手段，开拓学生创新思维方面不足。

2.4 进一步提升高职院校实验实训基地配套设施的先进性

就目前情况来看，部分高职院校的实训基地设施设备还不是十分的完善，部分装备与产业发展的速度不相匹配，随着人工智能的发展，相对落后的设施设备已经不能顺应时代的发展，因此需要进一步提升。比如校内的虚拟仿真实训基地多是用企业开发的虚拟仿真软件代替生产操作、技能操作、工艺流程等，开发的内容也都是课程设置的内容，需要学生自己设计完成的环节较少，而且存在虚拟仿真软件版本落后的情况，比如说有的还是 flash 版本，而现在手机的普及，手机端 APP 形式的虚拟仿真软件更方便使用，有待开发。

2.5 师资队伍力量薄弱，任务繁重

实验教师师资队伍建设是保障实验实训教学质量的核心基础，是提高高职学生的培养质量的关键环节。我校校内实训基地的师资队伍有实验教师和实验管理员两种，实验教师一部分由理论专任教师担任，一部分由公共实验教师担任。理论专任教师不但要给学生传授专业理论知识，还要给学生示范实验实训操作技能，这需要具体理论和实践双重能力。而我校专任教师来源一部分是校招，没有企业工作经历，实践技能水平欠缺，因此存在"双师型"教师队伍力量薄弱问题。另外，高职学生连年扩招，学生班级人数骤增，但是配备的实验教师并没有跟得上学生班级数量增长的速度，存在实验教师工作任务繁重的问题。

3 高职院校校内实训基地建设的思路、途径和方法

为了使高职院校的校内实训基地能更好地服务专业群建设，提高人才培养质量，需要从以下几个方面着手建设：一是要依托学校的高水平专业群，中药学专业群是教育部立项建设的我校首批专业群，在评价或体现学校办学能力和办学水平方面，专业群的建设是一个重要的考核标准。我们在安排实训项目时，也需要紧扣专业群的需求进行实训基地的改造建设。二是与产业最新的新工艺、新技术、新规范相衔接，满足产业发展的需要，为了实现我们的核心培养目标，我们大力培养产业需要的实用技术型人才，这就要求实训环境条件必须真实反映产业生产实际水平，模拟产业发展环境。同时，实训基地要起引领、示范作用，适应产业发展需要。三是建设开放型共享平台，实现校内实训基地功能的多样化，提高利用率和服务能力，避免重复建设。

3.1 全面规划布局，重新整合资源

根据各高职院校的培养目标，在进行实训基地建设时，在合理整合各种资源的基础上，还需要全方位的规划布局，致力于建设出与所学内容相适应的实训基地，方便学生进行实践

技能的培养。例如，将校内公共基础实训基地，建成集教学、社会培训、学生职业技能大赛、学生创新能力培养、创业孵化为一体的综合性共享型实训基地。

3.2 紧密贴近产业发展实际

对于高职院校来说，其目标是培养出各产业发展所需要的实用型技术人才，这也就要求在建设实训基地时，要注重实训基地的环境，尽可能使其贴近实际生产环境，进而给学生带来身临其境之感，方便学生更好地投入到实训当中。在实训项目的设置方面，应该及时与新工艺、新技术、新规范相衔接，将最新的科技成果应用到实训日常教学中。例如，可以将自动滴定分析仪引入到滴定分析法实际教学中，熔点的测定目前使用的是毛细管测定法，可以使用熔点测定仪进行对比。对实训基地的落后设备进行及时升级、更新，贴近产业发展实际，为人才培养提供硬件保证。

3.3 完善和健全当前的实训基地体制

为了做好高职院校实训基地管理工作，在培养高职院校实训基地的负责人时，学校基地需要用科学的方法将专业知识传授给工作人员，致力于将其培养成优秀人才，进而在工作中制定一系列管理实训基地的规章制度，对基地进行科学管理，同时进一步优化体制机制，配套和完善管理制度。管理制度更加开放，体现共享理念，完善基地项目建设、经费保障、实践教学管理等制度。在全面推进产教融合、校企合作大背景下，积极探索校企共建共管的运行机制。例如针对开设现代学徒制的专业，与企业共同摸索有利于提高人才培养质量，培养企业所需人才的实训基地管理模式，紧密结合生产实际，有针对性地培养学生的实践技能，校企资源有机融合，引进企业人员参与实训基地管理，学校基地派专职教师与企业负责人定期交流，协调工作，根据教学计划安排，吸纳学生参与，在实际实践过程中学习专业技术，将学习和就业密切衔接。

3.4 优化师资队伍素质及实践教学水平

针对师资队伍力量质量整体不高的情况，主要从以下几个方面来改进：一是按照国务院"职教20条"要求，提高与完善专任教师入职准入要求，具有两年以上企业一线工作经验是必要条件之一，而引进应届博士或硕士毕业生可以将政策放宽，让其到相关的企业一线实践两年以上。二是重视针对在职教师的培养，鼓励他们到实际的产业单位进行实习，进而培养自己的实践技能；对一些经验充足而教学水平较差的教师进行教学方法方面的培训，尤其是现代化信息教学手段等培训，提高教师的教学水平。三是通过校企合作，聘请一些实际操作能力较强的师傅到学校担任实训教师，并传授给学生一些实际生产操作的经验。另外，当前实训基地管理人员定岗是教辅人员，实训管理人员对工作的积极性和主动性欠缺，应加强对在岗的实训管理人员进行专业性的培训，危化品管理、微生物安全实验室的管理等应该结合最新管理理念，同时可以制定相配套的激励政策，鼓励各位教师积极努力地提升自身能力，进而提高校内实训基地的管理水平和使用效能。

3.5 优化实训项目设置

安排校内实训项目时，应当遵循从简单到复杂、理论联系实际的原则。对于刚刚开始参加实训项目的同学，教师应给这些同学安排相对来说比较简单的任务，让学生在实训过程中巩固自己在课上学习的理论知识。同时，教师在安排实训内容时，还应充分结合学生在课上所学的理论知识，设置综合性实验，体现学生设计的理念，以学生为中心，利用所学知识进行探索性实验。此外在安排实训内容时，实验老师之间应结合学生的具体情况加强沟通。

服务医疗器械产业转型升级建设医疗器械产业学院的研究与实践

刘虔铖　陈玉芳

随着人口总量的增长、社会老龄化程度的提高、人们保健意识的不断增强，以及因为科技进步带来的医疗器械升级换代的提速，我国医疗器械市场持续快速扩大，医疗器械产业也被国家"十四五"规划纳入重点发展的先进制造业产业之一。广东省是全国三大医疗器械产业聚集区之一，截至2020年底，广东省共有医疗器械生产企业4368家，医疗器械企业数量、资产规模、收入水平和利润总额均位于全国前列。

揭阳市属于广东省内的粤东"欠发达"地区，其高等教育也远落后于广州、深圳等省内发达地区，当地没有医疗器械相关专业，珠三角的高学历、高技能人才到粤东地区就业的意愿低，使得当地医疗器械产业面临着高素质技术技能人才缺乏的困境，影响了企业的转型升级发展。

1 校企合作办学，共建泰宝产业学院

随着改革不断深化，我国积极鼓励发展混合所有制职业院校，探索其独特的办学模式，并向全国各地不断推广，成为校企合作与产教融合的代表性成果，为职业教育的发展发挥了重要作用。

广东食品药品职业学院是国家优质专科高等职业院校、国家"双高计划"立项建设单位、广东省一流高职院校建设单位，学校医疗器械专业群是省高职院校高水平专业群，其办学实力、招生规模均位于国内前列，医疗器械专业群开办16年来，累计为广东省医疗器械产业输送高素质技术技能人才近6000人。

揭阳市的广东泰宝医疗科技股份有限公司（以下简称泰宝公司）成立于2000年，公司从物理康复领域起步，多年来坚持自主创新发展，逐步成长为当地的行业龙头企业。包括泰宝公司在内的揭阳市医疗器械企业均面临着高素质技术技能人才"招不来、留不住"的难题。为此，泰宝公司主动向学校提出校企合作开办医疗器械专业，利用发达地区先进院校的教育优势资源，在揭阳当地培养本土化的医疗器械高素质技术技能人才，满足企业和当地医

疗器械产业的人才需求。

校企双方于 2016 年合作开办了医疗器械维护与管理（现代学徒制）专业，专业面向揭阳当地应届高中毕业生，考生在录取时即与企业签订劳动合同，实现"招生即招工"。在校企合作办学初见成效的基础上，校企双方进一步深化合作，于 2019 年签署合作开办广东食品药品职业学院泰宝产业学院，产业学院设在泰宝公司普宁英歌山工业园，企业是产业学院的投资主体和办学主体，深入参与产业学院建设运营和人才培养过程，产业学院开办多个医疗器械现代学徒制专业和职业技能培训项目，为粤东医疗器械产业培养高素质技术技能人才。

2 人才培养全程定制，岗位需求与教学无缝衔接

泰宝产业学院的各专业人才培养均实现了岗位需求与教学无缝衔接，下面以医疗器械维护与管理专业对接岗位为例说明。

医疗器械维护与管理专业对接当地医疗器械企业的医疗器械生产、质量检验、质量管理、注册管理等四类岗位。调研表明，每个岗位在企业内有五级职业发展路径（如表 3-1 所示）。三年学徒期间主要对接上述三类岗位完成第 Ⅰ、Ⅱ 级职业岗位能力的培养。校企合作召开了实践专家访谈会，归纳了上述岗位的职业能力，构建了对接泰宝公司岗位需求的课程体系：第一学年为专业基本素质培养课程；第二学年对接第 Ⅰ 级职业岗位（生产技术员、QC 检验员、QA 技术员、注册技术员）的职业能力，开设对应 7 门课程和 5 门岗位技能课程；第三学年对接第 Ⅱ 级职业岗位（生产组长助理、QC 助理工程师、QA 助理工程师、注册助理员）的职业能力要求，开设对应的 5 门岗位技能课程，形成了"职业能力逐级递进，产教融合双元育人"的人才培养模式，加强了学生职业能力培养。

表 3-1 医疗器械维护与管理专业对接岗位职业发展路径

发展阶段	专业对接的岗位				发展年限（参考）
	医疗器械生产与制造岗位	医疗器械质量检验岗位	医疗器械质量管理岗位	医疗器械注册管理岗位	
Ⅴ	生产主管	QC 高级工程师/质检部经理	QA 高级工程师/质量总监	注册经理/注册副总监	10 年以上
Ⅳ	生产组长	QC 副高工程师/质检主管	QA 副高工程师/质管主管	注册主管	6～10 年
Ⅲ	生产副组长	QC 工程师	QA 工程师	注册专员/注册工程师	4～6 年
Ⅱ	生产组长助理	QC 助理工程师	QA 助理工程师	注册助理专员/助理工程师	2～4 年
Ⅰ	生产技术员	QC 检验员	QA 技术员	注册技术员	1～2 年

在教学安排上，考虑企业安排生产和跨区域教学的便利性，采用 1+2 学制，即第一学年在学校集中学习和假期的企业岗位见习，以学校专任教师负责授课、企业导师到学校参与授课模式进行教学。第二、三学年在泰宝产业学院进行企业岗位培养，以企业导师"师傅带徒弟"模式进行每周 3～4 天岗位操作技能学习，每周 1～2 天集中理论学习，学校教师赴企

业送教上门或通过在线开放课程远程教学。

3　校企紧密合作，共建产教融合教学基地

为了确保在第二、三学年较好地培养学徒的岗位实践操作技能，泰宝公司在普宁市英歌山工业园建成了占地约 60 亩的"教、学、做"一体的研发、生产及教学基地，实验室、多媒体教室、生产实训车间和阅览室等教学基础设施配套齐全，宿舍、食堂、篮球场、超市和医务室等生活基础设施配备完善，保障了"泰宝现代学徒制班"第二、三学年在企业学习的教学质量和生活质量。

实训条件方面，建有离子贴产品生产车间、水性凝胶产品生产车间、功能性敷料产品生产车间、医用电子仪器生产车间和卫生材料与敷料生产车间等，生产实训车间面积合计 1218 平方米，共有实训工位 203 个，在仪器设备、工位数、场地面积、实训项目等方面能满足"泰宝现代学徒制班"第二、三学年在企业的实践教学要求。

教学条件方面，泰宝产业学院有多媒体教室 3 间、多媒体阅览室 1 间，面积合计 552 平方米，能同时容纳 240 名学生进行教学。

生活设施方面，现有学生宿舍 48 间，宿舍内设施齐全，最多可满足 384 名学生的住宿；现有食堂 1 间，最多可同时容纳 260 人就餐，能满足学徒和企业职工早、中、晚三餐的供应。

体育设施方面，泰宝产业学院拥有标准篮球场 1 个、羽毛球场 1 个、乒乓球台 3 张、400 米跑道 1 个和健身室 1 间等体育运动设施，能够满足学生们运动锻炼的需求。

4　专兼教师帮扶结对，产教相长能力互补构建双元育人教学团队

为保证人才培养质量，泰宝产业学院构建了一支专兼结合、双元育人的"双导师"教学团队。其中专任教师 18 名，企业导师 22 名。为提高专任教师的实践能力，学校要求专任教师每 5 年积累在企业实践至少 6 个月，泰宝公司也聘请 18 名专业骨干教师到企业担任"客座研究员"，合作开展各类社会服务项目，提高实践教学能力。

企业兼职教师工作经验丰富、实践能力强，但没经历过系统的教学训练，为提高企业导师教学能力，建立了企业导师上岗教学培训及考核机制，专任教师与企业导师结对帮扶，每名授课企业导师必须完成 8 课时听课任务，并完成试讲、说课、教案编写等方面的考核后才能开始授课。每学年由校企共同对泰宝产业学院的"双导师团队"进行考评，结合学生评教，并与其绩效工资挂钩，形成有效的激励机制，解决了企业导师教学能力不足的问题。

5　校企合作双元育人，增强岗位技能培养

5.1　双导师制

实行双导师（企业导师和学校导师）带学徒模式。第二、三学年学徒在企业的在岗培养

阶段，按照师傅带徒弟形式进行培养。

5.2 四级师傅与四级学徒制度

设置了"四级师傅"制度和"四级学徒"制度，每半年对师带徒的师傅和徒弟进行考核，评价为优秀的徒弟可以选择更高级别的师傅，其间实行差额竞争选徒制度，师傅和学徒的等级与其绩效工资挂钩，通过考评挂钩绩效和奖励先进能有效促进学生职业精神和工匠精神的培养。

5.3 车间主任助理竞岗制度

在实训过程中，实行车间主任助理竞岗制度，让实训月考前 4 名学生进入人才库，由管理人员在人才库中聘任助理，管理学生，充分调动学生学习的积极性。车间主任助理每个月享有一定的岗位津贴，根据助理的日常工作表现来确定。车间主任助理每日需填写《助理工作日志》，做好完整的车间工作记录，提高工作效率。

5.4 设立专门奖学金

为鼓励学徒创优争先，泰宝公司设立了专门的企业奖学金，给成绩优异的学徒颁发入学奖学金和学年奖学金。2016 年至 2019 年，"泰宝现代学徒制班"38 名学徒共获得泰宝公司颁发的各类奖学金近 5 万元。

6 构建人才培养保障机制，保障跨区域育人实施

泰宝产业学院在教学管理架构和教学管理制度等方面进行了建设与创新，学校成立校企合作领导小组，统筹管理各类产业学院、校企合作事宜。如图 3-2 所示，泰宝产业学院设正、副院长各 1 人，院长由泰宝公司副总经理担任，副院长由学校选派，产业学院下设四个中心，其中教学管理与研究中心负责日常教学安排与管理，中心下设医疗器械维护与管理专业教研室和智能医疗装备技术教研室；学生服务中心配置企业专职辅导员、心理辅导师，负责学生工作；招生就业中心负责泰宝产业学院的招生就业以及学院品牌宣传；行政服务中心负责人事、财务等行政服务工作。

在管理制度方面，泰宝产业学院制定了《泰宝产业学院教学管理办法》《泰宝产业学院兼职教师管理办法》等一系列配套制度，保障教学的顺利实施。同时，企业将相关人员派到学校进行了 1~4 个月的跟岗实践，增强了企业教学管理人员的教学管理能力。组织企业导师进行教学培训，全面加强企业的学徒教学管理，不断提高企业导师"师傅带徒弟"的能力。

产业学院还建立了由督导、专业带头人、课程负责人、任课教师组成的教学质量保障、监控和反馈网络，建立了教学质量管理工作规范，完善了各教学主要环节的质量标准，形成了贯穿整个人才培养过程的常态化教学检查和专项教学检查相结合的工作制度。每学年对"双导师团队"进行考评，结合学生评教，并与其绩效工资挂钩，形成有效的激励机制。此

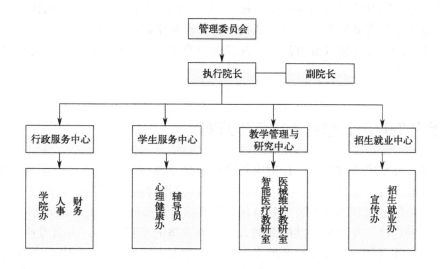

图 3-2　泰宝产业学院架构

外,学校通过第三方麦可思公司及当地医疗器械行业协会开展人才培养质量跟踪调查,使教学质量得到有效保障。

7　结语

服务产业发展是产业学院各主体联合的共同目标,也是产业学院存在的逻辑起点。泰宝产业学院的学生绝大多数为揭阳市本地生源,目前,累计输送3届共计145名毕业生,超过80%均在当地医疗器械企业中就业,缓解了当地医疗器械产业高素质技术技能人才"招不来、留不住"的问题。展望未来,泰宝产业学院将根据当地医疗器械产业人才需求状况,建设更加完善的医疗器械专业群,开展学历教育和非学历培训,依托学校开展技术服务,为当地医疗器械产业转型升级做出更大贡献。

产教融合培养高职健康管理专业人才的探索与实践

黎壮伟　张广丽　宋卉　陈丁生

2015年教育部《关于深化职业教育教学改革全面提高人才培养质量的若干意见》中,把"深入产教融合,推进校企合作"作为职业教育教学改革的基本原则之一。2017年国务院办公厅发布《关于深化产教融合的若干意见》指出,深化产教融合,促进教育链、人才链与产业链、创新链有机衔接,是当前推进人力资源供给侧结构性改革的迫切要求,对新形势下全面提高教育质量、扩大就业创业、推进经济转型升级、培育经济发展新动能具有重要意义。2018年教育部等六部门关于印发《职业学校校企合作促进办法》的通知(教职成〔2018〕1号)指出产教融合、校企合作是职业教育的基本办学模式,是办好职业教育的关键所在。产教融合能有效提升教学质量，提高学生实践能力，促进校企协同育人，是高职院校培养高质量人才的有效模式。本文在我校健康管理专业建设经验和基础上，探索产教融合培养高职健康管理人才的模式和方法，以提高健康管理人才培养质量，为国内高职健康管理人才培养提供参考。

1　校企合作制订产教融合人才培养方案

在人才培养方案实施过程中，让健康管理相关企业深度参与专业建设规划、教材开发、教学设计、课程设置、项目学习、实习实训等，共同制订和实施不同办学方向（普通健康管理专业、高本协同健康管理专业、中外合作办学健康管理专业）的人才培养方案，课程设置与企业岗位紧密衔接。每年校企共同评估人才培养方案的实施效果，突出专业与产业对接，将产业发展的优秀元素融入人才培养的全过程，促进人才培养方案与行业、企业的需求相结合。聘请有意联合培养学生的企业高级管理人员、技术人员、行业协会领导等作为健康管理专业建设指导委员会成员，实施产教融合、校企共育模式，学生在校期间就能领悟到企业的文化，学到企业的技术技能，毕业后能很快转换到企业岗位角色，省去了企业岗前培训的程序。校企共同制订校外实践教学的教学目标和培养方案，共同组织实施校外实践教学的培养过程，共同评价校外实践教学的培养质量。

2　构建德技并重的课程体系

健康管理专业建设指导委员会联合境内外企业以及行业专家，针对国内外健康管理产业发展现状和未来发展趋势，参照健康管理师国家职业资格标准，围绕健康管理职业能力需求和岗位职业能力分级标准，基于不同层次岗位对能力的要求，构建能力阶梯递进的技术和继续教育体系（technical and further education，TAFE），如表 3-2 所示。

表 3-2　TAFE 化课程体系建设方案

阶段目标	岗位群	对应课程	能力要求	时间
健康服务 基础型人才	1. 健康教育者 2. 健康档案管理员 3. 客服人员	1. 健康管理概览 2. 健康档案建立与管理 3. 心理与健康 4. 中医学概论 5. 临床医药概论	1. 掌握一定健康服务理论知识和技能，并能够利用这些知识解决问题。 2. 能与服务对象有效沟通。 3. 能够协助、支持团队工作。 4. 能有效管理健康信息档案	第 1～3 学期
健康服务 专业型人才	1. 育婴师 2. 保健按摩师 3. 运动指导员	1. 营养与健康 2. 针灸推拿技术 3. 运动与健康 4. 长者健康管理实务 5. 慢病管理综合技能实训 6. 妇幼保健	1. 掌握广泛健康服务综合理论知识基础。 2. 能够在复杂的环境运用健康服务技能。 3. 能够对少见的健康问题提出解决方案。 4. 能利用多种方式分析和评价健康信息。 5. 能对自己的工作质量负责	第 4～5 学期

续表

阶段目标	岗位群	对应课程	能力要求	时间
健康服务管理型人才	1. 健康管理师 2. 产品营销员 3. 项目经理 4. 自主创业	1. 客户管理 2. 健康管理综合实训 3. 管理学基础 4. 健康保险与相关法规 5. 项目设计	1. 具备扎实的健康服务管理理论知识基础。 2. 能够制订健康管理工作计划。 3. 具有一定健康服务管理问题分析能力。 4. 具备一定的健康管理创新能力	第5~6学期

在能力阶梯递进的 TAFE 化课程体系基础上，以全人发展理念为指导，对健康管理岗位群进行分析，课程设置原则是满足四个需求：一是群众（客户）对健康服务产品的共性需求；二是企业所需岗位职责的共性要求；三是高等教育的基本要求；四是职员自身发展的共性要求。针对这四个需求，分别设计与此相对应的公共通识课、（中、西）医学基础、健康管理、商务通识、人文发展等五个课程模块，分别以培养学生相关能力需求为目标，按照不同工作领域的岗位群典型工作任务分析法设置相关课程。例如，人文与发展模块主要提升学生的职业道德、职业能力、操作能力、关键能力等综合素质，开设专业课程包括：健康人文修养、沟通技巧、演讲与职业礼仪、工作健康与安全、文献检索与论文写作、健康保险及健康管理相关法律法规等。商务拓展模块的课程包括：管理学原理、市场营销实务、客户沟通与服务等。医学基础模块的课程包括：人体解剖与生理、临床医药概论、预防医学、妇幼保健、中医学概论、针灸推拿技术、养生保健等。健技服务模块课程包括：健康档案建立与管理、健康评估技术、营养与健康、运动与健康、长者健康管理实务、慢性非传染性疾病管理、健康教育与健康促进等。

3 产业入校建设产教融合实训基地

引进企业驻校，真实企业在校内运营，使学校与企业零距离无缝对接，实现了学校教学与企业生产同步、教学管理与生产管理同步、毕业与就业同步。学校与驻校企业共同建设虚拟和现实结合的实践教学资源，不断改善实训基地条件，建立具有真实职业氛围、设备先进、充分满足教学需要的国家级现代健康服务业公共实训中心——广东现代健康服务业公共实训中心，建设有 3D 虚拟人体解剖实训室、心理咨询与指导中心、运动与健康指导中心、体检中心、临床医学实训中心、健康数据采集及处理中心、康复治疗中心，建设广州奕昕生物科技有限公司、嗨酷儿童健康管理中心等国家级生产性校内实训基地，以及省级实训基地——健康产业国际人才培养基地。入驻企业通过把先进技术融入课程教学改革，提升人才培养能力和服务贡献水平，为高水平专业建设提供了无可替代的平台资源。作为产教融合的校内健康管理专业实训基地，学生可以到基地开展实践学习及项目设计。校内专任教师参与企业的技术研发和生产活动，让企业发展更具活力。通过校企合作让科技成果落地，不仅能够让专任教师掌握健康管理行业最新的前沿发展动态，锻炼实践教学能力，而且能够反哺和促进企业的技术创新和发展。

4 开设开放课堂实践产教融合教学

本专业开设三种形式的开放课堂，进行产教融合教学。第一种形式是企业课堂（企业授课及见习）。企业高级管理人员和技术骨干作为兼职教师，单独或者与校内专任教师共同承担健康管理专业的授课任务，采用线上与线下相结合的混合式教学，上课地点在学校和企业。选用专业技能课程开展校内专任教师与校外企业高技能水平兼职教师共同讲授一门课的教学改革，实践技能课程主要由具有相应高技能水平的企业兼职教师讲授。企业高级管理人员主要负责商务拓展模块的课程，技术骨干主要负责医学基础模块和健技服务模块课程。在企业真实的工作场所授课，教学内容贴近企业的真实生产，能够将理论和实践技能融会贯通，使学生在校期间能掌握企业要求工作技能，获得最新的健康管理产业发展资讯，毕业时能够很顺利胜任企业的岗位工作，达到在理论知识指导下具有高度技能的人才培养目标，取得很好的产教融合效果。

第二种形式是社会课堂，主要教学目的是铸造"We Care"专业文化，培养学生职业发展的软实力，学生不仅要具有专业知识技能，也要具有强烈社会责任感、人文关怀精神、团队合作精神以及良好的沟通技巧。健康管理专业人才培养方案开设80学时的公益实践课程，学生3年在校学习期间，要参加各种公益活动，完成80学时的公益实践课程才能毕业。我们定期选送健康管理专业学生参加"志愿服务岗位能力（领袖级）培训班"，和广州市青少年发展基金会蓝海豚公益志愿服务队等社会公益机构合作，为学生提供公益实践岗位，丰富开展公益实践的资源。学生参加广州青年志愿者的各种活动，提高学生的公益服务实践能力和社会影响力。我们和养老产业机构合作，在寒暑假和课余时间健康管理专业学生定期前往养老院，为老人提供健康咨询和关爱。

第三种形式是境外课堂，主要教学目的是开拓学生国际视野。本专业与境外产（企）业、高校共建境外交流及衔接基地，与台湾嘉南药理大学建立了交换生项目，与香港百本集团建立课内赴港见习项目；与新西兰商学院合作，建立了新西兰广东食品药品职业学院创新创业实践基地。我们选派优秀的在校学生到新西兰、中国香港和中国台湾等国家和地区的境外实践教学基地参加交流见习，提高学生的国际视野，学习先进地区的健康管理经验。

5 建立产教融合的"双师型"师资团队

要实现"产教融合、校企合作"背景下的师资建设，就要坚持高校师资的双向流动模式。通过"请进来、走出去"等方式优化师资结构，构建"双师"结构、专兼结合、富有创新精神的产教融合师资团队。本专业教学团队由16名校内专任教师和11名企业的兼职教师组成。"双师素质"专任教师16人（100%），高级职称专任教师8人（50%）。全部专任教师具有硕士及以上学位，其中具有博士学位的专任教师7人（44%），拥有海外留学或培训经历者共15人（94%）。担任专业核心课程授课任务的专任教师10名，全部具备全英教学能力。校内专任教师每年深入健康类企业参加调研学习和实践锻炼，了解职业岗位的先进技术，实现教师与企业的对接，使专业教师的理论知识和实践技能不断增强，提高教师自身的素质。担任实践技能课程教学环节的企业兼职教师共11人，其中具有高级职称或担任企高管 6 人，占比 54.5%。

6 建立企业导师聘任制

健康管理专业通过建立企业导师聘任制，引进企业导师参与人才培养修订全过程。建立了学校和企业双导师制度，校企双导师（学校导师和企业导师）共同指导学生参加技能大赛、创新创业比赛、项目学习、实习指导等，使高职院校健康管理专业人才培养更适合企业的要求，在社会上有明显的竞争力。我们从学生入学第二学期开始，每个学生均配备有学校导师和企业导师，双导师参与学生的全程培养。通过校企"双导师"的指导，学生创新发明成果显著，创新创业成效明显，拥有 3 个省级大学生创业训练项目。获校级大学生创新创业训练计划项目 5 项。广东大学生科技创新培育专项资金（"攀登计划"）立项项目 4 项。获得省级健康管理技能大赛一、二、三等奖，省级创新创业大赛奖项 5 项，市级 3 项，学生参与获得专利 5 项。

7 结语

随着我国社会和经济高质量发展，以及人口老龄化和疾病谱改变，人们对身体健康的关注不仅是治好病，而且更加重视疾病的预防和健康促进等健康管理工作。社会对健康管理人才需求量不断增加，同时，对从业人员的知识和能力提出了更高的要求。职业教育要将产业先进资源、先进技术和优秀文化融入教育教学全过程，使专业人才培养与产业发展无缝对接，提升职业教育课程技术含量，培养出高水平的技术技能人才。高职健康管理人才培养模式要及时转变以适应健康产业快速发展的要求，避免产生高职教育滞后于产业发展，毕业生不能很好满足企业对人才的要求等问题。产教融合是应对当前的健康产业结构转变和企业转型升级，提高高职健康管理人才培养质量的重要途径，是高职教育领域的热门词。

近年来，国内高职院校都在积极探索健康管理人才培养方案，但是受传统教学思维和教学条件的影响，没有很好地把教育和健康产业融合，导致人才培养目标与企业需求不够吻合，学生实践技能实际效果欠佳，不能满足企业对人才的要求。本文探索适应健康产业发展需求的产教融合健康管理人才培养模式及方法，有助于改变高职院校健康管理人才培养的传统模式，促进教育与产业协调发展，从而改善学校教育教学水平和提高健康管理人才培养质量，培养出能胜任企业发展需要的健康管理高技能人才，对开设健康管理专业的高职院校有一定的指导和借鉴作用。

现代学徒制在高职康复治疗技术专业实施中的问题与对策

鲁 海　陈丁生　杨雅琴　王国香　诸葛建　付 奕

高职院校作为我国高等教育体系中不可或缺的一环，对推动我国教育事业的蓬勃、健康发展发挥着重要的作用。其中，现代学徒制作为一种高效促进高职院校内涵式发展的创新办学模式，其在高职康复治疗技术专业领域的实施与探索，对于构建更加完善的现代职业教育体系、深化高职教育改革创新具有深远的意义。

现代学徒制，以政府为引领，学校为教育基础，企业为指导，三者紧密合作，共同构建了一个"政校企"协同育人的新生态。这一模式不仅极大地促进了校企之间的深度合作，为双方搭建了一个资源共享、优势互补的共赢平台，更实现了产业需求与教育供给的精准对接，促进了教育与产业的深度融合。

在高职康复治疗技术专业中，现代学徒制的实施不仅强化了学生的实践技能培养，还使得理论教学与实践操作紧密结合，提升了学生的综合素质和职业能力。同时，通过校企双方的共同努力，学生能够在真实的职业环境中学习成长，提前适应岗位需求，为未来的职业生涯奠定坚实的基础。

我国高职院校的现代学徒制工作是在充分考虑国情、并且借鉴国外现代学徒制经验的基础上开展试点建设工作的。从 20 世纪 80 年代末开始，西方各国纷纷开展了新的学徒制改革，学徒制在现代社会得到了重生，重新掀起了新一轮学徒制研究与实践的高潮。2014 年 6 月国务院颁布《国务院关于加快发展现代职业教育的决定》，2014 年 8 月教育部出台了《教育部关于开展现代学徒制试点工作的意见》，明确提出把现代学徒制作为深化产教融合、推进校企深度合作，完善校企协同育人机制，创新技术技能人才培养模式的重要抓手。2015 年 8 月，教育部正式公布 165 家现代学徒制试点单位，我国现代学徒制试点工作正式逐步开展。2017 年 12 月国务院办公厅发布《国务院办公厅关于深化产教融合的若干意见》。在国家政策的持续支持和引导下，高职院校越来越重视对现代学徒制的探索研究和实施。

广东食品药品职业学院康复治疗技术专业敏锐把握国家政策导向，紧抓国家大力发展现代学徒制的历史契机，自 2017 年起携手广州某医疗器材股份有限公司，开启了高等职业院校康复治疗技术专业现代学徒制试点的探索之旅，成效显著。在这一实践过程中，我们既收获了宝贵的经验，也直面了实施过程中涌现的挑战与问题。

本文旨在深入剖析我校在高职康复治疗技术专业实施现代学徒制过程中的得与失，同时广泛汲取兄弟院校或相关专业在推行现代学徒制方面的成功经验与做法，系统梳理现代学徒制在高职康复治疗技术专业应用中所遭遇的问题与困惑。针对这些问题，本研究尝试提出一些切实可行的解决方案，旨在为现代学徒制在高职康复治疗技术专业中的持续、健康实施提供参考，促进现代学徒制在更广泛范围内的有效推广与应用，进而为我国职业教育的发展注入新的活力与动力。

1 提升企业在现代学徒制人才培养方案制订及实施中的话语权

现代学徒制强调毕业生需兼具扎实的专业理论基础与企业岗位所需的实践技能。尽管高职院校现代学徒制人才培养方案的制订是校企双方共同参与的过程，但由于当前学生主要在学校完成基础理论的学习，且企业在教学过程中的参与度相对较低，导致学校在人才培养方案制订中往往占据较为主导的地位。然而，不容忽视的是，现代学徒的学生是双重身份，他们既是在校学生，也是企业员工，他们毕业后最终要回到企业上班，其工作表现与岗位适应度直接由企业岗位来评判，毕业生的综合质量亦由企业实际需求来检验。因此，企业在现代学徒制人才培养方案制订及其实施过程中的话语权不足,将成为影响毕业生培养质量的重要因素之一。企业作为最终的人才接收方,其行业视角、岗位标准及实际需求若不能充分融入人才培养方案,就可能导致教育与产业之间的脱节,进而影响到毕业生的实践能力和就业竞争力。为解决这一问题,应增强企业在人才培养全过程中的参与度和话语权,企业应积极深入了解高职院校的运作机制与教学流程,熟悉人才培养方案的具体内容与制订流程,以便更精准地把握合作的契合点与实施路径。通过这样的互动与融合,企业能够将其对岗位人才的具体需求无缝对接到人才培养方案中,确保培养内容紧贴实际工作场景,从而在源头上为人才培养的质量奠定坚实基础,确保人才培养方案能够紧密对接企业需求,共同培养出既懂理论又精技能的现代学徒。这一举措不仅能够促进教育与产业的深度融合,还能有效提升毕业生的就业竞争力与岗位适应能力。

2 强化企业在现代学徒制人才培养过程中对实习实训基地及岗位的保障

在现代学徒制的人才培养模式中,高职院校与企业扮演着同等重要且互补的角色。高职院校凭借其深厚的教育资源与专业优势,在基础知识与基础理论的传授上占据主导地位,这是其作为人才培养摇篮的优势。然而,就康复治疗技术专业而言,现代学徒制在国内尚属新的办学形式,尚处于探索阶段,这意味着企业在该领域的实践经验相对匮乏,难以直接提供丰富的借鉴案例。而且企业是以盈利为目的的,不可能拿出过多的场地、岗位用于培养现代学徒制的学生,这些原因有可能会在一定程度上造成学生的实习、实训难以得到有效保障。

面对这一挑战,为确保高职现代学徒制的有效实施,学校必须高度重视并强化企业在人才培养过程中的作用,特别是在实习、实训基地及岗位保障方面。学校应积极与企业沟通协调,确保企业能够为学生提供与理论知识学习相配套的、真实的工作环境和岗位实践机会。高职院校与企业需携手探索更为灵活多样的合作模式,如共建实训基地、实施项目化教学等,以更好地整合双方资源,确保学生在掌握扎实理论知识的同时,也能获得充足的实践机会,从而全面提升其综合素质与职业能力。这样就可以保证学生在校期间就能接触到行业前沿的技术和规范,还能在毕业实习阶段深入企业,将所学知识应用于实际工作中,真正保障现代学徒制培养工作的顺利进行,从而培养出既具备深厚理论基础又精通实践操作的复合型人才。

3 尝试从目前学校与单个企业签订合同到与行业协会签订办学协议

在现代学徒制框架下,企业与学校作为双元主体,共同构成了这一教育模式的基础。然而,市场经济的不确定性及某些阶段和时期经济下行压力,正逐渐削弱企业提供学徒岗位的能力和意愿,导致企业参与热情降温。现有职业教育体系下,部分企业对于现代学徒制的接纳度不高,这背后或源于对投资回报不确定性的担忧,即担心投入大量资源培养的人才,最终无法带来预期的收益。尤其是当学徒质量参差不齐,优秀学生易被挖角,而表现不佳者难以被企业接纳时,企业的参与动力更是大打折扣。

鉴于此,学校需采取多措并举的策略。一方面,加强与合作企业的深度沟通,提升其对人才培养重要性的认识，并强化其作为社会成员应承担的培育未来劳动力的责任感。另一方面，学校应积极探索与行业协会建立办学协议的新路径。这种合作模式的转变，不仅能有效分散风险，避免因单一企业退出而导致的项目中断，还能借助行业协会的平台优势，汇聚更多行业资源，拓宽学生实习、实训的渠道，从而保障现代学徒制教育模式的连续性和稳定性。通过这样的合作创新，共同推动高职康复治疗技术专业现代学徒制的健康发展，为社会输送更多高质量的职业技能人才。

4 多方努力，政府加大支持力度，进一步发挥政府的主导作用

政府在高职现代学徒制的实施中起到主导作用。然而，目前的状况是政府在现代学徒制方面的很多配套法律法规、政策还不完善，导致学徒制学员的双重身份等问题难以得到确切保障。有些参与学徒制的企业参与积极性不高，政府也没有在政策方面给予相应的扶持。

为此，开展高职院校康复治疗技术专业现代学徒制合作的学校与企业，应携手并肩，积极向政府建言献策，争取更多政策扶持与资源注入。政府层面，可考虑对主动为失业青年增设学徒岗位的企业，提供财政补贴、税收减免、专项津贴等全方位的政策优惠，以此激发企业的参与热情。同时，构建并完善现代学徒制实施的奖励与考核机制，对成效显著的高职院校及企业给予表彰与奖励，对表现不佳、流于形式者则实施相应的督促与整改措施，甚至引入退出机制，确保学徒制项目的质量与成效。

此外，政府还可探索采用购买服务的方式，直接为企业与院校间的现代学徒制合作项目提供资金支持，有效降低企业在校企合作中的成本负担，从而进一步提升其参与的积极性与主动性。通过这一系列政策组合拳，不仅能够强化政府的引导作用，还能有效激发市场活力，共同推动现代学徒制在康复治疗技术专业乃至更广泛领域的深入发展。

5 校企行深度合作，共同做好适合高职院校康复治疗技术专业的教材建设工作

相较于日新月异的现代康复理念与技术发展，传统教材往往存在一定的滞后性，难以与高职院校的教学内容和技术更新保持同步，导致课程内容无法及时反映市场及企业对技术人才的最新需求。企业技术革新所催生的知识和能力缺口，在现行教材中亦难以觅得对应，从而加剧了理论教学与实践操作之间的脱节问题。此外，部分高职课程所采用的教材，实为本科教材的简化版，未能充分凸显高职教育对技能型人才培养的要求。

为破解这一困境，亟须高职院校康复治疗技术专业教师团队、行业专家及康复企业或医院的专业人士，共同组建教材编写专家组，致力于开发适应现代学徒制需求的专业教材。新的教材不是本科教材的压缩与节略，也不是空洞理论的堆砌，而是应紧密围绕康复行业的实际需求，精准对接企业岗位技能标准，确保内容既具前瞻性又具实用性。这样的教材，不仅能够满足学生个性化学习需求，提升其职业素养与技能水平，还能有效促进企业与学校的深度融合，共同推动康复治疗技术专业的持续健康发展。

6 建设一支高素质、高技能的"双师型"师资队伍

在我国高等教育体系中，高职院校的现代学徒制实践尚处于起步阶段，这一新兴的合作教育模式对教师群体提出了全新的挑战。许多教师尚未能迅速适应教学思维、理念及方式的根本性转变，仍倾向于传统的以教师为中心、单向灌输的教学模式。对于康复治疗技术这一涉医专业而言，来自医院或企业的专业课教师虽具备医学的严谨与规范，但在教育方法的转型上同样面临障碍。而长期在校任职的高职教师，则因缺乏企业实践经验，难以精准把握康复行业的最新动态与市场需求变化，进而难以将市场对学生能力素质的具体要求融入教学之中，导致现代学徒制下培养的康复治疗技术专业毕业生难以充分满足企业及市场的实际需求。

鉴于此，从事高职康复治疗技术专业学徒制教学的教师们应主动把握市场导向，积极实现角色转换，从普通高校教师转变为适应现代学徒制需求的专业教师。这要求教师们勇于突破传统教学观念的束缚，主动与企业建立紧密联系，敏锐捕捉康复市场的最新动态与需求变化。同时，教师应确保每年有一定时间深入企业进行挂职锻炼，亲身体验康复行业的实际需求，将行业对高职康复治疗技术专业学生的能力、素质、技能要求等直接融入课堂教学之中。通过这样的实践，不仅能够提升教学的针对性和实效性，让"现代学徒制"真正发挥出其具有的意义价值。

7 加强校企的深度合作与融合发展的力度

现代学徒制作为一种深度产教融合的典范，通过学校与企业的紧密合作，实现了理论知识与实践技能的无缝对接，对于提升高职学生的职业素养、加速教育教学改革具有重要的推动作用。这种以企业为指导的校企育人模式，学校和企业各司其职、相互协作，技术技能的实践主要以企业培训为主，学校参与负责基础理论知识的传授。然而，学校和企业因为各自运行的目标、目的的不同和组织管理运行机制的差别，往往导致校企合作不能深入进行，融合发展也不够紧密。这种简单松散式的校企合作，可能会导致校企合作出现"两张皮"的现象。

为破解这一难题，我们探索性地采取了多项举措：一是将教学阵地延伸至企业一线，让课堂直接对接工作岗位；二是邀请经验丰富的临床康复治疗师走进校园，将最前沿的实践知识带入课堂；三是构建多元化评价体系，将阶段性考核与过程性考核相结合，技能证书教育与学历证书教育并重，全面评估学生的学习成效；四是高职院校与企业师傅携手制订人才培养方案，确保教学内容与行业需求高度契合；五是在教学实施与考核过程中，双方紧密配合，共同承担起教师与学生的管理工作，确保教学质量与效果。通过上述一系列努力，我们很大程度上实现了校企之间的深度融合，不仅提升了学生的综合素质与就业竞争力，也为现代学徒制在高职康复治疗技术专业领域的深入发展提供了经验和借鉴。

当前，现代学徒制模式在我国正处于探索与初步实践的初期阶段，而高职康复治疗技术专业作为高职院校的新兴领域，其与现代学徒制的融合更是一个全新的尝试。这一新生事物的成长之路，注定是伴随着挑战与问题不断前行的探索之旅。我们深知，任何新生事物的成

熟都需要经历从发现问题到解决问题的循环往复，过程中难免会遇到挫折与困难。然而，我们秉持着现代学徒制所倡导的勇于探索、不断进取的精神，以康复市场的实际需求为引领，面对问题不回避、不畏惧。我们采取边建设、边总结的策略，将实践中的每一个挑战视为推动改革与创新的契机，积极寻求解决方案，力求在实践中不断完善与提升。我们相信，通过不懈努力，可以真正实现校企双方在教育资源、实践教学、人才培养等方面的深度融合，构建高质量的校企一体化育人体系。同时，我们也致力于积累宝贵的经验，为推动现代学徒制在高职院校康复治疗技术专业领域的健康、平稳、持续发展贡献力量，为我国职业教育改革与创新探索出一条新的路径。

第4章 科教融汇探索与实践

广东省高职院校科技成果转移转化的制约因素及改革建议

肖春芬

高职院校的教育属性决定了学校与企业间必须存在紧密联系。一直以来，开展校企合作都是高职院校人才培养的内在需求。高职院校的主要服务对象是中小微企业，双方在人才培养方面已有较好的合作基础，但在科技成果转移转化方面的合作还不够广泛和深入，有较大的拓展提升空间。企业方面，中小微企业自主研发资源不足，有购买科技成果和科技服务的需求。高职院校方面，在国家创新驱动大背景下，高职院校有开展科技成果转移转化，彰显其服务社会能力的需求。因此，高职院校与中小微企业积极开展成果转移转化合作，是双赢的举措。既有利于提升高职院校科技成果的经济效益和社会效益，又有利于增强中小微企业的竞争力。同时，也必须注意到，双方在合作过程中会受到一些因素的制约，如成果完成人的创新动机、创新能力、科技成果转移转化意识，学校的创新环境，政策支持力度，企业心理预期、技术问题的难易程度等。只有找准制约因素才能对症下药，找出解决方案促进高职院校科技成果转移转化。

1 广东省高职院校科技成果转移转化现状

2019 年，广东省有 14 所高职院校入选教育部"双高计划"。对 14 所进入"双高计划"的高职院校 2010~2020 年专利统计调查显示：14 所高职院校共申请各类专利一万余件，专利转化率不到百分之二。进入"双高计划"的 14 所高职院校是广东省高职院校的标杆，但其专利转化情况不够理想。提示广东省高职院校科技成果转移转化率有较大的提升空间。

高职院校科技成果主要以论文、专著、专利、软件著作权等形式呈现，但能真正进行转移转化的成果占比较少。成果转移转化率低的原因涉及多个方面：一是成果不能直接满足中小微企业的需求，表现在成果并不能直接用于生产，要应用于生产实践还有很长一段路要走，开发周期较长，且中间还可能存在失败的风险；二是成果的技术含量不高，较高比例的成果是为了项目结题或绩效考核的需要而产生；三是成果保护不到位，授权专利维持率不高，不少专利因未缴纳年费而失效，导致有权专利数量有限；四是成果产出与实际需求脱节，科研人员更注重科技成果的学术价值，而对企业需求关注相对较少，导致成果难以落地实施转化。

2 影响因素分析

高职院校与中小微企业在人才培养方面的合作较为频繁，已奠定了较好的合作基础，但在科技成果转移转化方面合作还不够广泛和深入。影响因素主要来自成果完成人、高职院校及成果需求方三个层面。

2.1 来自成果完成人的影响

科研人员创造成果的动机是成果能否实现转移转化的重要因素之一。研究表明，成果完成人的价值追求和科研成果的成熟度与科研成果的转化率呈正相关，且影响程度逐渐增加。科研人员创造成果的动机一般涉及个人爱好、个人价值追求、个人能力、职称评聘、绩效考核、科研平台、科研团队等多个方面。个人爱好、个人价值追求、个人能力等属于内因，内因受个人因素影响较大，成因复杂，不在本文探讨范围。职称评聘制度、绩效考核制度、科研平台、科研团队等属于外因，都在高职院校可调可控范围内。事实上，科研人员创造成果的动机是复杂的，是内因和外因综合作用的结果，上述外因的促进作用在一定程度上与内因的促进作用呈正相关。

2.2 来自高职院校的影响

科技成果转移转化难与高职院校当前的创新环境、科技成果转移转化支持力度、绩效考核制度、职称评聘体系有较大关系。学校层面对科研工作以及科技成果转移转化的政策支持起着至关重要的作用，前文也提到科研人员创造成果的动机的外因与学校层面的政策相互关联。从方便考核的角度，高职院校更侧重纵向科研项目级别、论文收录情况、授权专利、出版专著数量等，而横向项目和成果转移转化在科研评价和考核中占比相对较少。为提升绩效考核成绩，科研人员更愿意在一些重点考核方向上投入时间精力，对应用型项目缺乏研究动力，更注重科技成果的学术价值，而对其市场前景关注相对较少，导致高职院校产出科技成果与市场需求脱节，不利于科技成果的转移转化。

2.3 来自成果需求方的影响

中小微企业对高职院校科技成果的心理预期与其实际价值之间存在差距，不能完全匹配。一方面，中小微企业对一些短平快的项目更感兴趣，对关乎行业发展的关键技术关注较少，对科技成果转移转化的收益期望值较高。另一方面，科研人员在成果研究开发过程中投入了大量的人力、物力、财力，其对科技成果的价值预估往往超出了企业的心理预期和实际经济承受能力。交易双方进行有效沟通是达成科技成果转移转化合作意向的关键。

3 高职院校科技成果转化对策建议

为促进科技成果转移转化，提升转化率，成果所有人作为卖方应制订相应的策略，聚焦企业需求，加强与企业的科研合作。一方面，学校层面如果可以提供研究场地、资金支持，同时提供成果转移转化资讯和服务，为科研人员提供良好的创新环境，将对科研人员参与成果转移转化的积极性有极大的促进作用。另一方面，学校层面可调整绩效考核、职称评聘中成果转移转化的比重，鼓励科研人员积极参与科技成果转移转化。再一方面，完善成果转移转化制度，鼓励教职工分工协作参与成果转移转化的各阶段。

3.1 科研人员的对策建议

高职院校教师是主要的成果完成人，其创新动机在科技成果转移转化过程中起关键作用。为实现有效的科技成果转移转化，可考虑从三方面开展工作。一是加强校企合作，充分了解企业的需求。科研人员可多进企业调研发现技术问题，也可与企业开展技术研究开发、技术服务、技术咨询等横向合作项目，逐步深入了解企业需求，为企业量身订制成果，而不是为完成某些项目结题而产出成果。二是将现有的成果技术渗透到横向合作项目中，以检验科技成果的实用性，并在实践过程中进一步完善以满足企业需求，进而达到转化要求并实施成果转化。如将一些现有成果给企业试用，在试用过程中发现问题解决问题。三是将现有科技成果依据开发潜力及应用前景进行分级，可考虑请专业机构对现有成果进行分级，也可组织专家团队进行成果分级，最后由成果完成人综合考虑以上意见及成果开发情况确定分级。将有挖掘潜力的成果进行进一步研究开发，将一些时效性较强的成果尽早实施转化。

3.2 高职院校的对策建议

高职院校应在政策上引导和激发科研人员创新积极性的同时，做好相应的服务工作。一是理顺科研和教学的关系。教师是高职院校科研人员的主力军，合理设置教学工作量和科研工作量的比例，让教师可以自主安排时间和精力开展科研和教学工作，提升教师参与科技创新的积极性。二是优化科技成果转移转化激励体系。建立明确的成果转移转化收益分配制度，确保收益分配有章可循。按对成果的贡献大小设置分配比例，细化分配流程以确保公平公正。建立成果转移转化激励机制，在绩效考核和职称评聘方面加大科技成果转化权重。三是加强科技成果的管理和维护，保障成果所有人的权益。安排专人监测成果情况，确保成果所有人权益不受侵犯，安排专项资金维护有价值的成果，避免出现有价值成果因未及时维护而失效的情况。四是整合校内科研资源，提升科技创新能力。根据现有的科学研究方向组建研究团队、提供开放实验场地，吸纳有创新能力和创新意愿的教师加入。设置研究团队和研究成员的动态考核目标，逐步优化创新队伍。五是建立健全科技成果转移转化体系。可招标科技中介公司，通过与其合作寻找市场。也可成立成果转移转化部门或组建团队提供成果转移转化服务，并安排专门人员推介科技成果。

4 结语

科技成果转移转化是高职院校的重点工作之一，不仅能给高职院校带来经济效益，还能在彰显其社会服务能力的同时提升高职院校的科研实力，科研实力的提升又可进一步促进高质量成果的产出，形成良性循环。为激发成果完成人的创新积极性，高职院校应为成果完成人提供良好的创新环境。为了提升高职院校科技成果转移转化率，将成果转化为生产力，成果完成人应加强与企业的沟通合作，以促进高职院校科技成果转移转化工作的良性循环。

固相支撑液液萃取结合 LC-MS/MS 快速测定生乳中 32 种农药残留

邓　龙　周　思　黄佳佳　曾上敏　张静文

生乳是液体乳、配方乳粉和其他乳制品的主要原料，它的安全质量问题一直是消费者和行业关注的焦点。据文献报道，包括生乳在内的动物源性食品不仅受到金属元素、兽药残留等危害因素的影响，还面临着农药残留污染等问题。我国是农业大国，农药用量大，利用率低等问题普遍存在。环境中的残留农药通过饮水、食物、杀虫、环境接触等途径进入动物体内，容易在脂肪含量较高的乳类等产品中聚集，通过食物链的关系从而影响人类的健康。因此，欧盟、国际食品法典委员会等通过制定严格的限量标准来降低对健康造成的风险。我国《食品安全国家标准 食品中农药最大残留限量》（GB 2763—2021）涉及 25 项检验方法，同时规定了生乳中 125 种农药残留的最大限量。但该标准存在项目不全、操作复杂、检出限高于限量值等问题，限量标准配套方法有待完善。文献报道的动物源性食品中农残检测大多数为肉及其制品、水产品和鸡蛋，有关生乳的种类单一、检测项目少，不能满足生乳中农药多残留快速筛查的要求。因此，建立生乳中农药多残留快速检测方法对保障乳制品食品安全具有很强的现实意义。

生乳中农药多残留检测有两大难题，一个是目标物种类比较多，性质差异大，用同一种方法较难获得好的回收率；另一个是含量水平比较低，基质效应强，前处理复杂，生乳保存的及时性要求高。传统的固相萃取、液液萃取处理操作较为烦琐、步骤多，QuEChERS 影响因素多、方法摸索耗时、凝胶色谱需专用设备等，获得快速、高效、简单的样品前处理方法有待进一步开发。

固相支撑液液萃取（supported liquid extraction，SLE）是 1997 年 Johnson 团队提出的一种样品前处理技术。通

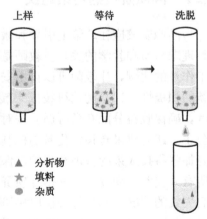

图 4-1　SLE 实验流程示意图

过均匀多孔材料为支撑介质，吸附水性样品形成理想的液膜萃取界面，加入与水不相溶的洗脱溶剂后，溶剂与样本之间形成连续的浓度差，从而实现目标物的高效萃取，萃取流程见图4-1。SLE 在环境污染物、烟草及其代谢物、生物样本和药物的检测中得到广泛应用。SLE本质是液液萃取，但优化了传统液液萃取效率低、易乳化等不足，而且操作简单，只需上样和洗脱两个步骤。在水系样本有机物萃取方面具有明显的优势，可用于对生乳中农药多残留的样品进行前处理，在农药残留方面的应用暂无相关报道。

本研究将农业农村部《禁限用农药名录》（2019 年版）中 32 种高风险禁限用农药残留作为目标物，运用固相支撑液液萃取技术进行样品的前处理，同时结合液相色谱串联质谱在多残留分析中速度快、抗干扰能力强、灵敏度高的优势，建立了生乳中 32 种农药残留的超高效液相色谱-串联质谱检测方法，为动物源性样品中农药多残留的检测提供新的方法和思路。

1　材料与方法

1.1　材料与仪器

32 种农药残留标准品（100mg/L，农业农村部环境保护科研监测所）；乙腈、甲酸铵、甲酸（LC-MS 级，德国默克公司）；二氯甲烷、正己烷、乙酸乙酯（HPLC 级，德国默克公司）；去离子水（18.0MΩ·cm，由 Milli-Q 去离子水发生器制备）。

生乳样品采自本地乳品生产企业及鲜乳配送点，4℃冷藏保存。ACQUITYXevo TQ-S 超高效液相色谱-串联质谱仪（美国沃特世公司）；IKA MS3 漩涡混合器（德国艾卡公司）；5810R 高速冷冻离心机（德国艾本德公司）；N-EVAP112 氮吹浓缩仪（美国奥格曼公司）；Milli-Q 去离子水发生器（美国密理博公司）；固相萃取装置（美国沃特世公司）；SLE 萃取柱（3mL，美国安捷伦公司）；Mini-UniPrep 聚四氟乙烯非针式过滤器（0.2μm，英国沃特曼公司）。

1.2　实验方法

1.2.1　标准溶液配制

准确吸取 0.1mL 单标溶液于 10mL 容量瓶，乙腈定容至刻度，配制成 1mg/L 混合标准溶液，用生乳空白基质溶液稀释为 0.2μg/L、1μg/L、2μg/L、5μg/L、10μg/L、20μg/L、50μg/L 系列标准工作溶液。

1.2.2　样品前处理

准确称取 1g（精确至 0.01g）混匀的生乳样品，注入装有 1.5mL 乙腈的离心管，涡旋混匀，4000r/min 离心 5min，取上清液。样品沉淀加入 0.5mL 水冲洗，合并清液，转移至 SLE 小柱，等待 5min。用 4.5mL 二氯甲烷洗脱 2 次，待无液滴落下后抽真空 5s，洗脱液氮吹至近干，用 20%甲酸乙腈（0.1%）水溶液定容至 0.5mL，非针式过滤器过滤。

1.2.3　色谱条件

色谱柱：Waters CORTECS C18 柱（100mm×2.1mm，2.7μm）。流动相：A 为 0.1%甲酸溶液（含 5mmol/L 甲酸铵），B 为 0.1%甲酸乙腈（含 5mmol/L 甲酸铵）。梯度洗脱程序：

0～2min，20%B；2～13min，B升至100%；13～15min，保持100%B；15～16min，B降至20%；16～18min，保持20%B。进样体积：5μL。流速：0.30mL/min。柱温：30℃。

1.2.4 质谱条件

离子源：电喷雾电离（ESI），氟虫腈为负离子模式，其余31种为正离子模式。监测方式：多反应监测（MRM）模式。毛细管电压：3.0kV。离子源温度：150℃。脱溶剂气温度：150℃。各化合物参考保留时间、监测离子、锥孔电压、碰撞电压等参数见表4-1。

表4-1 32种目标物的保留时间和质谱参数

序号	化合物	保留时间/min	母离子/(m/z)	子离子/(m/z)	锥孔电压/V
1	涕灭威砜	1.100	240.0	223.0*,86.0	23
2	久效磷	1.110	224.1	127.1*,193.1	28
3	涕灭威亚砜	1.139	207.1	132.0*,89.0	25
4	杀虫脒	1.730	197.2	117.2*,46.2	50
5	3-羟基克百威	2.180	238.0	181.1*,163.2	35
6	硫环磷	3.919	256.0	140.1*,168.1	35
7	涕灭威	4.751	116.2	89.2*,70.0	30
8	磷胺	5.332	300.0	174.1*,127.1	35
9	苯线磷亚砜	5.437	320.0	171.1*,292.1	30
10	甲磺隆	6.342	382.0	199.2*,167.3	30
11	克百威	6.407	222.0	165.2*,123.2	20
12	苯线磷砜	6.456	336.0	266.2*,188.3	45
13	氯磺隆	6.705	358.0	141.0*,167.0	15
14	甲拌磷亚砜	6.899	277.0	199.0*,171.1	25
15	胺苯磺隆	6.997	411.1	196.3*,168.3	35
16	氟虫腈	7.278	435.0	250.0*,333.0	25
17	内吸磷	7.719	259.1	89.2*,61.1	15
18	特丁硫磷亚砜	8.074	305.1	187.2*,97.0	30
19	甲拌磷砜	8.219	293.0	171.0*,247.0	25
20	水胺硫磷	8.257	231.0	1210*,65.0	40
21	杀扑磷	8.416	303.0	145.0*,85	10
22	苯线磷	8.801	304.0	214.2*,234.3	45
23	灭线磷	9.026	243.0	131.1*,97.0	30
24	特丁硫磷砜	9.176	321.1	171.2*,143.0	35
25	氯唑磷	10.006	314.0	162.3*,120.2	30
26	对硫磷	10.393	292.0	264.0*,235.9	10
27	硫线磷	10.548	271.1	159.2*,131.1	25
28	蝇毒磷	10.668	363.0	227.2*,307.1	30
29	甲基异柳磷	10.682	231.0	121.0*,65.0	40
30	地虫硫磷	10.790	247.0	137.0*,109.0	14
31	治螟磷	10.891	323.0	171.2*,115.0	35
32	甲拌磷	10.975	260.9	75.1*,47.0	20

注：带"*"为定量离子。

1.3 数据处理

采用基质匹配校准曲线外标法定量，通过标准加入法和控制变量法优化实验条件。应用仪器配套 Masslynx 工作站进行数据采集与处理，使用 Origin2017 进行数据分析与作图。

2 结果与分析

2.1 预处理条件优化

生乳含有大量的蛋白、脂肪、磷脂等物质，易残留在液质系统，改变分析物峰型，增加色谱柱压力，影响离子化效率，上机测试前应尽量去除，固相支撑液液萃取以改性多孔材料为支撑，表面活性低、比表面积大，可形成微孔液膜实现目标物的高效萃取。同时，保留样本中的磷脂、蛋白质等干扰物有效减少基质干扰。SLE 只有上样和洗脱两个步骤，上柱样本状态及洗脱液的选取是影响实验的关键因素。上样前对样本进行稀释、调酸碱度、沉淀蛋白等预处理可以获得更好的萃取与净化效果。生乳含有大量蛋白直接上柱易造成柱子堵塞影响柱效，采用有机试剂沉淀蛋白后上柱，可大幅降低样品中的蛋白含量，且水溶性有机溶剂的加入可改善部分极性化合物萃取率。实验比较了甲醇、乙腈、0.1% 甲酸乙腈三种溶剂的沉淀效果，乙腈沉淀效果优于甲醇，少量酸的加入有利于稳定酸性农药但不利于蛋白沉淀，故选择乙腈为沉淀剂。比较加入 0.5mL、1.0mL、1.5mL、2.0mL 乙腈的沉淀效果，结果如图 4-2 所示，当加入体积为 1.5mL 时，离心后样本呈澄清状态，且最终回收率符合要求，故选择 1.5mL 乙腈进行沉淀。此外，将生乳样品注入乙腈中，可以让样本与溶剂充分接触，沉淀效果更好。

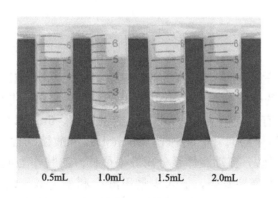

图 4-2 不同乙腈用量沉淀效果

2.2 萃取柱条件优化

固相支撑液液萃取的本质是目标物在两相中的分配，32 种目标化合物中含有机磷、氨基甲酸酯、磺酰脲、苯基吡唑等多类化合物，油水分配系数差异大，洗脱溶剂的选择需充分考虑目标物溶解度和极性。实验考察乙酸乙酯、乙腈、二氯甲烷、正己烷四种常用溶剂的洗脱效果。结果表明，正己烷极性小，对苯线磷、涕灭威、久效磷等水溶性较好的农药洗脱效果不佳。乙腈极性大，与水性样本互溶，容易造成样品穿漏，影响净化效果。乙酸乙酯洗脱甲基异柳磷、蝇毒磷、氟虫腈回收率低于20.0%，二氯甲烷对各目标化合物的回收率均较理想，平均回收率为69.4%～113.6%，故选择二氯甲烷作为洗脱溶剂。进一步优化洗脱溶剂用量，考察溶剂体积分别为柱容量2、3、4倍时的洗脱效果，加标浓度为10μg/kg时总体回收率比较见图4-3。由图可知，当体积达到9mL时全部目标物回收率均超过60.0%，平均回收率为89.8%，继续增加溶剂体积总体回收率增幅不明显，基于后续操作及环保考虑不再增加溶剂用量。根据分配定律，同样体积的溶剂多次萃取比单次萃取效率高，比较9mL×1和4.5mL×2洗脱效果，结果与理论一致，最终选择用4.5mL二氯甲烷洗脱2次。

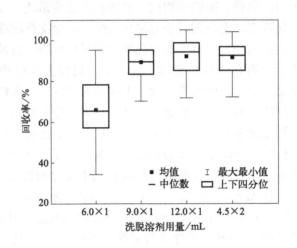

图 4-3 不同洗脱体积、萃取次数下的目标物回收率

2.3 色谱条件优化

液相色谱串联质谱分析农药多残留，流动相多选择水、甲醇或乙腈的流动相体系。实验对比了几种常用流动相的分离效果，水相包括0.1%甲酸、5mmol/L甲酸铵、5mmol/L甲酸铵（含0.1%甲酸），有机相包括5mmol/L甲酸铵甲醇、5mmol/L甲酸铵乙腈，5mmol/L甲酸铵乙腈（含0.1%甲酸）。实验发现，5mmol/L甲酸铵（含0.1%甲酸）～5mmol/L甲酸铵乙腈（含0.1%甲酸）流动相体系分离效果最佳。乙腈作为流动相洗脱力强，峰型更加尖锐对称。目标物多为酸性农药，加入少量甲酸有利于[M−H]$^+$离子的生成，保持化合物稳定，减少基质中共萃物的干扰，提高方法的稳定性和重现性。加入甲酸铵有利于[M−H]$^-$离子的生成，增强离子响应强度，同时降低化合物的柱保留时间，可有效改善色谱峰型。初始流动相中水的比例过高，久效磷等极性较大的化合物难以保留，易与极性基质一起流出，从而影响测定结果。调低初始水相比例至80%，保持2min，有利于极性化合物的分离与测定。

2.4 基质效应评价

基质效应（matrix effect，ME）是指受样品基质影响导致化合物响应值增强或抑制的现象。痕量水平残留检测易受基质效应影响，目前有关动物源性样本对农药残留的基质效应研究较少。本实验用生乳空白基质标准曲线与纯溶剂标准曲线的斜率比值对基质效应大小进行评估。ME 值大于 1.2 为基质增强，ME 值小于 0.8 为基质抑制，ME 值在 0.8~1.2 认为基质效应可接受，32 种目标物的 ME 值分布见图 4-4。32 种目标物中产生基质抑制效应的占比 34.4%，产生基质增强效应的占比 9.4%。目标物在生乳中的基质效应不可忽略，实验中采用基质匹配标准曲线减小基质效应，以提高测定结果的准确度。

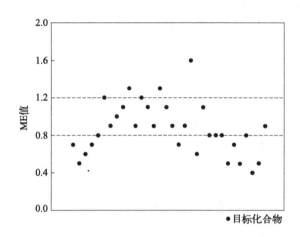

图 4-4　32 种目标物的 ME 值分布图

2.5 线性范围和检出限

在优化条件下测试 1.2.1 配制的基质匹配标准工作溶液。以目标物峰面积（y）对质量浓度（x，μg/L）进行线性拟合，得到 32 种目标物的线性方程（见表 4-2）。由表可知，32 种目标物在相应浓度范围内线性关系良好，相关系数均大于 0.9962。选择低添加水平样品，以 3 倍信噪比（$S/N=3$）计算检出限，以 10 倍信噪比（$S/N=10$）计算定量限，结合样品前处理过程，得到检出限为 0.1~2.5μg/kg，定量限为 0.3~7.5μg/kg。

表 4-2　32 种目标物的线性拟合结果

化合物名称	线性范围/(μg/L)	线性回归方程	相关系数	检出限/(μg/kg)	定量限/(μg/kg)
涕灭威砜	0.5~50	$y=44512.7x+25973.9$	0.9979	0.2	0.6
久效磷	0.5~50	$y=63527.9x+5762.0$	0.9996	0.2	0.6
涕灭威亚砜	2.0~50	$y=6005.3x+1752.7$	0.9980	0.8	2.4
杀虫脒	0.5~50	$y=15750.3x-4292.5$	0.9990	0.4	1.2
3-羟基克百威	0.5~50	$y=34677.5x+6371.4$	0.9998	0.3	0.9
硫环磷	0.5~50	$y=168357.0x-9738.8$	0.9986	0.1	0.3

续表

化合物名称	线性范围/(μg/L)	线性回归方程	相关系数	检出限/(μg/kg)	定量限/(μg/kg)
涕灭威	2.0～50	$y=9532.7x-602.7$	0.9998	0.5	1.5
磷胺	0.2～50	$y=173563.0x+50442.3$	0.9981	0.1	0.3
苯线磷亚砜	0.5～50	$y=24535.2x-1744.0$	0.9995	0.3	0.9
甲磺隆	0.5～50	$y=88118.2x+70700.1$	0.9988	0.2	0.6
克百威	0.2～50	$y=229342.0x+141040.0$	0.9975	0.1	0.3
苯线磷砜	0.5～50	$y=41128.0x-1637.1$	0.9995	0.3	0.9
氯磺隆	0.5～50	$y=24303.8x+3916.4$	0.9986	0.3	0.9
甲拌磷亚砜	0.5～50	$y=56654.0x-13235.3$	0.9993	0.3	0.9
胺苯磺隆	0.5～50	$y=147058.0x+102576.0$	0.9971	0.2	0.6
氟虫腈	1.0～50	$y=44988.0x+14936.3$	0.9979	0.3	1.0
内吸磷	5.0～50	$y=917.3x-493.0$	0.9987	2.0	6.0
特丁硫磷亚砜	2.0～50	$y=6946.7x+6446.1$	0.9976	0.6	1.9
甲拌磷砜	2.0～50	$y=5031.4x+1385.4$	0.9987	0.7	2.1
水胺硫磷	0.2～50	$y=258722.0x+262847.0$	0.9962	0.1	0.3
杀扑磷	1.0～50	$y=19836.9x+4547.4$	0.9987	0.4	1.2
苯线磷	0.5～50	$y=63199.3x-7672.74$	0.9999	0.2	0.6
灭线磷	0.5～50	$y=75253.5x-655.6$	0.9992	0.2	0.6
特丁硫磷砜	0.5～50	$y=12833.0x+2106.1$	0.9996	0.4	1.2
氯唑磷	0.5～50	$y=54603.2x-5826.5$	0.9999	0.3	0.9
对硫磷	2.0～50	$y=34248.2x-1357.2$	0.9979	0.8	2.4
硫线磷	0.5～50	$y=99648.7x+39252.1$	0.9962	0.2	0.6
蝇毒磷	0.5～50	$y=31648.4x-668.3$	0.9986	0.3	0.9
甲基异柳磷	0.2～50	$y=178788.0x+492404.0$	0.9974	0.1	0.3
地虫硫磷	0.5～50	$y=15988.9x-2226.2$	0.9988	0.4	1.2
治螟磷	0.5～50	$y=79606.9x+2488.4$	0.9984	0.2	0.6
甲拌磷	5.0～50	$y=1314.1x-926.2$	0.9988	2.5	7.5

2.6 回收率与精密度

选取阴性生乳样品，开展低、中、高3个水平加标回收实验，平行测试6次，结果见表4-3。32种目标物平均回收率为69.4%～113.6%，相对标准偏差（relative standard deviation，RSD，$n=6$）为1.4%～8.2%，符合《实验室质量控制规范 食品理化检测》（GB/T 27404—2008）对食品理化检测的质量控制要求，方法具有良好的回收率与精密度。

表4-3　32种目标物的加标回收率和精密度测定结果

化合物名称	回收率/%			精密度/%		
	5μg/kg	10μg/kg	50μg/kg	5μg/kg	10μg/kg	50μg/kg
涕灭威砜	79.2	76.2	81.2	6.3	4.9	5.1
久效磷	76.5	84.5	89.1	4.2	4.5	3.7
涕灭威亚砜	96.8	88.9	96.5	2.8	4.1	3.5

续表

化合物名称	回收率/%			精密度/%		
	5μg/kg	10μg/kg	50μg/kg	5μg/kg	10μg/kg	50μg/kg
杀虫脒	73.3	77.6	81.0	4.0	2.8	5.6
3-羟基克百威	76.5	83.7	86.4	2.7	5.6	3.5
硫环磷	107.6	97.5	98.3	1.5	3.5	1.4
涕灭威	87.6	93.3	92.6	3.6	4.9	2.1
磷胺	92.0	95.9	97.4	6.3	5.6	1.4
苯线磷亚砜	96.5	101.9	98.0	3.1	2.8	2.7
甲磺隆	113.6	105.2	99.9	4.4	2.8	3.3
克百威	89.0	93.4	90.4	3.5	3.5	2.1
苯线磷砜	103.1	93.1	95.4	2.1	2.1	2.8
氯磺隆	95.9	97.8	98.2	4.9	3.5	6.1
甲拌磷亚砜	82.2	72.3	92.1	5.6	6.3	4.2
胺苯磺隆	99.3	99.0	108.1	5.1	2.1	1.9
氟虫腈	108.4	103.1	101.4	3.7	2.6	4.4
内吸磷	111.9	105.2	97.7	2.1	4.9	3.7
特丁硫磷亚砜	102.4	83.9	87.9	2.6	6.3	4.9
甲拌磷砜	97.6	92.5	95.5	4.2	3.5	5.7
水胺硫磷	113.8	98.5	102.6	2.9	4.9	3.5
杀扑磷	69.4	88.5	79.9	5.6	5.6	4.2
苯线磷	94.0	102.4	98.1	6.3	6.3	2.1
灭线磷	80.5	79.8	86.2	1.4	2.2	4.9
特丁硫磷砜	110	96.9	95.8	6.3	1.7	6.3
氯唑磷	79.6	85.0	86.6	2.1	6.1	5.3
对硫磷	88.3	80.5	86.1	4.9	2.4	2.9
硫线磷	98.2	89.3	88.5	8.2	2.1	5.7
蝇毒磷	80.8	94.2	89.7	5.6	5	2.4
甲基异柳磷	96.7	86.9	88.3	5.4	1.8	4.9
地虫硫磷	71.2	86.5	81.0	6.1	6.3	5.6
治螟磷	74.8	79.0	84.3	5.6	2.8	4.2
甲拌磷	84.4	95.0	94.6	2.8	1.9	2.6

2.7 实际样品的检测

采用本方法测定乳品企业样品9份，配送鲜乳样品9份，均未检出32种农药残留物。

3 结论

本研究结合固相支撑液液萃取法在水系样本有机物萃取方面的优势，建立了生乳中32种农药残留物的超高效液相色谱-串联质谱快速检测方法。前处理过程无需活化，沉淀蛋白后上柱洗脱即可，15min内完成样品上柱与洗脱。相比于传统的液液萃取、固相萃取，该法简单快速，影响因素少，易于自动化。32种目标物检出限为0.1~2.5μg/kg，定量限为0.3~7.5μg/kg，平均回收率为69.4%~113.6%，相对标准偏差小于8.2%，符合GB/T 27404—2008标准要求。以生乳基质为研究对象，充实了动物源性食品中农药残留的检测方法，可为乳制品中农药残留的监管和风险评价提供技术支持。

粤菜药膳美食系列——肇庆市药膳美食研究

范文昌　李辰慧　彭芷晴　罗敏惠　莫咏诗　黄水贤　杨雅琴

　　肇庆市位于广东省的中西部，主要包括鼎湖区、高要区、端州区 3 个区，德庆县、封开县、怀集县、广宁县 4 个县，四会市 1 个代管县级市，还有国家高新区即大旺高新区。肇庆市属南亚热带季风气候，是南亚热带物种宝库，春季温暖多雨，夏季高温少雨，秋冬也为少雨。这里物产丰富，山珍野味尤多，当地流传着其"怀集木，广宁竹，德庆谷"之说。还有西江河鲜、莲藕、高要麦溪鲤、山坑螺等特色肇庆农产品，都是上好的美味食材，其主要饮食为肇庆土特产加工出来的粤菜，把南北的风味结合起来，集中体现在小吃、菜肴等方面。

1　肇庆市特色农产品、药材的历史记载

　　（1）肇庆芡实。肇庆芡实药用价值闻名珠三角，记载历史悠久，清代的《广东新语》和《高要县志》均有记载，"肇实"之称首次记载于 1985 年出版的《广东风物志》。

　　（2）活道粉葛。活道粉葛也是肇庆的特产之一，它产自肇庆市高要区。活道粉葛的个头大小适中，拥有如饱满橄榄的外形，表皮光滑无皱褶，皮呈乳黄色，其肉质呈乳白色，纤维少，新鲜粉葛的气味清香。尤其在烹熟后香味浓郁，自带黏性，味道天然甘甜，少渣，口感细嫩，是适宜男女老少食用的美味佳品。粉葛是高要区的传统特色农产品之一，它最早出现于明末清初，是由当地的野生葛慢慢培育而来，其中仙洞村的粉葛最为出名。

　　（3）星岩蛋花。肇庆市的鸡蛋花之所以著名是因生长在星岩的鸡蛋花树所汲之水乃为山泉，故用星岩所产的鸡蛋花泡茶特别清润。产于肇庆市七星岩地区的星岩蛋花较一般鸡蛋花名贵。

　　（4）巴戟天。高要区的巴戟天也是肇庆市特产之一，巴戟天具有重要的药用价值，2015 年被评为"国家地理标志保护产品"。2017 年被广东省政府列入《广东省岭南中药材保护条例》第一批保护品种之一。

　　肇庆市各地区的特色农产品及常用药材如表 4-4 所示。

表 4-4　肇庆市各地区的特色农产品、常用药材

肇庆地区	特色农产品、常用药材
端州区	鸡蛋花、剑花
高要区	活道粉葛、广藿香
怀集县	燕窝
鼎湖区	肇实、紫背天葵、沙埔粉葛、龙利叶
四会市	四会陈皮
德庆县	何首乌、广佛手、肉桂
封开县	巴戟天、竹荪
广宁县	白芋梗、砂仁

2 肇庆地区农产品加工药膳

肇庆市各地区的特色农产品加工药膳如表 4-5 所示。

表 4-5 肇庆市各地区的特色农产品加工药膳

肇庆市农产品、药材	特色农产品加工药膳
肇实	山药薏仁芡实粥、莲子芡实雪梨粥
剑花	剑花荸荠白鳝汤、剑花猪肺汤
广佛手	佛手猪肚汤、佛手姜糖饮、佛手苏梗粥、猪蹄佛手粥
活道粉葛	粉葛赤小豆骨汤、粉葛茯苓白术煲水鱼、粉葛赤小豆煲鲮鱼
鸡蛋花	鸡蛋花陈皮饮、鸡蛋花罗汉果饮、鸡蛋花党参百合煲猪尾巴、鸡蛋花沙参煲猪蹄
燕窝	白及燕窝羹、洋参雪耳炖燕窝
巴戟天	巴戟粟子猪尾汤、巴戟煲面筋、巴戟天酒

2.1 山药薏仁芡实粥

组成：山药 30g，薏仁 30g，芡实 30g，大米 30g，饮用水 200mL。功效：健脾养胃，补肾固精。用于身体消瘦、脾胃虚弱、肺虚咳喘、肾虚遗精、泻下不止等症。

2.2 莲子芡实雪梨粥

组成：莲子（干）25g，芡实 35g，大米 40g，雪梨 100g，冰糖 10g。功效：健脾止泻，补肾固精，止带，安神。用于脾胃虚弱、便溏、白带过多、失眠、遗精滑泄等症。

2.3 剑花荸荠白鳝汤

组成：白鳝 500g，七星剑花 90g，荸荠 250g，蜜枣 1 个。功效：清痰热，润肺燥。用于肺经燥热者及颈痰核瘰疬者。

2.4 剑花猪肺汤

组成：七星剑花 30g，猪肺 300g，蜜枣 4 个。功效：清肺热，止咳化痰，健脾胃。用于肺虚咳嗽、气血亏虚、瘰疬等症。

2.5 佛手猪肚汤

组成：猪肚 500g，佛手 15g，生姜适量。功效：健脾和胃，理气化痰。用于食欲不振、食少呕吐、胃脘胀闷、胃气滞者。感冒期间者、湿热体质者不宜食用。

2.6 佛手姜糖饮

组成：佛手 15g，红糖 20g，生姜适量。功效：疏肝理气，健胃和中。用于脾胃气滞、胁肋胀痛、呕逆少食等症。

2.7 佛手苏梗粥

组成：佛手 15g，苏梗 15g，粳米 60g，白糖适量。功效：疏肝理气，和胃止痛。用于气滞血瘀型痛经、嗳气吐酸、烦躁易怒等症。阴虚有火、无气滞症状者慎服。

2.8 猪蹄佛手粥

组成：猪蹄 1～2 只，通草 3～5g，漏芦 10～15g，佛手 12g，粳米 100g，葱白 2 茎。功效：通乳汁，疏肝理气，利血脉。用于产后肝郁气滞所致乳汁不通、少乳等症。

2.9 粉葛赤小豆骨汤

组成：葛根 500g，赤小豆 60g，陈皮 1 个，红枣 4 个，生姜 2 块，猪骨 250g。功效：生津止渴，升阳止泻，祛湿利尿消肿。用于水肿、外感发热等症。脾胃虚寒便溏、肾虚怕冷等人群勿服。

2.10 粉葛茯苓白术煲水鱼

组成：粉葛 300g，茯苓 30g，白术 10g，水鱼 1 只，生姜 5 片。功效：健脾益气，燥湿利水，解肌退热，透疹。用于水肿、脾虚湿困所致头身困重、纳呆、便溏等症。

2.11 粉葛赤小豆煲鲮鱼

组成：粉葛 250g，鲮鱼一条、赤小豆 30g，炒扁豆 30g，陈皮 5g，瘦肉 100g。功效：健脾化湿，利水消肿。用于头身困重、水肿等症。腹胀满不适者及孕妇慎用。

2.12 鸡蛋花橘皮饮

组成：橘皮 3g，鸡蛋花 2g，生姜适量。功效：清热祛湿，解暑，健脾理气，燥湿化痰。适合湿热痰多的人群。

2.13 鸡蛋花罗汉果饮

组成：新鲜鸡蛋花 10 朵，干罗汉果 1 个。功效：清热利湿，解暑，润肺，利咽开音。

用于湿热下痢、咽痛失音、肺热燥咳等症。

2.14 鸡蛋花党参百合煲猪尾巴

组成：鸡蛋花 25g，猪尾骨 200g，党参 20g，百合 30g，红枣 10 个，枸杞 5g，姜适量。功效：滋阴润肺，清热解毒，补气血。用于盛暑秋热时的口干咽燥、脾失健运、燥热便秘、心烦气虚、尿少尿黄者。

2.15 鸡蛋花沙参煲猪蹄

组成：鸡蛋花 20g，沙参 30g，猪蹄 400g，生姜 3 片。功效：清热润肺，益气生津。用于津液不足、肺热燥咳、胃阴虚等症。

2.16 白及燕窝羹

组成：燕窝 10g，白及 9g，冰糖适量。具有养阴润燥，消肿止血的作用。用于肝硬化吐血者。

2.17 洋参雪耳炖燕窝

组成：西洋参 15g，雪耳 15g，燕窝 30g。功效：补气养阴，润肺。用于气阴不足、咽干口燥、燥咳痰血等症。

2.18 巴戟栗子猪尾汤

组成：薏苡仁 150g，陈皮 3g，巴戟天 20g，猪尾 500g，蜜枣、板栗各 30g，鸡脚 4 只。功效：补肾温阳，健脾，祛风湿除痹痛。用于肾阳虚兼有风湿病者。

3 肇庆市各区域优质农产品及特产

（1）四会市柑橘的品质优良，长期有着美誉，历代以来经久不衰。清代作者屈大均在《广东新语》中记载："柑橘……产四会者光滑，名鱼冻柑，……柑、橙、香橼，以四会为大家。"

（2）在四会市罗源石寨村，有一棵被称为"仁面王"的仁面树，至今已五百多岁。该仁面树是当地人的祖先在明朝成化年间（1470 年）栽植，是石寨村的"村宝"。据统计，目前四会市有百年以上的仁面树 300 多棵，石寨村占了 70 多棵，普通仁面树（当地白话称"银稔树"）有 2000 多棵。这里曾被评为全国绿化千佳村。四会市平均年产仁面果 19 万多公斤，四会市是一个适合仁面树生长的好地方，具有适宜仁面树生长的好环境，堪称"仁面之乡"。

(3)封开县的麒麟李有"食果返寻味,唯有麒麟李"之美誉。麒麟李就是麒麟山上那漫山遍野的果子,家家户户都有。这里产出的麒麟李果大核小、清甜多汁、色佳离核,果香淡雅独特,还富含碳水化合物和各种营养元素。

(4)怀集县黄庆笋因其与众不同的优良品质而闻名。据史料记载,黄庆笋在清光绪年间已经成为朝廷贡品,从此,清脆甘香、食而不腻的黄庆笋便闻名遐迩。

(5)德庆贡柑果实颜色金黄、外皮薄、内核少小、果肉爽脆无渣,有清香甜蜜的味道,并且高糖低酸、果味浓郁,它综合了橙子的外形和柑橘的肉质优点,是其他品种的柑橘难以比拟的,因此德庆县的贡柑被誉为"柑橘之皇"。柑橘在德庆县的种植历史始于1300多年的唐开元年,历史悠久。据记载,宋高宗对德庆产柑橘连连称赞,德庆柑橘被称为御用贡品,自此"贡柑"便流传下来。

肇庆市各地区优质农产品及特产见表4-6所示。

表4-6 肇庆市各地区优质农产品及特产

肇庆地区	优质农产品及特产
端州区	肇庆裹蒸粽、疍家糕、七星剑花
高要区	麦溪鲩、麦溪鲤、活道大米
怀集县	60日酸菜、怀集燕窝、岗坪切粉、新岗冻顶茶、黄庆笋
鼎湖区	肇庆芡实、紫背天葵、鼎湖山坑鱼仔、沙埔粉葛
四会市	沙糖橘、仁面果、四会贡柑
德庆县	德庆贡柑、何首乌
封开县	油栗、杏花银梨、无渣竹芋、麒麟李
广宁县	潭布番薯干、广宁腐竹、广宁竹芯茶

4 肇庆市的农产品加工特色美食及记载

(1)裹蒸粽。裹蒸粽是广东肇庆的著名特产也是当地最出名的传统小吃,既是端午节节日食俗,也是重大节日的送礼佳品,制作裹蒸粽用的是当地特有的冬叶,再放入糯米、肥猪肉、去衣绿豆等馅料,用水草扎起来,裹出一个金字塔形的大粽子,所以又叫裹蒸粽。

(2)清蒸文庆鲤。清朝光绪年间,一钦差大臣出巡肇庆,尝过清蒸文庆鲤,称其为"难得的美味珍馐",并将文庆鲤献给慈禧太后,太后吃过之后,赐文庆鲤为"岭南第一塘文鲤王"。

(3)鼎湖上素。鼎湖上素是广州菜根香素菜馆的拿手名菜。鼎湖上素最早出现于清代末年,原本是肇庆鼎湖山庆云寺的素斋菜。由"六耳"(雪耳、石耳、黄耳、榆耳、桂耳、木耳)、"三菇"(草菇、香菇、蘑菇)及发菜、竹荪、鲜笋、榄仁、白果、莲子等珍贵原料组成,用绍酒、酱料、芝麻油等调味,煨熟,再排列成12层,成山包型上碟。鼎湖上素的菜品层次分明、口感鲜嫩爽滑、营养价值丰富,菜色及风味俱佳,因此被列入素斋中的最高上素。

肇庆市各地区特色农产品加工的美食如表4-7所示。

表4-7 肇庆市各地区特色农产品加工的美食

肇庆地区	特色美食
端州区	裹蒸粽、古法焖溪鲩鱼
高要区	白土烧肉、毛蟹煲鸡、茶果

续表

肇庆地区	特色美食
怀集县	粟米粥、粟米鸡、怀集发糕、桥头石山羊
鼎湖区	鼎湖上素、鼎湖山水豆腐花、清蒸文庆鲤
四会市	四会濑粉、四会茶油鸡、山坑螺、炭烧猪肉
德庆县	竹篙粉、五福鸡、首乌巴戟鸭
封开县	封开油栗、罗董牛肉干、杏花鸡
广宁县	广宁云吞、竹笋、竹虫、白糍粑

5 结论

综上，本文通过对肇庆市的人文历史基本了解、肇庆市各地区的特色农产品、肇庆市药膳产品等方面的资料收集与分析，广东肇庆在特色农产品加工方面有着巨大的发展潜力，在药材方面有鸡蛋花、剑花、肇实等，特产方面有裹蒸粽、岗坪切粉、仁面果等，美食方面有鼎湖上素、怀集发糕、四会茶油鸡等，也有许多的传统药膳食品，并且可以在此基础上进行进一步的研究与发展。药膳是在中医药理论的指导下，利用食材本身或者在食材中加入特定的中药材，使之具有调整人体脏腑阴阳、气血、生理机能的功能，以及具备色、香、味、型的特点。其是适用于特定人群的食品，包括菜肴、汤品、面食、米食、粥、茶、酒、饮品、果脯等。结合当地人的饮食习惯的同时，也要结合季节、肇庆人民的体质，辨体质合理用膳，根据体质食用相关的药膳、食材，避免食用加重体质偏颇的药膳和食材。如湿热质可以食用砂仁鲫鱼汤、赤小豆鲤鱼汤等，不建议食用热性食物羊肉、鳝鱼、辣椒、韭菜、酒、胡椒、生姜、花椒、蜂蜜及火锅、烧烤等。俗话说"民以食为天"，中国人对食物尤其是美食的热爱恐怕可以居世界之首，正因如此笔者想借此机会推广肇庆美食，让无数的肇庆美食随着地域、时间、空间的变化也不断变化和改进，并研制出更适合现代人的新型农产品加工产品——食疗药膳。

甘木通强心苷的提取工艺及抗大鼠心力衰竭作用研究

聂 阳　黄海潮　朱 俊　李 博　丁 立　曾庆珊　周代营

甘木通为毛茛科丝铁线莲 *Clematis filamentosa* Dunn 的叶、根，主要分布于我国广东、广西等南方地区，具有降血压、增加冠脉流量、耐缺氧等作用，临床用于冠心病心绞痛、高血压治疗。一般认为甘木通抗心肌缺血的有效成分为其醇提取物，主要为黄酮类成分，可通过抗氧化、清除氧自由基、释放 NO、减少细胞凋亡、调控 PI3K/Akt/eNOS 信号通路等发挥抗心肌缺血再灌注损伤作用，甘木通的总黄酮含量也被作为药材、制剂的质量标准测定指标。目前，关于甘木通的心血管药效物质基础尚不明确。课题组前期采用化学成分系统预试法，明确甘木通含有酚类、黄酮类、三萜类、强心苷类、甾萜类、生物碱类等成分，其中，强心苷检识反应现象明显，且未见相关的文献报道。强心苷是一类对心脏具有显著生理活性的甾体苷类化合物，在治疗心力衰竭（简称心衰）、心律失常等疾病方面有不可比拟的优势，也是临床常用抗心力衰竭药物。本研究以甘木通强心苷为研究对象，采用正交设计法优选最佳提取工艺，首次测定不同产地、不同时期、不同部位（根、茎、叶）药材中的含量，通过大鼠心衰模型评价其强心作用，以期为甘木通强心苷研究及新的药用部位开发提供依据，拓展甘木通药材资源利用的方向。

1 材料

1.1 仪器

U-3900 型紫外可见分光光度计（日本日立公司）；BP211D 电子分析天平（德国赛多利斯公司）；KQ2200DE 型超声波清洗机（昆山市超声仪器有限公司）；BL-410 生物机能系统（成都泰盟科技有限公司）；RM6240BD 多道生理信号采集处理系统（成都仪器厂）；80-2 台式低速离心机（上海医疗器械有限公司）；SABA-18 全自动生化分析仪（奥地利 AMS 公司）。

1.2 材料

地高辛对照品（中国食品药品检定研究院，批号：20830755）；卡托普利片（中美上海施贵宝制药有限公司，批号：19103113）；大鼠血清醛固酮（ALD）、血管紧张素Ⅱ（AngⅡ）、N-前端心钠肽（ANP）、N-前端脑钠肽（BNP）酶联免疫吸附试验（ELISA）试剂盒（上海西唐生物科技有限公司）；其余试剂均为分析纯。丝铁线莲为韶关市武江区、乐昌市、乳源瑶族自治县和肇庆市鼎湖区实地采挖，并净制、干燥，样品编号 S1～S15，经鉴定为毛茛科丝铁线莲的干燥全草。雄性 SD 大鼠，体质量 250～300g，由南方医科大学实验动物中心提供，动物许可证号：SCXK（粤）2018-0007。

2 方法

2.1 甘木通中强心苷提取工艺的优化

在单因素试验基础上，选择料液比（A）、乙醇体积分数（B）、提取温度（C）和超声时间（D）为考察因素，以强心苷含量和干膏得率为评价指标，设计 $L_9(3^4)$ 正交实验优化提取工艺，实验因素水平见表 4-8。

表 4-8 正交实验因素水平

水平	因素			
	料液比(A)	乙醇体积分数(B)/%	提取温度(C)/℃	超声时间(D)/min
1	1∶10	75	80	30
2	1∶15	85	85	45
3	1∶20	95	90	60

称取甘木通叶约 5g，平行 3 组，按表 4-8 因素水平设计试验，恒温水浴超声回流提取 3 次（超声功率 200W），过滤，合并 3 次滤液，滤液经处理后测定强心苷含量。

精密移取甘木通提取液 20mL，置已干燥至恒定质量的蒸发皿中，水浴蒸干，移至 105℃ 烘箱干燥 3h，转移至干燥器中冷却 30min，精密称定，按公式计算干膏得率。干膏得率＝$(M_1-M_0)/m×100\%$，M_1 为干膏与蒸发皿总质量，M_0 为干燥至恒定质量的蒸发皿净质量，m 为中药饮片的质量。

2.2 强心苷的含量测定

2.2.1 供试品溶液的制备

精密称取甘木通叶粗粉 2g，置于 50mL 锥形瓶中加 70％乙醇，恒温水浴 70℃ 超声回流提取 3 次（每次乙醇用量 20mL，超声提取时间 20min，超声功率 200W），过滤，合并滤液。滤液采用碱式醋酸铅溶液沉淀去除色素，用饱和硫酸铵脱铅，过滤，挥干乙醇，用 60％乙醇溶解并稀释至 50mL，摇匀，即得。

2.2.2 对照品溶液的制备

精密称取地高辛对照品 10mg，置 50mL 容量瓶中，用 60％乙醇溶解并稀释至刻度，摇匀，即得。

2.2.3 标准曲线的绘制

精密移取对照品储备液 0.1mL、0.2mL、0.4mL、0.6mL、0.8mL、1.0mL，分别置于带胶塞的试管中，加 60％乙醇稀释至 1mL，再加碱性苦味酸试剂（1％苦味酸溶液：4％ NaOH 溶液＝95：5）4mL，摇匀，室温放置 20min，分别在 494nm 波长处测定，记录吸光度。

2.2.4 精密度测定

精密移取对照品储备液 0.6mL，按"2.2.3"项下操作制备对照品溶液，连续测定 6 次，记录吸光度。

2.2.5 稳定性测定

精密称取甘木通叶粗粉 2g，按"2.2.1"项下操作制备供试品溶液，再按"2.2.3"项下进一步处理，分别在 0h、1h、2h、4h、8h、12h、24h 进样测定，记录吸光度。

2.2.6 加样回收率测定

精密称取甘木通叶粗粉 2g，经 70％乙醇超声提取 3 次，合并滤液，加入对照品 1mg，其余处理按"2.2.1"项下操作和测定，记录吸光度。

2.3 不同产地、不同部位的甘木通中强心苷的提取

称取不同产地的甘木通的根、茎、叶部位各 5g，分别按优化工艺条件提取，平行 3 组，精密量取甘木通各部位供试品溶液 1.0mL，置于带胶塞的试管中，加入碱性苦味酸试剂 4mL，摇匀，室温放置 20min，在波长 494nm 处测吸光度，计算出样品中强心苷含量。

2.4 甘木通强心苷抗心衰大鼠作用

2.4.1 动物模型的建立

采用冠状动脉结扎法制备慢性心力衰竭大鼠模型。雄性 SD 大鼠，术前禁食 12h，不禁水，腹腔注射 2% 戊巴比妥钠（35mg/kg）麻醉，仰位固定。颈部去毛、消毒，颈动脉置管，经口气管插管，接人工呼吸机（频率 70 次/min，潮气量 6mL/min，呼吸比 1∶1），四肢皮下插入针形电极，记录Ⅱ导联心电图，连接 BL-420S 生物机能实验系统。于左胸部第 3、4 肋骨间开胸，剪破心包膜，充分暴露心脏，于肺动脉圆锥及左心耳间找出冠状动脉左前降支，在心脏肺动脉圆锥和左心耳根部下方 2mm 处用 6/0 号线穿线结扎冠状动脉前降支，将心脏返回胸腔内，关胸缝合，撤下呼吸机，单笼饲养。假手术组大鼠制备方法与手术组相同，但只在冠状动脉下穿线，不结扎。造模成功标准：冠脉结扎后，观察心电图显示Ⅱ导联 ST 段明显升高（$\geqslant 0.1\text{mV}$），表明出现心肌梗死特征。

2.4.2 分组与给药

造模手术 4 周后，将 SD 大鼠随机分成 5 组（$n=10$）：假手术组、模型组、甘木通低剂量组、甘木通高剂量组和阳性对照组。取按"2.2.1"项下操作制备的甘木通强心苷，低、高剂量组分别灌胃给予 60mg/kg 和 120mg/kg，阳性对照组灌服卡托普利片 6.75mg/kg，假手术组和模型组均灌服生理盐水 10mL/kg，各组每天给药 1 次，连续灌胃 4 周。

2.4.3 血流动力学检测

给药结束后，大鼠腹腔注射 2% 戊巴比妥钠（35mg/kg）进行麻醉，仰卧位固体，右侧颈动脉插管至左心室，采用生理信号采集处理系统记录左心室收缩压（LVSP）、左心室舒张末压（LVEDP）、左心室内压力最大上升速率（$+\text{d}p/\text{d}t_{\max}$）、左心室内压力最大下降速率（$-\text{d}p/\text{d}t_{\max}$）和心率（HR）。

2.4.4 血清指标的含量测定

经大鼠腹主动脉取血，全血 4℃ 离心（3000r/min，离心半径为 7cm）10min，分离上层血清，按试剂盒说明书操作，测定血清中 ALD、AngⅡ、BNP 和 ANP 的含量。

2.4.5 心脏指数测定

称量大鼠质量（BM），处死动物，开胸，取出心脏，用生理盐水将血洗净，滤纸吸干水分，称取全心质量（HM）。去除心房血管及结缔组织，沿室间隔将左右心室分开，称取左心室质量（LVM）。计算心脏指数：全心质量指数（HMI）=HM/BM，左心室质量指数（LVMI=LVM/BM），评价左室重构程度。

2.5 统计学处理方法

采用 SPSS13.0 软件，实验数据以 $\bar{x}\pm s$ 表示，多组间比较采用单因素方差分析，两组间比较采用 t 检验，以 $P<0.05$ 为有统计学意义。

3 结果

3.1 强心苷紫外测定方法的考察

以吸光度（A）为纵坐标，质量浓度（c）为横坐标进行线性回归，得回归方程为 $A=16.665c-0.0572$，$r=0.9993$，表明对照品在 $3.92\sim39.2\mu g/mL$ 浓度范围内，线性关系良好。对照品溶液连续 6 次测定结果的相对标准偏差（RSD）为 1.68%，供试品溶液 24h 内测定结果的 RSD 为 2.31%，加样回收率试验的结果为 102.05%，RSD 为 2.73%（$n=6$），说明建立的测定方法精密度、稳定性和回收率良好，符合含量测定要求。

3.2 甘木通中强心苷提取的优化试验

正交实验结果见表 4-9。综合考虑强心苷含量和干膏得率，确定各指标权重之比为强心苷含量：干膏得率=0.6：0.4。经层次分析法检验，评分时以各指标的最大值作为参照进行归一化，综合评分的公式为 $Y_i=y_{i1}+y_{i2}$，y_{i1} 为强心苷含量评分，y_{i2} 为干膏得率评分，Y_i 为第 i 次实验的综合评分。$y_{ij}=100\times w_j\times m_{ij}/m_{j\max}$，$y_{ij}$ 为每个指标的评分，m_{ij} 为指标 j 在第 i 次实验中的量，$m_{j\max}$ 为指标 j 在所有实验中的最大值；w_j 为指标 j 的归一化权重系数。数据处理和方差分析见表 4-9、表 4-10。

表 4-9 正交实验设计及结果

序号	A	B	C	D	强心苷含量/(mg/g)	y_{i1}	干膏得率/%	y_{i2}	Y_i
1	1	1	1	1	0.3443	39.68	4.8824	32.66	72.34
2	1	2	2	2	0.1883	21.70	5.0093	33.51	55.21
3	1	3	3	3	0.1391	16.03	4.7158	31.54	47.58
4	2	1	2	3	0.2296	26.47	5.9800	40.00	66.47
5	2	2	3	1	0.5205	60.00	4.9829	33.33	93.33
6	2	3	1	2	0.2570	29.63	4.8189	32.23	61.86
7	3	1	3	2	0.2581	29.75	5.0993	34.11	63.86
8	3	2	1	3	0.3903	44.99	5.0358	33.68	78.67
9	3	3	2	1	0.4531	52.24	5.6891	38.05	90.29
K_1	58.38	67.56	70.96	85.32					
K_2	73.89	75.74	70.66	60.31					
K_3	77.61	66.57	68.26	64.24					
R	19.23	9.16	2.70	25.01					

表 4-10 方差分析

方差来源	离差平方和	自由度	F 值	P 值
A	208.06	2	47.50	<0.05
B	50.59	2	11.55	<0.10
C(误差)	4.38	2	1.000	
D	361.77	2	82.59	<0.05

注：$F_{0.05}(2,2)=19.000$，$F_{0.10}(2,2)=9.000$。

表 4-9 中极差分析结果，可知各因素的水平效应主次顺序为 D>A>B>C；表 4-10 分析表明，A、D 因素有显著性影响（$P<0.05$），综合各因素的影响及提取效率、能耗，确定最佳提取工艺为 $A_3B_2C_1D_1$，即料液比为 1∶20，乙醇浓度 85%，提取温度 80℃，超声提取 30min。

3.3 甘木通不同部位的强心苷含量

按优选工艺提取不同地区、不同时间段采集的甘木通药材不同部位中强心苷，含量测定结果见表 4-11。根、茎、叶部位强心苷含量范围分别为 0.25～0.43mg/g、0.67～0.86mg/g、0.41～0.67mg/g，不同部位含量差异较大，整体趋势由高至低为：茎>叶>根。不同采摘时间甘木通中的强心苷含量有一定差异，整体趋势由高至低为：12月>10月>8月。不同产地样品强心苷的含量也有差别，产自乳源县样品较高，产自鼎湖区样品较低。

表 4-11　15 个批次药材不同部位的强心苷含量（$\bar{x}\pm s$，$n=3$）

编号	采集地及时间	强心苷含量/(mg/g)		
		根	茎	叶
S01	乳源县东平镇 2019-08	0.3958±0.0036	0.7895±0.0074	0.6503±0.0072
S02	乳源县东平镇 2019-10	0.4041±0.0040	0.8290±0.0086	0.6705±0.0059
S03	乳源县东平镇 2019-12	0.4083±0.0036	0.8446±0.0079	0.6816±0.0065
S04	乳源县洛阳镇 2019-08	0.3719±0.0028	0.8045±0.0067	0.5919±0.0061
S05	乳源县洛阳镇 2019-10	0.3790±0.0031	0.8438±0.0073	0.6095±0.0073
S06	乳源县洛阳镇 2019-12	0.3827±0.0035	0.8603±0.0081	0.6192±0.0058
S07	乐昌市沙坪镇 2019-08	0.3693±0.0034	0.7247±0.0072	0.5607±0.0065
S08	乐昌市沙坪镇 2019-10	0.3759±0.0036	0.7607±0.0076	0.5762±0.0072
S09	乐昌市沙坪镇 2019-12	0.3793±0.0037	0.7738±0.0087	0.5852±0.0063
S10	武江区龙归镇 2019-08	0.3569±0.0031	0.7564±0.0065	0.5258±0.0074
S11	武江区龙归镇 2019-10	0.3634±0.0041	0.7934±0.0071	0.5383±0.0061
S12	武江区龙归镇 2019-12	0.3675±0.0038	0.8085±0.0080	0.5465±0.0072
S13	鼎湖区鼎湖山 2019-09	0.2574±0.0024	0.6715±0.0072	0.4158±0.0045
S14	鼎湖区鼎湖山 2019-10	0.2623±0.0026	0.7030±0.0068	0.4270±0.0038
S15	鼎湖区鼎湖山 2019-12	0.2649±0.0031	0.7159±0.0065	0.4330±0.0039

3.4　对心衰大鼠血流动力学的影响

结果见表 4-12。与假手术组比较，模型组的 LVSP、$+\mathrm{d}p/\mathrm{d}t_{\max}$、$-\mathrm{d}p/\mathrm{d}t_{\max}$ 和 HR 显著下降（$P<0.05$），LVEDP 显著升高（$P<0.05$）；与模型组比较，卡托普利组及甘木通高、低剂量组的 LVSP、$+\mathrm{d}p/\mathrm{d}t_{\max}$、$-\mathrm{d}p/\mathrm{d}t_{\max}$ 和 HR 显著升高（$P<0.05$），LVEDP 则显著降低（$P<0.05$）；与卡托普利组比较，甘木通高、低剂量组的血流动力学各项指标无明显统计学差异（$P>0.05$）。表明甘木通强心苷对心力衰竭大鼠的心功能具有一定的改善作用。

表 4-12　甘木通强心苷对心衰大鼠血流动力学的影响（$\bar{x} \pm s$, $n = 10$）

组别	LVSP/mmHg	LVEDP/mmHg	$+dp/dt_{max}$/(mmHg/s)	$-dp/dt_{max}$/(mmHg/s)	HR/(次/min)
假手术组	129.12±8.13	8.07±1.19	4290.90±222.58	3405.67±319.56	367.44±15.06
模型组	91.21±3.63*	15.50±2.84*	2876.38±181.42*	2375.88±267.49*	239.98±9.98*
卡托普利组	118.37±9.76△	10.13±1.62△	3653.73±325.47△	3002.31±313.25△	343.25±14.58△
甘木通低剂量组	108.62±9.81△	12.37±1.93△	3272.57±313.29△	2710.52±269.27△	324.09±13.73△
甘木通高剂量组	115.91±10.05△	11.63±2.05△	3927.88±349.17△	2937.13±291.78△	331.78±12.76△

注：与假手术组比较，*$P<0.05$；与模型组比较，△$P<0.05$；1mmHg=133.32Pa。

3.5　对心衰大鼠血清生化指标的影响

结果见表 4-13。与假手术组比较，模型组大鼠血清中 ALD、AngⅡ、ANP 和 BNP 含量明显上升（$P<0.05$）；与模型组比较，卡托普利组、甘木通高剂量组血清中 ALD、AngⅡ、ANP 和 BNP 水平均明显降低（$P<0.05$），甘木通低剂量组血清中 ANP 和 BNP 水平亦明显降低（$P<0.05$）；与卡托普利组比较，甘木通低、高剂量组均无统计学意义（$P>0.05$）。表明甘木通强心苷抗大鼠心力衰竭的作用与卡托普利相当。

表 4-13　甘木通强心苷对心衰大鼠血清生化指标的影响（$\bar{x} \pm s$, $n = 10$）

组别	ALD/(μg/L)	AngⅡ/(ng/L)	ANP/(ng/L)	BNP/(ng/L)
假手术组	43.46±6.31	81.18±8.75	34.31±6.29	131.07±19.61
模型组	90.02±12.87*	161.76±15.51*	70.76±8.21*	265.67±31.52*
卡托普利组	57.47±3.31△	122.42±12.40△	46.37±7.62△	165.28±16.67△
甘木通低剂量组	69.02±7.84	138.02±11.31	53.05±8.61△	187.91±21.43△
甘木通高剂量组	64.59±8.73△	127.36±9.78△	49.76±8.83△	169.45±17.15△

注：与假手术组比较，*$P<0.05$；与模型组比较，△$P<0.05$。

3.6　对心衰大鼠心脏指数的影响

结果见图 4-5。与假手术组比较，模型组的 HMI、LVMI 明显升高（$P<0.05$）；与模型组比较，卡托普利组、甘木通高剂量组 HMI、LVMI 均明显降低（$P<0.05$），甘木通低剂量组两指数虽有降低，但不显著（$P>0.05$）。表明甘木通强心苷具有一定的抗心衰大鼠左室重构作用。

4　讨论

甘木通为华南地区特色中药，在民间广泛应用于心血管疾病治疗，其实验研究、临床应用为其水提物、醇提物或醇提物的萃取物。课题组前期对甘木通水提液、醇提液和石油醚提取液进行了系统的化学成分预实验，发现醇提液的强心苷类检识反应现象明显，提示甘木通含有强心苷类成分。甘木通中的强心苷是否如强心苷类药物普遍具有的抗心力衰竭作用，有必要做进一步的药效评价。药材的提取工艺关系到能否有效地提取目标成分，并直接影响后续的成分测定和药效实验。故本研究设计 4 因素 3 水平的正交试验，以强心苷含量和干膏得

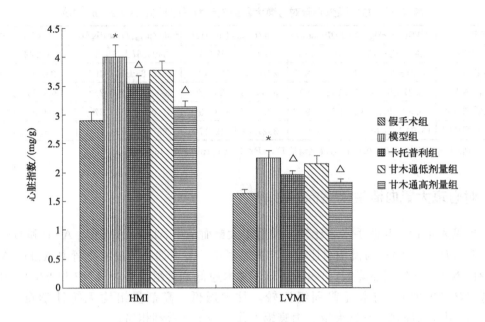

图 4-5 甘木通强心苷对心衰大鼠心重指数的影响（$\bar{x}\pm s$，$n=10$）

率为评价指标，并优化甘木通强心苷提取工艺条件。

本研究采集 5 个产地各 3 个时间段的甘木通药材样品，测定其强心苷的含量。结果表明，甘木通不同部位的强心苷含量排序为：茎＞叶＞根，不同采收时间的强心苷含量排序为：12 月＞10 月＞8 月，同时，产自乳源县东平镇、洛阳镇的甘木通中强心苷含量高于其他几个产地。上述研究结果为拓展甘木通不同药用部位，研究不同的采收时间、产地与药材质量的相关性等提供了一定的参考。

本研究建立了大鼠心衰模型，观察甘木通强心苷对大鼠心衰的保护作用。评价心功能最准确的方法是血流动力学，常用指标有 HR 及心脏收缩和舒张功能，LVSP 和 $+dp/dt_{max}$ 反映心脏收缩功能，LVEDP 和 $-dp/dt_{max}$ 反映心脏舒张功能。大鼠心衰发生时，LVSP、$+dp/dt_{max}$、$-dp/dt_{max}$ 下降，LVEDP 升高，表明心脏泵血功能明显下降，心肌收缩及舒张功能减退。本实验结果显示，与假手术组比较，模型组大鼠心功能符合上述心衰的病理改变，说明模型构建成功。甘木通强心苷能提高心衰大鼠的 LVSP、$+dp/dt_{max}$、$-dp/dt_{max}$ 和 HR，降低 LVEDP，并与阳性药卡托普利无显著差异，说明甘木通强心苷能增强心衰大鼠的心功能，从而控制心衰。

ANP、BNP 是心脏分泌的激素，在机体正常的生理状态下少量分泌，在发生急性心肌梗死时诱发心肌细胞大量释放，是心衰诊断、治疗、预后评估的重要指标。心衰形成早期涉及多种神经内分泌系统功能紊乱，其中最重要的环节是肾素-血管紧张素-醛固酮系统的过度活化，使血清中 ALD 和 AngⅡ含量明显升高，二者是心衰早期发生依据。本实验结果显示，慢性心力衰竭大鼠血浆中 ANP、BNP、ALD 和 AngⅡ水平远高于假手术组，给予甘木通高低剂量后，上述各指标均显著降低，说明甘木通强心苷可逆转心肌细胞损伤，减轻心功能的损伤。心脏指数测定结果进一步证实，甘木通强心苷可降低心衰大鼠 HMI、LVMI，减轻心衰大鼠的心肌肥厚，从而发挥保护心功能的作用。

本研究优化了甘木通中强心苷的提取工艺，测定药材的根、茎、叶 3 个部位的强心苷含量，并用心衰大鼠模型评价了甘木通强心苷对心衰的保护作用，拓展了甘木通药材研发的新方向。近年研究发现强心苷类成分在抗肿瘤、抗病毒、治疗阿尔茨海默病等方面有良好前景。但是，甘木通强心苷的具体化学成分未明，其抗心衰作用为何种药效成分，对其他疾病是否有明显药理活性，有待进一步研究。

吴茱萸碱脂质体的制备工艺研究

黄秋妹　阙慧卿　李　唯　钱丽萍　刘经亮

吴茱萸［*Evodia rutaecarpa*（Juss.）］为芸香科植物吴茱萸、石虎或疏毛吴茱萸的干燥近成熟果实。吴茱萸具有散寒止痛、降逆止呕、助阳止泻作用，用于厥阴头痛、寒疝腹痛、寒湿脚气、经行腹痛、脘腹胀痛、呕吐吞酸、五更泄泻等症状。吴茱萸碱（Evodiamine，EVO）又名吴茱萸胺，是从中药吴茱萸果实中提取分离出的一种色胺吲哚类生物碱，为吴茱萸的主要活性物质之一，具有抗肿瘤、抗炎、治疗痛风、降血脂、降血糖等作用，但吴茱萸碱难溶于水，口服生物利用度低，半衰期短，大大限制了其临床使用。Shyr 等人报道吴茱萸碱大鼠口服生物利用度仅 0.1%。因此，有必要研究吴茱萸碱制剂，以提高其在水中的溶解度，提高其生物利用度。

自 1961 年英国科学家 Bangham 等首次报道应用负染法在电子显微镜下观察到磷脂及表面活化剂修饰的化合物结构以来，脂质体的研究得到了越来越多的关注。1971 年，英国学者 Ryman 等将脂质体作为新型载药系统应用于药学领域，脂质体开始在药物递送系统方面发挥其独特的优势。脂质体（Liposomes，LP）是一种由脂质双分子层包封成的人工小微囊，可将水溶性药物或者脂溶性药物分别包裹于亲水性头部形成的囊泡或双分子层膜中，在体内具有很好的生物相容性。脂质体因具有增加药物的溶解度、提高包封药物稳定性、提高药物生物利用度等优势而成为药物研究热点。

为了提高吴茱萸碱的溶解度及其生物利用度，本研究将吴茱萸碱制备成脂质体制剂，主要考察吴茱萸碱脂质体的制备工艺及含量测定方法，为吴茱萸碱新制剂的开发提供研究基础。

1　仪器与试剂

1.1　仪器

RE-2000B 旋转蒸发仪（上海亚荣生化仪器厂）；SARMT-N 水纯化系统（上海康雷分析仪器有限公司）；ML204T/02 分析天平［梅特勒-托利多仪器（上海）有限公司］；LC-20A 高效液相色谱仪（日本岛津）；LGJ-18 冷冻干燥机（北京松源华兴科技发展有限公司），PALS 高分辨 Zeta 电位及粒度分析仪（美国布鲁克海文）。

1.2　试剂

吴茱萸碱对照品（纯度≥98%，北京索莱宝科技有限公司，批号：01222B025），吴茱萸碱（纯度≥98%，南通飞宇生物科技有限公司），胆固醇（北京索莱宝科技有限公司），大豆卵磷脂（生工生物工程上海股份有限公司），甲醇、乙腈（HPLC级，国药集团化学试剂有限公司），四氢呋喃、冰醋酸等试剂为分析纯，新制超纯水。

2 方法与结果

2.1 吴茱萸碱脂质体制备方法

采用薄膜分散法制备脂质体。分别精密称取基质（大豆卵磷脂、胆固醇、维生素E）与计算量吴茱萸碱，溶于10mL氯仿溶液，搅拌使其完全溶解，转移至旋转蒸发仪中，45℃水浴条件下，常压旋蒸30min，缓慢减压至0.07MPa，待有机溶剂全部蒸出，继续旋蒸1h，使脂质材料均匀成膜（油相）；量取适量超纯水，加入适量丙三醇（1%）和泊洛沙姆188（0.2%），所得溶液置于40℃水浴中充分溶解、混匀，制备水相。将水相溶液加入油相，40℃水浴振荡充分水化，使薄膜充分溶胀、脱落形成脂质体混悬液，混悬液通过高压均质机进行高压乳匀，制备吴茱萸碱脂质体溶液。取适量上述脂质体混悬液于冻干管中加入冻干保护剂，置于冷冻干燥机中冷冻干燥，即得吴茱萸碱冻干脂质体，4℃保存备用。

2.2 吴茱萸碱脂质体的含量测定

2.2.1 色谱条件

Xtimate C18色谱柱（150mm×4.5mm，5μm），以乙腈-水-四氢呋喃-醋酸混合液（55：45：0.8：0.1）为流动相，流速为1mL/min，柱温为室温，检测波长225nm。

2.2.2 溶液的制备

称取吴茱萸碱对照品，加甲醇制成每1mL约含吴茱萸碱0.5mg溶液，即得对照品溶液。精密量取0.5mL吴茱萸碱脂质体溶液于容量瓶中，加入适量甲醇，超声处理（功率300W，频率40kHz）30min，放冷后用甲醇定容到刻度线，摇匀后用0.45μm微孔滤膜滤过，取续滤液，即得供试品溶液。取空白辅料，按照样品溶液的制备方法制备阴性对照溶液。

2.2.3 测定方法

精密量取供试品溶液、对照品溶液和阴性对照溶液各5μL，分别注入液相色谱仪，记录色谱图（见图4-6），按外标法以峰面积计算含量。

2.3 吴茱萸碱脂质体质量评价

2.3.1 包封率的测定

取适量葡聚糖G-10充分溶胀、洗涤后，制备微型柱，分离吴茱萸碱脂质体，得到已包封的吴茱萸碱脂质体和游离吴茱萸碱。采用"2.2"项下含量测定方法测定$W_{包}$、$W_{游}$和$W_{总}$，计算包封率（EE,%）和载药量（DL,%）。计算公式如下：

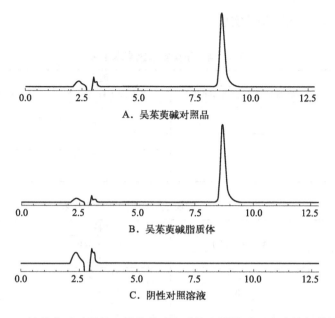

图 4-6　吴茱萸碱对照品、吴茱萸碱脂质体和阴性对照溶液的色谱结果

$$EE = \frac{W_{包}}{W_{总}} \times 100\% \tag{4-1}$$

$$DL = \frac{W_{总} - W_{游}}{W_{基质}} \times 100\% \tag{4-2}$$

式中　$W_{总}$——脂质体中吴茱萸碱的总量，mg；

　　　$W_{包}$——脂质体包封吴茱萸碱的含量，mg；

　　　$W_{游}$——游离吴茱萸碱的含量，mg；

　　　$W_{基质}$——大豆卵磷脂、胆固醇、维生素 E 等基质的总质量，mg。

2.3.2　粒径与 Zeta 电位的测定

用 PALS 高分辨 Zeta 电位及粒度分析仪扫描，测定吴茱萸碱脂质体颗粒的平均粒径和 Zeta 电位。

2.4　均匀设计优化吴茱萸碱脂质体制备工艺

2.4.1　评价指标与评分标准

取冻干前脂质体样品 10mL，测量粒径（a）和电位（b）；采用葡聚糖凝胶微柱分离未包封的吴茱萸碱，测定吴茱萸碱脂质体的包封率（c）。a、b 和 c 指标按 0.25∶0.25∶0.5 的权重系数计算综合评分 y。

$$y = 0.25a + 0.25b + 0.50c \tag{4-3}$$

2.4.2　试验设计

根据文献及单因素考察结果，确定影响吴茱萸碱脂质体的 3 个因素为：磷脂浓度（A），磷胆比（B），药物浓度（C）。每个因素在 5 个水平上变化（见表 4-14），按照均匀设计要求，选取 $U_5(5^4)$（表 4-15）安排实验。

表 4-14 正交实验因素水平表

水平	因素		
	磷脂浓度(A)/(μmol/L)	磷胆比(B)(M:M)	吴茱萸碱浓度(C)/(μmol/L)
1	10	3:1	0.2
2	15	3:2	0.5
3	20	1:1	0.8
4	25	2:3	1.2
5	30	1:3	1.5

表 4-15 $U_5(5^3)$ 均匀实验试验因素水平表

水平	因素		
	A/(μmol/L)	B(M:M)	C/(μmol/L)
1	5(30)	2(3:2)	4(1.2)
2	4(25)	4(2:3)	3(0.8)
3	3(20)	1(3:1)	2(0.5)
4	2(15)	3(1:1)	1(0.2)
5	1(10)	5(1:3)	5(1.5)

2.4.3 实验结果与数据分析

如表 4-16 所示，以粒径、Zeta 电位和包封率为评价指标，按 0.25 : 0.25 : 0.5 的权重系数计算综合评分，综合得分用 SPSS 26.0 软件进行多重线性回归分析。结果发现磷脂浓度（μmol/L）对脂质体的综合评分的影响有统计学差异（$b=1.326$, $t=62.907$, $P=0.010$），磷胆比（M:M）对评分的影响没有统计学差异（$b=0.939$, $t=5.322$, $P=0.118$），吴茱萸碱浓度（μmol/L）对综合评分的影响有统计学差异（$b=-6.247$, $t=18.611$, $P=0.034$），结果见表 4-17。结合分析结果可得回归方程式如下：

$$y=56.834+1.326x_1+0.939x_2-6.247x_3 \tag{4-4}$$

$P=0.017$, $r=0.9999$, $F=1766.436$, $S=11.421$, $n=5$。查表得：$F_{2,1}^{0.05}=200$, $F>F_{2,1}^{0.05}$。F 检验通过（$\alpha=0.05$）。

分析上述回归方程式，可以看出 x_1, x_2 两项前的系数均为正值，x_3 项前的系数为负值，即在考察范围内 x_1 及 x_2 的取值越大、x_3 的取值越小，y（综合评分）越高，结合统计学结果，由于 x_2 的变化引起的差异没有统计学意义，取中间值即可，x_3 应根据实际使用需要尽量降低浓度。综上，优化条件拟合为：$x_1=30\mu mol/L$, $x_2=1:1$, $x_3=0.8\mu mol/L$。将上述优化条件，代入回归方程中，得预报的优化值为：$\hat{y}=92.56$。

表 4-16 粒径、电位、包封率和评分结果

试验号	粒径/nm	Zeta 电位/mV	包封率/%	综合评分
1	73.80	94.77	90.42	87.35
2	86.63	92.62	88.02	88.82
3	85.40	82.28	80.39	82.12
4	100	64.13	76.46	71.27
5	70.03	99.92	93.11	89.04

表 4-17 分析结果

变量	b 值	b 值标准误	t 值	P 值
磷脂浓度/(μmol/L)	1.326	0.021	62.907	0.010
磷胆比(M∶M)	0.939	0.176	5.322	0.118
吴茱萸碱浓度/(μmol/L)	−6.247	0.336	−18.611	0.034

2.4.4 验证实验

根据最佳提取条件：磷脂浓度（$x_1=30\mu mol/L$），磷胆比（$x_2=1:1$），药物浓度（$x_3=0.8\mu mol/L$）进行试验，制备三批吴茱萸碱脂质体，测定其粒径、Zeta 电位和包封率，并计算综合评分，结果见表 4-18。在此条件下提取验证，平均得分 $y=91.77$，与预报值基本一致，故选上述条件为最佳制备条件。

表 4-18 吴茱萸碱脂质体工艺验证试验

批号	粒径/nm	Zeta 电位/mV	包封率/%	综合评分
20211008	89.23	−31.77	86.23	92.12
20221009	91.14	−29.02	87.12	91.39
20221010	88.46	−30.89	86.46	91.81
平均值	89.61	−30.56	86.60	91.77

3 结语

纳米脂质体是一种在常规脂质体的基础上结合纳米技术发展起来的新型载药系统，在稳定性、吸收和体内分布等方面具有纳米粒子的特殊效应，可以携载亲水性、疏水性及两亲性药物，直接输送至靶组织发挥药效作用。纳米载药系统已被运用于多种给药途径，经临床研究发现，其不仅适用于注射，而且可以用于口服和透皮吸收系统，这体现了纳米药物载体多样化的利用途径和对于提高药物生物利用度的有效性、可行性。吴茱萸碱为难溶性药物，本实验采用薄膜分散法将其包封并通过高压乳匀技术制备成纳米脂质体，使其均匀分散于水溶液，并冻干保存，后期使用时可通过加生理盐水复溶或将其制备成滴丸等剂型，提高其生物利用度。

包封率是指被包裹在脂质体中的物质（如药物）量占药物总量的百分比。它是脂质体和纳米粒一个重要的质量控制指标，反映了药物被载体包封的程度。脂质体的效用与其物理特性密切相关，粒径是脂质体的重要物理表征之一，是影响其自身转染效率、药代动力学性质、体内特异性分布等众多参数的重要指标。Zeta 电位是脂质体的另一个重要指标，可应用于脂质体稳定性的预测。因此选择包封率、粒径、Zeta 电位为本项目的考察指标。脂质体的粒径越小，电位越大，则吴茱萸碱被分散得越均匀，因此本实验评分时将粒径 90nm 评为 100 分，粒径每增大或减少 30nm 都减 10 分。Zeta 电位以 −34mV 为 100 分，每升高或者降低 6mV 减 10 分，按相应的权重系数计算综合评分。

本研究在前期单因素考察的基础上，采用均匀实验设计法设计吴茱萸碱脂质体的制备工艺，测量脂质体的综合得分（y），应用 SPSS 26.0 软件进行统计，建立多重线性回归方程，并分析和考察吴茱萸碱脂质体的理化性质与磷脂浓度、磷胆比、吴茱萸碱浓度等变量的关系，优选制备工艺为：磷脂浓度（30μmol/L），磷胆比（1∶1），药物浓度（0.8μmol/L），得到脂质体的粒径为89.61nm，Zeta电位-30.56mV，包封率86.60%，且该制备工艺稳定可行，为吴茱萸碱的新制剂研究提供参考。

广东省独脚金资源调查与种子电镜观察

郑　海　黄意成　黄涵签　周伟明　王钍汀　肖诚胤　李永希

独脚金为玄参科植物独脚金 [*Striga asiatica* (L.) O. Ktze.] 的干燥全草，始载于《生草药性备要》，具有清肝、健脾、消食等功效。临床上常用于治疗小儿伤食疳积、黄肿、夜盲等。由于疗效独特和确切，临床应用范围不断扩大，已成为配方常用中药材，是小儿疳积糖的主要成分。

近年来，不少专家学者对独脚金的研究主要集中在组织培养、色谱与显微鉴定、药材质量、化学成分、多糖和黄酮类物质提取等方面，有关广东省独脚金的资源分布、蕴藏量等方面的研究未见报道，随着资源的综合开发、利用以及生态环境变化的影响，广东省独脚金的野生分布区等都发生了较大变化。野生独脚金资源日益稀少，价格不断攀升。为了准确掌握当前广东省野生独脚金资源概况，课题组在2017～2018年间对广东省各地市的独脚金资源进行了调查，旨在为独脚金资源的可持续利用、合理开发以及规范化种植提供科学依据。

1　方法

1.1　文献调查及走访调查

查阅药用植物有关专著，同时查看广东省中药研究所标本馆以及中国数字植物志标本馆有关独脚金的标本和照片信息。了解独脚金的生态环境、资源分布区域，确定走访调查和现地调查的区域。

通过访问药材收购站、中药材天地网、淘宝网、药材铺和当地药农，了解野生资源分布范围、药材产量及药材购销渠道，进一步确定现地调查区域。现地调查根据文献查阅和走访调查的结果，选取有代表性的资源分布区，并综合考虑调查区域的各种实际条件，最终确定了广东省内的韶关市（翁源县、新丰县）、河源市（紫金县、和平县）、梅州市（兴宁市、梅县）、汕尾市（陆丰市、陆河县）、惠州市（博罗县、惠东县）、清远市（英德市、清城区）、肇庆市（德庆县、四会市）、云浮市（云城区、罗定市）、江门市（新会区）、茂名市（电白县、化州市）和湛江市（遂溪县）等地区的23个县40多个乡、镇作为现地调查区域。调查过程中，以镇、乡为一个调查样地单位。每个样地相距20～30km，在样地内设置调查样方，根据资源的疏密程度设置样方面积，较密处为1m×1m，稀疏处为2m×2m。计算蕴藏量＝单位面积产量×总分布面积。

1.2　样方调查

野生独脚金资源密度差异较大，准确估算分布面积有一定难度，因此在调查中主要采取大范围、有针对性的设置样方，在调查走访中尽可能收集当地药材收购站以及当地药农的数据等措施提高计算蕴藏量的准确性。最后对多来源数据进行统计分析，以实地调查数据为主，走访调查数据为辅，统计独脚金资源的蕴藏量。计算样方内独脚金的株数，记录样方内独脚金的伴生植物群落类型。

1.3 电镜观察

将采集到的独脚金带回实验室后自然风干，装入纸袋，室温贮藏以备用。选取饱满果实，用镊子夹破获取种子。在解剖镜下选取成熟饱满的完整独脚金种子，加水洗净，用100%酒精脱水干燥。粘台、喷金后利用华南农业大学测试中心扫描电镜（ZEISSEVO/MA15），分别在100倍、300倍、500倍、1000倍观察种子形态特征并拍照。

2 调查结果与数据分析

2.1 独脚金生物学特性

据《中国植物志》记载，独脚金分布于我国云南省、贵州省、广西壮族自治区、广东省、湖南省、江西省、福建省、台湾省，在庄稼地和荒草地中寄生于寄主的根上。据野外调查，独脚金只寄生于禾本科植物根上。广东省独脚金生长期一般为端午至重阳节前后，从出苗到枯萎一般为20～30天，即可完成整个生活史。独脚金主要以黄花为主，红花、白花稀少。独脚金属无限生长型，从下往上依次开花，单朵花常始生于第三叶腋，花朵数量一般为5～10朵。

种子为蒴果卵状，包于宿存的萼内，通常认为独脚金种子微小、数量多。经不同地区采集独脚金，每个地区随机挑选5个果实在显微镜下计算种子数量，结果统计如表4-19所示，种子数量介于206～369个之间，平均数量为287.24个。独脚金种子微小，黑褐色，呈广椭圆形和倒卵状椭圆形。长为250～400μm，宽为80～180μm。种皮有明显的纵条脊突，而且纵纹之间有一些横纹联系，共同构成网状脊突。网眼长条形，稍扭转，网脊上有互生的2排突起，网眼底有斜棱，少有突起。独脚金电镜显微照片见图4-7。

表4-19 不同地区独脚金种子数

来源	1	2	3	4	5	平均值
韶关新丰	206	305	327	234	280	270.4
肇庆德庆	316	205	304	192	289	261.2
茂名电白	247	284	263	259	320	274.6
梅州兴宁	217	369	325	335	334	316
肇庆四会	318	360	230	346	316	314
总计	1304	1523	1449	1366	1539	287.24

2.2 广东省独脚金野生资源分布

广东省属热带和亚热带季风气候区，阳光充足、雨水充沛。优越的气候条件很适合独脚金的生长。经过野外调查，广东的独脚金只零星分布在田间、旱地、草坡和堤坝草地等地块，山地、水田、果园、林木下等地块均未发现其分布。独脚金在低矮草丛中生长良好，尤其是周边有牛羊长期啃食的草地。过高、过密的草丛中，独脚金长势一般，竞争力不及杂草。独脚金为中日照植物，在荫蔽度高的灌木丛、林下未见分布。

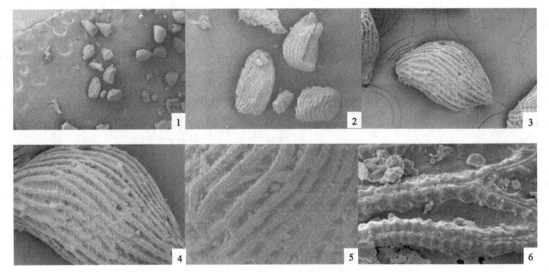

图4-7 独脚金种子电镜图
1——扫描电镜下种子群体形态（×100）；2——扫描电镜下种子个体形态（×300）；
3——扫描电镜下种子个体形态（×500）；4——扫描电镜下种子个体形态（×1000）；
5——扫描电镜下种子个体形态（×2000）；6——扫描电镜下种子脊突形态（×5000）

2.3 独脚金资源生态环境与群落特征

独脚金常生长在阳光和水分充足的荒坡草地及水库堤坝草坪，淹水水田中未找到踪迹。独脚金对土壤适应性较好，从内陆的砖红壤到沿海灰色沙质土壤均有分布，尤其喜欢土层深厚，富含腐殖质的砂质壤土。野生独脚金在群落中属弱势物种。常伴生的灌木及草本植物有野牡丹、盐肤木、山大颜、路边青、岗松、桃金娘、黑面神、地桃花、假臭草、加拿大飞蓬、火炭母、类芦、含羞草、地胆头、田基黄、三叶鬼针草、假花生、飞机草、倒地铃、杠板归、猪屎豆、一点红、山芝麻、泥糊菜、积雪草、叶下珠、大飞扬、犁头尖、阔叶丰花草、芒萁、黄花稔、荠菜、黄鹌菜、马兰、芒草、酢浆草、香附、天胡荽、蛇莓等。常见的禾本科寄主有地毯草、牛筋草、白茅、两耳草、马唐、淡竹叶、鹧鸪草、金丝草、狗尾草、千金子、狗牙根等。

2.4 人工栽培独脚金现状

独脚金资源较以前显著减少。据湛江市、茂名市等地村民介绍，30～40年前在田埂、旱地中随处可见独脚金。随着经济发展，农田作物及种植方式发生了深刻变化，尤其是除草剂的广泛使用，独脚金资源开始大量减少，适合其生长的生态环境越来越少，致使分布面积逐渐萎缩，以至于部分地区难觅其踪影。由于独脚金数量逐渐稀少，药农或者村民一旦发现独脚金就连根拔走，严重破坏了独脚金种群的分布和可持续生长。大量未成熟的独脚金被采摘,大量种子未能随风撒播到周围区域,导致了独脚金资源的不断枯竭。

目前尚未发现有人工栽培独脚金的情况。独脚金为半寄生植物,需要禾本科植物作为寄主。野外调查发现有人在江门新会区荒废的旱地山坡中仿野生栽培独脚金,将成熟独脚金种子不断撒在旱地周围,独脚金生长面积不断扩大,年亩产鲜重可达 3~5kg。韶关市新丰县马头镇和茂名市均有超过 $60hm^2$ 的独脚金群落分布。两地相同的地理环境均为小丘陵,荒废后长满了禾本科杂草,独脚金寄生其中。小丘陵周围有牛羊放牧,牛羊啃食杂草抑制了杂草的过高过快生长,营造了适合独脚金生长的环境。独脚金被牛羊啃食以后,通常在啃食部分分生出 2~3 个分枝,生物量比啃食前增加 1~2 倍。经过现场调查和计算蕴藏量,各地区的资源概况如表 4-20 所示。广东各调查地区的独脚金分布面积约 $164hm^2$,蕴藏量约 472.75kg。

表 4-20 独脚金野生资源蕴藏量

调查地区	鲜重/g	折干率/%	大致分布面积/hm^2	蕴藏量/kg
韶关新丰	3.2	10.3	60	197.76
肇庆德庆	3.4	11.4	20	77.52
茂名电白	2.6	9.7	65	163.93
云浮云城	2.8	12.5	1	3.50
清远英德	1.4	8.7	15	18.27
江门新会	3.7	10.6	3	11.76

3 结论

通过本次调查,初步掌握了广东独脚金野生资源及人工栽培的概况。野生独脚金资源大面积减少,部分地区虽有野生资源分布,但是大都零星分布在荒坡和草地。只在极少数地区发现连片、大面积分布的独脚金资源。有些地区难觅独脚金的踪影,野生资源正在逐步减少,销售价格不断攀升。因此应该加大资源保护力度,提高资源保护意识,保护包括独脚金在内的野生资源,促进生物多样性,促进野生资源种群恢复,促进资源可持续利用。

建议改变独脚金收获时间和方式。一般在独脚金种子成熟以后再采摘,种子随风飘走,在周围土地留下种源。采摘方式从连根拔起改为靠近地表 2~3cm 处掐断,可促进独脚金分支生长,进而增大收获量,从一次收获变为 2~3 次收获。

第5章 "三教"改革探索与实践

试论职业院校"双师型"教师队伍的精准化建设

侯晓蕾　付晓春

2019年,《国家职业教育改革实施方案》《中国教育现代化2035》等重大政策相继出台,是中国政府加快推进职业教育发展,促进实现教育现代化,以及建设教育强国的战略举措。其中,"双师型"教师队伍的建设是其中的关键因素和重要一环。如何高质量地推进"双师型"教师队伍的发展与完善是值得我们研究的重要课题。

1 背景分析

1.1 政策背景

职业教育是教育事业中的重要组成部分,也是与产业经济发展联系最为紧密的部分。如何发展好职业教育是实现我国教育现代化不可忽略的内容,也是摆在我们面前的一个重要课题。2019年,国务院印发《国家职业教育改革实施方案》(简称"职教20条"),对我国未来职业教育发展指明了方向。开宗明义地明确了职业教育与普通教育的同等地位,强调了职业教育的类型性。此外,《中国教育现代化2035》中也提出了推进教育现代化的一些基本理念,例如注重以德为先、全面发展、终身学习、因材施教、知行合一等,这是对国际教育发展趋势和我国教育实际情况充分融合与提炼的结果,同时为中国教育现代化的实现确定了基调和原则。

1.2 实践背景

随着经济社会发展与产业的转型升级,如今我国高等职业教育已经从规模扩张过渡到内涵建设提升的新阶段,"双师型"教师队伍是高职院校实现内涵式发展的主要力量,是提升人才培养质量的根本保证，也是高职院校核心竞争力的重要表现。"职教20条"中也强调，要多措并举打造"双师型"教师队伍。可见，"双师型"教师队伍建设在提升职业教育质量发展中有举足轻重的意义和地位。

众所周知，教师的职业道德、专业水平、实践能力等是影响职业院校办学质量的重要因素。然而，在实际工作中，"双师型"教师队伍的建设与改革还处在摸索阶段。其中的困惑主要包括：大家对"双师型"概念的认识还不尽相同，"双师型"教师的聘用和流动机制不够通畅，考核评价机制不甚健全，培训和继续教育的方案还未完善，等等。

2 什么是"双师型"教师

"双师"概念是我国职业教育领域一个特有的概念，可以说，是具有中国特色的。"双师"最早是由王义澄先生在1990年12月5日《中国教育报》撰文提出并阐释。概括地讲，"双师"就是"教师＋工程师"。然而，不同阶段对于"什么样的教师是'双师型'教师？"具有不同的解读。

大体上，对于"双师型"教师的理解和判断标准主要包括：双能力、双身份、双素质、双证书、双职称等多角度解读。其中，"双能力"较明确地指出了"双师型"教师的核心要求，但不容易量化和考核。"双身份"规定了"双师型"教师的显性身份特征，辨识度高，但可能偏于形式化。"双素质"与"双能力"相似，需要进一步具体化和标准化，否则难以操作。"双证书"在实际工作中可行性强，但难免流于形式。有的教师也许具备某一职业资格证书，但实际操作能力和工作经验却不尽人意。对于通过"双职称"的方式促进"双师型"教师队伍建设和发展，应注意结合职业教育的特殊性，在实际工作中进一步规范和完善。

综上，对于"双师型"的理解，伴随着职业教育的改革和实践还在不断地深化中。针对概念的讨论与辨析有利于我们的理论研究和实践探索，概念并不是一成不变的，对于概念的争论也不可怕，反而可以作为促进交流和深化认识的有效途径。

3 什么是"精准化"建设

对于职业院校"双师型"教师队伍的建设，简单粗放的方法必然不会取得良好的效果，在这里引入"精准化"的概念，以期更好地探讨"双师型"教师队伍的建设策略，寻找到一条更加准确和个性的建设之路。

3.1 从质化到量化

《关于开展建设示范性职业大学工作的通知》（教职〔1995〕15号）、《关于高等职业学校设置问题的几点建议》（教计〔1997〕95号）、《高等职业学校设置标准（暂行）》等政策文件中，对于"双师型"教师占全体教师的比例有着明确的要求。《关于全面开展高职高专院校人才培养工作水平评估的通知》（教高厅〔2004〕16号）中更是强调，"双师型"教师占比达到50％才可评为合格。从评估考核的角度进一步规范了"双师型"教师的量化要求。

新出台的"职教20条"中规定，从2019年起，职业院校招聘新教师原则上要有3年以上的企业工作经历，同时，还要求职业院校教师每年至少1个月在企业或实训基地实训。

可见，随着"双师型"教师队伍建设与改革实践的不断深入，对于"双师型"教师队伍的要求不是笼统的、模糊的，而是越来越具体，越来越切合实际，有标准、易量化、可考核，是促进"双师型"教师队伍发展的有效策略。

3.2 从个别到整体

从"双师型"概念的演变可以看出，无论是"双能力"、"双素质"或是"双证书"、"双职称"，我们之前的理解都较侧重于个人的素质和条件。然而，每个人的天赋和经验不同，有属于自己的优势与特长，难以一概而论。正所谓"术业有专攻"，专业性和不可替代性是任何职业生存与发展的基础。

其实，我们完全可以打破对于概念理解的束缚和藩篱，把"双师型"从个人扩展到整个职业教育教师团体。即个体与群体关系的解构与重塑。与个体指向的"双师型"教师队伍建设思维不同，群体指向的"双师型"教师队伍强调的是具有传授专业理论知识能力的教师和具有传授实践操作能力的教师组合在一起，形成的职业教育教师共同体。因此，我们可以把教师视作一个"共同体"，肩负共同的使命和目标，通过协同努力，达成教育学生的任务。而不是要求每一位教师都必须具备"十八般武艺"样样精通。思路拓宽之后，有些问题将迎刃而解。

3.3 从单一到多元

第一，准入制度的多元化。据教育部调查显示，我国高职院校的教师来源中，超过50％的教师是来自普通高校的应届毕业生，而在有些地区这一比例高达90％。可见，高职院校教师来源存在单一化和理论化的倾向。高职院校旨在培养直接服务区域经济的技术技能人才，而教师却大多来自普通高校，就容易导致教师的实践经验比较缺乏，难以符合职业教育的"职业性"要求。

"职教20条"中对特殊高技能人才（含具有高级工以上职业资格人员）的聘用放宽了学历要求，充分体现了国家对于职业院校教师实践经验的重视，从"进口"就开始把关，确保教师的能力与素质符合职业教育的特点与要求。

第二，评价机制的多元化。评价具有导向和规范的作用。评价机制是影响职业院校"双师型"教师队伍建设的指导性因素。职业院校教师的评价方法不能简单套用普通高校的做法，也和一般企业的考核制度不同。"双师型"教师具有跨界性、融通性，是学校与企业的有机结合。

目前，职业院校对于教师的评价考核正从单纯注重科研成果，逐渐发展为科研成果和实践成果并重，激励效用进一步显现。此外，对于学历、职称、年龄等的限制也逐渐放宽，呈现出打开大门，广纳贤才的态势，对于各方面人才表现出更强的包容性。

第三，培训方案的多元化。建立完善多元的教师培训方案，不仅为新任教师适应岗位打好基础，更是整个教师队伍可持续发展的必要措施。尤其，在实际工作中，对于有些学校的教师队伍的完善或转变很难做到一劳永逸、一蹴而就，那么在改革的同时，将原有的教师努力培养成为"双师型"教师的手段就显得尤为重要。

其中，"职教 20 条"对于建设"双师型"教师培训基地，大力提升职业院校教师素质做出了明确要求。其实，对于"双师型"教师的培训方案应该是多种多样、灵活变通的，既可以是会议讲座、交流访学，也可以是实习实训、项目合作。可以是长期的，也可以是短期的；可以在学校，也可以在企业。不拘一格地培训人才，充分发挥学校的人力资源优势和企业的实操平台优势，挖掘潜力，寻找机遇，努力为教师能力的提升创造更多机会和更好条件。

4 "双师型"教师如何适应未来社会

《中国教育现代化 2035》是国家对于教育如何培养适应未来社会人才的顶层设计。我们看到，未来已来。人工智能、物联网、云计算、大数据等已经在真实地影响着我们的生活，那么，职业院校的"双师型"教师应该如何适应新时代的职业教育和社会发展呢？

4.1 工匠精神

立德树人是教师的根本。"教育者先受教育"，教育者应紧紧围绕立德树人这一根本任务，把培养德智体美劳全面发展的社会主义建设者和接班人作为重要使命，坚持人为本、德为先的育人理念，努力成为"四有"好老师，做"四个引路人"，坚持"四个统一"。正所谓"身正为师，行为世范"。

想要培养大国工匠，教师首先应具备工匠精神。没有高尚品德、杰出技能、卓越追求的教师，很难培养出真正的大国工匠。不同的是，作为培养工匠的"工匠"，还需要具备循循善诱、因材施教、有教无类的教育品格。正如 2017 年，李克强总理在天津考察职业教育时强调，职教老师们除了成为一名灵魂工程师，更应成为"中国制造"卓越雕塑师。

4.2 专业成长

专业成长是教师成长的立身之本。正如之前所述，专业性和不可替代性是任何职业生存与发展的核心要义。

生产力的发展产生了分工，随着人类社会的发展，职业的分工更加趋向于精细化、专业化、个性化、智能化。"双师型"教师首要的任务就是努力钻研，实现自我专业素养的不断成长。"打铁还需自身硬"，职业院校的教师想要不断提高教学质量，培育出一批又一批能力强、适应好的技术技能人才，应把专业成长放在无比重要的位置上。

4.3 终身学习

Schoology 平台发布了《全球数字学习现状》，这是一份通过调查和访谈来自 89 个国家的 2846 个教师而得出的报告。研究显示，81% 的受访者认为，通过职业学习社群和个人学习社交网进行职业发展学习是最有效的,协作可能是解决职业发展课程的关键。在智能和网络时代,传统的学习方式已渐渐被打破,更加便捷、个性、形象的学习方式将愈来愈普及。

由于职业教育与产业经济天然紧密的联系,"双师型"教师更要顺应潮流、拥抱时代,将最新的思想和技术融入职业教育的过程之中,为学生提供鲜活的学习体验,帮助学生更好地适应工作,并不断推陈出新。这一切都要求作为教师本身,应首先做到拒绝停滞、不惧改变、终身学习。

5 结语

对于职业教育而言,构建高素质的"双师型"教师队伍与实现职业教育现代化,是相辅相成、密切相关的。在职业院校"双师型"教师队伍建设过程中,我们应注意根植实践、拓宽思路,从粗放式的改革之路向精准化转变。勠力同心打造一支高水平的职业教育教师队伍!

"健康中国"视域下高职《食品营养与健康》教材的开发

马丽萍 王尔茂

教材是教学过程中重要的载体。一本好的教材,能有效地辅助教师"教"、帮助学生"学",成为师生之间沟通的良好媒体。相反,如果教材没有紧贴时代发展的节奏、没有跟上专业、行业发展的步骤,就会对教学质量产生影响。因此,教材的质量直接关系到教学乃至人才培养的质量、水平和品质。2020 年,教育部颁布《职业院校教材管理办法》,对教材建设提出了要求:"内容科学先进、针对性强""专业课程教材要充分反映产业发展最新进展,对接科技发展趋势和市场需求,及时吸收比较成熟的新技术、新工艺、新规范"。在 2016 年,国务院颁布了《"健康中国 2030"规划纲要》,建设"健康中国"成为时代的主旋律。2017 年《国民营养计划(2017—2030 年)》的颁布更是踏入了全民营养的时代。在此背景下,笔者对《食品营养与健康》教材进行了开发和升级。

1 现行教材存在的问题

《食品营养与健康》教材适用于高职食品类、健康管理类、餐饮类专业相关的专业课程,如"食品营养与健康""营养与健康"等,该课程可作为专业必修课或选修课,旨在培养学生的营养指导、健康教育职业能力,课程实用性强,与日常生活结合紧密。目前,市面上现行的营养与健康类教材非常多,但仍存在一些缺陷:一是部分教材仍沿用本科医学教材《营养与食品卫生》的体系,介绍了各种营养素及其功能、人群营养、疾病营养等,没有从工作岗位出发,未能有效融入职业标准,不能准确指导学生胜任今后的工作岗位,严重影响学生的就业和岗位适应性;二是着重点在于介绍"营养"知识,而对于"健康"的部分涉及很少，未能把提升学生健康素养作为教学目标；三是更新滞后，未能把最新的国家政策、法规、标准落实到教材内容中，特别是《"健康中国2030"规划纲要》《国民营养计划（2017—2030年）》等重要的国家政策。

2 教材编写的思路

教材以立德树人为宗旨，以落实《"健康中国2030"规划纲要》为目标，旨在培养学生坚持社会主义核心价值观，逐步提升学生营养健康基本素养。教材以一条主线串联，以模块化进行设计，每个模块按照工作过程分为若干个项目。教材内容的编排遵循学生身心发展规律，符合学生认知规律，旨在用正确的思想、实用的知识引导学生成长。融入国家营养与健康政策、公共营养师等职业标准，突出科学性、职业性。

校企"双主体"合作开发教材。我们邀请了来自企业一线的高级技术管理人员一起编写教材，因为他们最了解企业岗位对人才的技能要求，把企业真实的工作任务融入教学内容中。校企"双主体"编写教材使教材内容更贴近岗位实际，保证理论联系实际在教材中得以充分体现。

教材以"营养-食物-膳食-健康"为主线进行串联（图5-1），从营养到健康，先从认识各种营养素的功能开始，到认识富含各类营养素的食物，再到学会搭配各种食物的膳食，最后进展到促进健康的层面，由微观到宏观、由点及面、由简单到复杂，符合学生认知的规律，利于学习者学习。

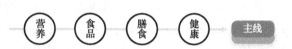

图5-1 教材设计的主线

3 教材内容的选取

3.1 对接职业标准

通过分析学生从事的工作岗位，找到教材所对应的职业标准。本教材对接了营养、健康相关的国家职业标准。教材内容参照《公共营养师》《健康管理师》国家职业标准进行构建，两个标准共归纳了6个典型的职业功能，职业功能对应了6个工作内容，教材根据学生学习的逻辑重构为3个模块、6个基本项目和8个实训项目，覆盖了国家职业标准中的所有工作任务（见图5-2）。

3.2 加入"健康素养"内容

《"健康中国2030"规划纲要》明确提出，要大幅提高全民健康素养水平，到2030年，居民健康素养水平达到30%。我们紧贴时代发展，本教材创新性地加入了《中国公民健康素养——基本知识与技能》相关内容，单独列为一个项目——"项目5 居民健康素养"，设计了若干个配套的实训项目，并在本书的教学目标中加入了"提升学生健康素养水平"，旨在帮助提高国民营养健康素养水平。

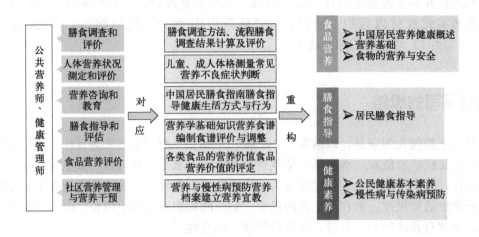

图 5-2 教材内容的选取和模块

3.3 融入最新的政策、法规和标准

最近几年国家密集发布了许多关于营养、健康、食品安全的政策法规与标准，体现了国家对该领域的重视。本书与时俱进，融入最新的内容，充分展示了我国在食品安全、营养与健康领域所取得的成就。例如：将《健康中国行动（2019—2030年）》中15个重大行动融入各个项目中；根据《"健康中国2030"规划纲要》《国民营养计划（2017—2030年）》等相关政策、法规，在项目1中增加了"我国营养与健康的相关政策"内容，并对"中国居民营养与健康现状"进行了更新；依据最新颁布的《食品安全法》《食品安全国家标准》对《食品的营养与安全》内容进行修订；根据《中国居民膳食指南（2016）》，对《居民的膳食指导》进行全面更新。

4 教材的编排

4.1 模块化设计

教材的内容进行模块化设计，设计为食品营养、膳食指导、健康素养三大模块（图 5-3）。"食品营养"模块侧重营养知识教育，包括中国居民营养健康概述、营养学基础、食物的营养与安全三个项目；"膳食指导"模块侧重应用能力培养，包括居民膳食指导一个项目；"健康素养"模块则侧重健康生活方式养成，包括公民健康素养、慢性病与传染病预防两个项目。

4.2 项目引领

每个模块下分为若干个项目，以项目引领教学。一共有6个项目，每个项目是个独立的章节，每个教学项目均包括教学目标（知识要求、能力要求）、教学内容（每个项目分若干个任务）、复习思考题、实践活动（课内或课外安排），每个项目下安排了多个学习情景，必要的拓展知识以"知识链接"的形式呈现。其中，每个项目均设计了对应的若干个"职业技

模块	项目
食品营养	1. 中国居民营养健康概述
	2. 营养学基础
	3. 食物的营养与安全
膳食指导	4. 居民膳食指导
健康素养	5. 公民健康素养
	6. 慢性病与传染病预防

图 5-3　教材内容的编排

能实训"项目。

4.3　弹性化的实训项目

实训项目设计坚持知行合一、育训结合。实训项目均源于营养或健康指导技术岗位的实际工作任务，涵盖了《公共营养师》《健康管理师》等职业标准中内容（图 5-4）。以真实工作项目为导向进行设计，包括健康监测、食品营养评价、膳食调查和评价、膳食指导、健康基本技能、营养健康指导与干预等，共设计了 24 个实训项目（含线上资源 14 个），其中基础 8 个、拓展 20 个，可供满足不同专业方向学生岗位技能培养的需求选择，有选修有必修，有益于探索不同专业的多种教学模式。

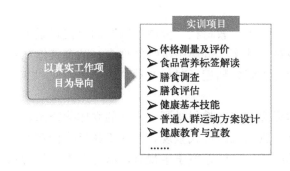

图 5-4　实训项目的设计

4.4　立体化的教学资源

本书按照建设新形态教材的要求，搭配了立体化教学资源。其一，将课件、微课等教学资料，国家政策、规范、标准、图片、视频、动画等辅助资料，以及拓展知识材料等都制作成二维码，学生可以通过手机、平板等电子终端设备扫一扫，获取本教材相关教学文件资料、实践教学资源等紧密配套的数字化资源（表 5-1），本书二维码共有 55 个。其二，建设了与教学内容配套的数字化资源——基于超星平台的广东省精品课程《食品营养与健康》，网站上有海量演示文稿、微课、动画、案例、图库等教学资源，以满足各学校的教师课内课外教学、学生线上线下学习的数字网络化教与学的需求，实现互动互助式的学习。

表 5-1 教材上制作成二维码的资料一览表

资源内容	举例	资源类型	数量
教学课件（每个项目一个）	《项目 4 居民膳食指南》	PPT	6
国家法规政策	《"健康中国 2030"规划纲要》	文字	8
国家标准	《食品安全国家标准 预包装食品营养标签通则》（GB 28050—2011）	文字	8
工具	《中国居民膳食营养素参考摄入量（2013）》	数据	7
知识链接	营养不良、一日三餐带量食谱举例	图文	5
膳食宝塔	孕期妇女平衡膳食宝塔（2016）	图片	6
指南	《恶性肿瘤患者膳食指导》（WS/T 559—2017）	图文	13
测试	心理健康测试量表	文字	2
合计			55

5 教材的特色

第一，职教特色鲜明。教材紧密结合食品加工生产、流通、服务等职业岗位需求，对接国家职业标准，有效融入了营养与健康领域最新的政策及成果，做到知识的传授、能力的培养和素养的提升三并重，具有很强的实用性和应用性。

第二，注重健康素养教育。自觉落实《"健康中国 2030"规划纲要》提出的健康教育任务，结合教材的食品安全、膳食营养等项目，合理选取课程内容，积极引导学生合理膳食、注重饮食安全，普及健康知识，养成健康生活方式，不断提升健康素养，突出教材的实用性与科普性。

第三，思政元素自然融入。教材在"健康中国"的时代背景下，积极宣传党和国家在营养与健康领域的最新政策，落实"健康中国"的理念，结合具体项目内容充分展示了新中国在营养与健康领域取得的成就，贴近了时代脉搏，增强学生的"四个自信"，积极进行课程育人。

第四，立体化教学资源丰富。教材搭配了丰富的立体化资源，包括将教学资料、辅助资料、拓展知识材料等制作成二维码形式呈现，还基于超星平台建设了相应课程网站。如此既节约了篇幅、利于流畅阅读，又能拓宽学生视野，满足多维度学习状态，提高课堂教学的效果，提升学生的综合素质。

6 应用效果

《食品营养与健康》教材既可作为专业必修课或选修课"营养与健康"的教材，亦可用作高等院校健康教育课程的教材，还可作为大众的科普读物。本教材 2010 年出版第一版，在 2015 年、2020 年分别出版第二版、第三版，累计印刷 14 次，发行 16 万册，受到相关职业院校欢迎。本次修订后的第三版教材，在出版 1 年多时间已印刷 5 次，发行 60000 多册，在同类教材中覆盖学校数、学生数多，成为食品类高职教材的畅销书。目前，教材已供我国 20 多个省（市、自治区）职业学校食品及相关类专业教学使用。与同类教材相比，本书覆盖学校数、使用学生数均较多。同时，由于教材内容构建合理，编写质量较好，还被许多食品企业选用，使用效果良好。

总之，教材不仅对学生专业学科知识、技能的获得和综合素质的培养有重要意义，还对高职院校提高教学质量有非常大的影响。传统的教材已经不能满足新时代发展的需要。本教材在"健康中国"的视域下，经过一系列的开发、升级、改版，已经较适应职业发展的需要，体现国家对于新形势下教材的新要求。

基于能力本位的高职《药物分离与纯化技术》活页式教材开发研究

马 娟　丁 立　陈优生

教材是职业院校培养人才、开展教学工作的载体，也是相关行业、企业最新生产技术和实践知识体现的主要平台之一。教材建设是职业教育内涵建设及教学模式改革的重要环节，也是专业教学改革的核心成果。《国务院关于印发〈国家职业教育改革实施方案〉的通知》（国发〔2019〕4号）明确提出了职业教育新时期应建设校企双元合作开发的规划教材，并倡导使用活页式教材及开发相应信息化资源，在此背景下研究新型活页式教材建设具有十分重要的意义。

1　高职《药物分离与纯化技术》教材现状

《药物分离与纯化技术》教材是为化学制药专业核心课程——药物分离与纯化技术课程服务的，该课程涵盖了制药企业中原料、中间体、反应产物及废物料处理中所涉及的主要分离纯化单元操作等知识，主要内容包括：药物分离与纯化单元操作的基础知识、基本原理、常用分离设备、生产工艺过程及控制、各种技术的合理应用等。使学生具备从事药品的分离与纯化生产过程所必需的基本知识和技术应用能力，为学生学习制药工艺课程和今后从事药品分离纯化工作奠定基础。同时也培养了学生较强的动手能力和良好的工作习惯，对学生职业素养的养成具有良好的促进作用。

目前《药物分离纯化技术》教材主要分为两类：一类以传统的理论知识讲解为主线，虽在教材的呈现形式上进行了改革，加入了一些信息化元素，但内容本质并没有体现能力本位，与职业挂钩较少，且对实践内容体现较少，大部分实践项目仍是某个具体分离纯化技术理论的验证性实验，培养分离纯化技术操作技能的部分较少，形成分离纯化技术应用能力与技巧的教学内容更是匮乏；第二个类型是项目化教材，这类教材内容的组织是以工作任务为纽带、以项目化的形式来实现的，较好地体现了能力本位课程的建设理念，但不足的是每个项目中的综合知识太多，对能力的体现不够细化，没法实现活页化、手册化。

2　能力本位活页式教材开发背景

2.1　能力本位教育内涵

能力本位教育是指围绕职业工作岗位所要求的知识、技能和能力组织课程与教学的教学体系。它通过全面分析职业角色的活动及所涉岗位的职责得出其相应需具备的能力，将学习领域与工作领域联系起来，以培养学生具备这些岗位能力为目标，进行相应的专业及课程建设。能力本位教育的教学核心是坚持"职业能力培养"，而不是学历或学术知识体系教育。它强调：①培养目标的确定以能力为依据；②课程的开发以能力为核心；③教学计划的制订以能力为本位；④教学活动的组织以能力培养为轴心。最终让学生获得具备从事某一职业所必需的实际能力。

2.2　能力本位活页式教材内涵

职业教育课程专家徐国庆认为能力本位是实现职业教育教材活页化、手册化的重要理念支撑，其团队成员李政认为职业教育"活页式"教材的内涵是：将教材内容模块化，教材在最小构成单元的设计上要保证独立性，各个单元的撤换是可以独立的；将教材的内容进行模块化处理要体现"小步子"教学原则，将内容按照从易到难、基于工作过程等逻辑进行排列，符合技能型人才成长的基本规律和学生的认知特点。最为重要的是教材最小单元的模块以职业能力为主体构建，以能力为基本单元，能够让技术理论知识与技术实践知识围绕能力点进行呈现，并以课后作业或其他形式延伸学习内容和范围，启发学生的学习方式。总的来讲，他们认为"活页式"教材的内涵是教材内容模块化，其本质是教材内容组织模式的变革，并非外在形式上的改变。

3　《药物分离与纯化技术》教材开发

化学制药技术专业《药物分离与纯化技术》活页式教材开发整体思路：根据能力本位课程建设要求，组织对制药行业、企业专家进行调研，从而分析出化学制药技术专业对应的岗位群、典型工作任务和职业能力要求，形成能力基础材料，教学化处理能力基础材料形成教材开发的能力清单；从职业、知识、学习三个维度、三条逻辑主线，以能力为基本组织单位，同时将"课程思政"融入，以新媒体辅助开发从内容组织模式上而不是形式上的新型活页化《药物分离与纯化技术》教材。具体如下：

3.1　能力本位课程开发

深入调研，与企业人员（尤其是学徒制合作企业人员）共同依据能力本位课程开发工作模式，对《药物分离与纯化技术》课程进行开发。根据市场需求调研的结果及分析工作任务得到的职业能力清单编制相应课程标准、设计学习项目、工作任务等。

3.2 能力清单获得

能力清单的获得是活页式教材开发中非常关键的一步。首先需要将能力本位课程开发所形成的项目、任务继续下移来形成能力基础材料，在通过企业专家的分析来获得职业能力基础材料的过程中，如何改造话语模式对能力进行正确的剖析和描述，需要多方的努力与支持。由此形成的能力基础材料中会有些不一定符合教学规律和认知规律的部分，需要教师根据学生特点对其进行教学化处理，才能符合教学规律。根据教育教学规律对能力进行教学化处理的方法主要包括：①以化学制药技术专业核心素养为指导来增加和删减能力条目，从而提高任务的核心价值；②按照从学习的零点到最高点的顺序，补充完整职业能力；③对各条职业能力的学习内容进行均衡化处理，使它们的学习量大体接近；④对所有的职业能力按照教学逻辑的前后关系进行编排。这样通过对能力基础材料的教学化处理后就形成了能力清单。

3.3 教材内容组织

将能力清单上的每一条能力设置为教材的目录，依据获得某项能力需要的核心概念、基本知识、能力训练项目、如何解决实际问题等方面以及对相应的作业习题等完成每一个能力点的教材编写。教材组织设计应主要关注教材与职业、教材与知识以及教材与学习这三个维度的关系。同时在作业的设置中也可依据能力培养要素进行图表化设计，使学生有较好的学习体验。这也实现了从内容组织模式上对教材进行活页化。

3.4 "课程思政"及"双创元素"融入

围绕立德树人的目标，将课程思政元素有机融入教材，编写能力本位新型活页式教材。在每个职业能力点学习开始设置"导学情景"栏目，以具体事例承载，凝练思政育人元素；基本知识原理部分设置"行业楷模"栏目，弘扬工匠精神、爱国主义精神及药品质量意识；技能训练部分设置"仿真模拟"和"技能练习"栏目，强化质量意识、安全、环保意识；技术应用部分设置"应用链接"栏目，引导学生思考技术应用的多样性，也可设计类似产品，通过创新创业来提升学习积极性的同时培养学生锐意进取的精神和创新意识；最后还可设置"技术感悟"栏目，让学生自己依据所学内容总结升华该技术对自己认知的影响，由自然科学过渡到人文思想，体会人、自然、社会的和谐统一，提升个人修养。

3.5 新媒体辅助

后疫情时代混合式学习已经变成了一种常态，基于能力本位的《药物分离与纯化技术》教材开发中，可依托信息技术将教材内容中一些抽象的部分，如某分离纯化技术的原理、设备的相应工作过程等借助课程网络平台上的相应视频资源来体现，建设教材配套的优质数字化资源。

同时，鼓励科普短视频创作，打造优质公众号。近年来，短视频成为发展最迅速的信息传播方式，其特点是"短、平、快"，即视频短，数十秒至几分钟（通常不超过5分钟），内容丰富多样，涵盖各个行业。优质的短视频内容简洁、重点突出，可以让观看者利用碎片化时间迅速接收创作者要传递的信息。因此，科普短视频创作可作为大学生创新创业的一个方向。学生通过拍摄短视频既能提升学习积极性，同时也培养了团队合作、锐意进取的精神和创新意识。

总之，基于能力本位的《药物分离与纯化技术》活页式教材开发上既要以能力为中心，也要考虑教材与职业、知识和学习的关系；既要体现"课程思政"，又要引入新媒体元素。目前该教材的编写尚处于探索期，在高职制药类教材中既要以能力为本位，又要关注教材与职业、教材与知识和教材与学习这三个维度的关系，是一项非常复杂、科学性要求很高的活动，需要多方的努力与实践，也需要各位职教人的持续研究。

"实用方剂与中成药"课程"课证（赛）融通、学训一体"的教学改革与实践

赵珍东　孙师家　汪小根　姚丽梅　邓晓迎

近年来，高职教育越来越受到重视，培养具备合格技术技能型人才是各个院校面临的重要课题，其最终目的的实现，关键之一就是要靠课程推进的扎实推进和实施。

我校"实用方剂与中成药"经过了数年的建设，已是中国特色高水平专业建设群核心专业、国家级骨干专业、省一类品牌专业——中药学专业的核心课程。本课程为教育部精品课程、精品资源共享课、省级精品在线课程、省优质继续教育课程、校级课程思政示范课程。所开设的专业包括中药学、中药制药、药学、药品经营与管理等，在培养学生职业能力方面本课程举足轻重，教学目标体现了学生所从事的职业岗位能力的要求，在提升工作能力、促进传承中医药的传承与创新等方面起到重大作用。现就我校"实用方剂与中成药"课程以"比赛引领、考证合一"为原则，以"课证（赛）融通、学训一体"改革为主线，开展项目化教学、多元化比赛的教学方法和实施做汇报，以期广大同仁提出宝贵的意见和建议。

1　"课证（赛）融通、学训一体"的内涵

"课证（赛）融通"是指建立职业技能竞赛（职业资格证/职业技能等级证书）与对应专业课程相关联的融通，是在紧密结合专业课程的基础上，将竞赛（考证）的要义融于课程教学项目中，通过中药类技能竞赛方式，促进学生对专业知识和技能的练习，达到考取职业资格证书（职业技能等级证书）的目的。"学训一体"则要求将技能竞赛（职业资格证书考试/职业技能等级证书）的项目融于日常教学之中，为学生营造实际工作环境，开展训练。其中"学"是指学习知识技能，学生按照各级竞赛的要求，在"赛"的激励下积极自主学习，具备扎实全面的职业素养。"训"是指操作技能训练，通过教学过程与生产过程对接的实际操

作，以实训项目带动理论教学，获取职业资格证书/职业技能等级证书，提高职业技能素质。通过赛技能、赛素质，开展校企合作，进行多类型、多形式、多层次的比赛和参加技能大赛展示学习与训练的教学成果，全方位提升学生的职业素质。"课证（赛）融通、学训一体"的改革和实施，学生既可在技能大赛中取得优异成绩，又可顺利考取职业资格证书/职业技能等级证书，值得深入研究和探索。

2 "实用方剂与中成药"课程的导出

近年来，我校中药学专业教学团队在充分调研主流企业、行业企业专家、职业教育专家、在校生、实习毕业生等的基础上，基于校企合作、工学结合，形成了以"岗位导向、德能并重、课证（赛）融通、学训一体"的人才培养模式。在此培养模式的推动下，构建基于职业、行业（竞赛）标准、工作过程的课程体系，建设以"学习的内容是工作，通过工作实现学习"之工学结合课程，构建了如"实用方剂与中成药""中药制剂技术""中药鉴定技术""中药炮制技术"等专业核心课，见图 5-5。

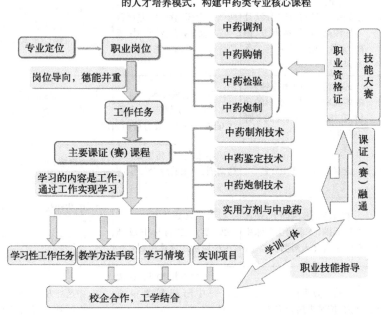

图 5-5 中药类专业核心课程的构建

3 "实用方剂与中成药"课赛（证）融通教学内容的确定

课程内容的合理选取和设计是课程改革的关键之一。单纯的方剂学内容已不能满足高等职业教育的要求，根据中医药职业技能竞赛、职业资格考证/职业技能等级证书等核心内容，将"方剂学""中成药学""中药调剂学"学科化课程的相关理论、技能知识有机整合为"实用方剂与中成药",主要是中药处方审核、调配、中成药问病荐药等。因此,在详细调研的基础上,分析本课程支撑职业技能点,确定中药调剂员、购销员,包括中药调剂、中药购销、中药营业等岗位。整合教育部中药传统技能大赛、中国医药协会的中药调剂员大赛知识技能要求,确立中药处方审核、调配、问病荐药、中成药等知识、技能为课赛(证)融通的教学内容。具体思路、流程、课赛(证)融通构建如下,见表5-2、表5-3。

表5-2 中药传统、中药调剂员技能大赛课赛融通教学内容的分析

大赛项目	技能细目	技能要求	课赛融通	学训项目化教学
中药传统技能	中药性状鉴别	选取40味中药饮片进行识别,在规定时间内写出中药的名称及主要功效	1. 中药鉴定技术 2. 实用方剂与中成药(中药调剂之饮片识别)	1. 中药性状鉴定和理化鉴定(根茎花叶果实等) 2. 中药调剂实训项目——中药饮片识别,抓错扣10分
	中药真伪鉴别	选取20味中药,在规定时间内判断是正品还是伪劣品	1. 中药鉴定技术 2. 实用方剂与中成药(中药调剂饮片混淆品识别)	中药性状鉴定和理化鉴定(根茎花叶果实等)
	中药调剂(含审方)	审方:根据调剂审方要求,指出处方中存在的不规范处;中药处方调配,饮片不标注药名,包括审方、调配、复核、包药、发药等工作过程	1. 实用方剂与中成药——中药调剂,审方项目 2. 实用方剂与中成药——中药调剂完整过程	1. 中药处方审核实训项目 2. 中药处方调配实训项目——基本操作、称量准确度和熟练程度(调配用时)
	中药炮制项目	选取清炒、加固体辅料、液体辅料炒制技术中的药材,在规定时间内完成2种中药炮制操作	1. 中药炮制技术 2. 实用方剂与中成药(中药处方审核、处方应付)	1. 中药炮制技术各实训项目 2. 中药调剂——中药处方审核、处方应付
中药调剂员	理论知识	竞赛试题共计100题	法律法规、中药鉴定、中药调剂、中成药综合知识应用等	通过课赛(证)融通、学训一体,用实训项目带动理论教学
	中药性状鉴别(中药饮片混挑)	中药性状鉴别同上;中药饮片混挑,要求写出每味中药的正名和入药部位	1. 中药鉴定技术 2. 实用方剂与中成药(中药调剂之饮片识别)	1. 中药性状鉴定和理化鉴定(根茎花叶果实等) 2. 中药调剂——中药饮片识别,若错药或多配药,"中药处方调剂"操作为0分
	中药处方调配(中药处方审核)	中药处方审核;在规定时间内,按照中药处方调配操作规程进行调配	1. 实用方剂与中成药——中药调剂之审方项目 2. 实用方剂与中成药——中药调剂完整过程	1. 中药处方审核实训项目 2. 中药处方调配实训项目(基本操作、称量、调配用时同上,强调包装捆扎)
	中成药介绍	在规定时间内,完成常见病的辩证用药和常用中成药介绍	1. 实用方剂与中成药各方剂、中成药的功能主治、使用注意等 2. 实用方剂与中成药问病荐药技能训练	1. 各类方剂与中成药的功能主治、处方分析、类方比较 2. 中医内科及其他病症的问病荐药技能训练

表 5-3 中药调剂员、中药购销员课证融通教学内容的构建

职业名称	岗位	职业功能	工作内容	课证融通	学训项目化教学
中药调剂员	中药调剂、中药临方制剂	饮片调剂	审方	实用方剂与中成药——中药调剂之审方项目	中药处方审核实训
			饮片调配	实用方剂与中成药——中药处方调配过程(饮片识别主要由中药鉴定技术培养)	中药处方调配实训项目(要求同审方、主要是笔试)
		中成药介绍	内科及其他科别常用中成药介绍	1. 实用方剂与中成药各中成药的功能主治、使用注意 2. 实用方剂与中成药问病荐药技能训练	1. 各方剂与中成药的功能主治、处方分析、类方比较 2. 中医内科及其他病症的问病荐药技能训练
			中成药不良反应	实用方剂与中成药含有毒性中成药的使用注意	含毒性中成药之中成药的不良反应及其常见的中毒反应和救治措施
中药购销员	中药购销、中药营业	中成药介绍	常用中成药	1. 实用方剂与中成药各中成药功能主治 2. 中成药问病荐药技能训练	1. 各类中成药的功能主治、类方比较 2. 中医内科及其他病症的问病荐药技能训练
		问病售药	向顾客或患者建议适宜的中成药或饮片	1. 实用方剂与中成药具体中成药的功能主治 2. 中药饮片功能介绍和推介	1. 各类中成药的功能主治 2. 中医内科及其他病症的问病荐药技能训练 3. 含毒性中药之中成药的不良反应及救治措施

在上述基础上,构建课赛(证)融通教学内容、学训一体项目。结合中药传统、中药调剂员技能竞赛的考核要素,结合前期课程,以内科 11 种病证(如感冒、咳嗽、实热证、虚劳、眩晕等)和 3 种专科病证构建实训一体项目,共计 58 个单元细目,见图 5-6。

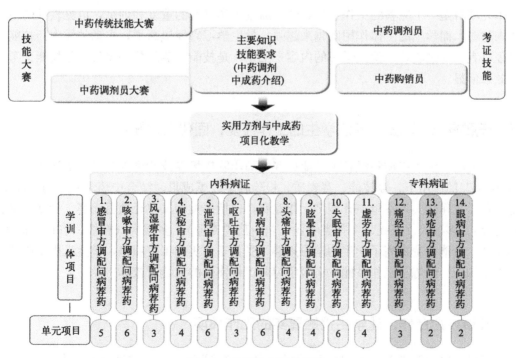

图 5-6 教学内容重构概览

4 "实用方剂与中成药"课程学训一体的实施

课程学训一体的实施，开展项目化教学、多元化比赛，校企合作，工学结合，共同促进高技能人才的培养。具体实施方法如下：

4.1 创建学训一体的专业化教室

专业化教室的建设，以培养学生的技术应用能力和岗位适应能力为切入点。仔细剖析中药类技能竞赛的职业能力，联合知名企业如北京同仁堂、广州医药、广州健泽药业等企业合作建设，构建学训一体的专业化教室。目前，校企合作的中药调剂、中成药实训室已建成，既是专业化教室，又是真实的工作场所，举办过中药传统技能大赛广东省选拔赛、中药调剂员大赛，配置了专业实训设备，满足了学生核心能力培养的要求，且借助仿真教具或实际工作录像，重现实际工作过程，提高了学生的职业技能和岗位能力。

4.2 开展课程项目化教学，融"教、学、做"为一体

项目化教学是以实施项目为载体，以项目任务为驱动进行教学活动，其关键是设计和制订教学项目及每个项目的工作任务。在设计实施时，经反复摸索和多次实践，以药店（房）实际工作过程——审方调配、问病荐药为技能点，确定各单元细目的工作任务，按照复习回顾→问题引入→任务提出→资讯→计划与决策→实施→检查→评估→工作报告的方式组织教学，在专业化教室里面，实现了理实一体化教学。

单元项目是一个完整的工作过程，学生通过工作过程的重复和训练，可见教师的主导作用越来越弱，而学生的主体作用则越来越强！学生学习兴趣提高了，主动关注中药技能竞赛和考证事宜。通过改革，学生学习的内容是工作，是技能竞赛的核心项目，是技能证考证知识，效果倍显。

4.3 开展多元化比赛，锤炼学生的工作技能，固化工作知识

实践证明，学生参加各级各类技能比赛是高职院校培养技能型人才的有效途径之一。在"比赛引领"的作用下，赛技能、赛素质，检验教学改革成果。结合中药学专业的考证知识，在专业化、工作化实训室里，开展多元化竞赛，包括多类型（单元项目比赛、专项比赛、年度比赛等）、多形式（班级、中药类专业、非中药类专业）、多层次（校级、省级、国家级）技能比赛。技能竞赛提高了学生的学习兴趣，受益于真实的工作项目，学生巩固了中药调剂员的考证知识，锤炼了工作技能，实现学习与工作岗位的无缝对接。

4.4 开展校企合作，让学生接触真实的工作环境

为了更好地实现"证（赛）融通、学训一体"的教学改革，选拔每组优秀学生（组长）到

主流企业见习后，将感知到的真实工作情景反馈给其他同学，小组长负责培训，开展小组技能竞赛，由教师、组长、企业代表进行多维评价，并由企业人员点评。在此过程中，企业人员发现了优秀人才，学生亦可提前对企业真实工作情景进行认知。这不仅提高了学习效果，促进了就业，做到学生"学以致用"、学校"教有所用"，企业人员还获得了可用高技能人才。

5 结语

在比赛引领下，"实用方剂与中成药"开展"课赛（证）融通、学训一体"的改革，通过项目化教学、多元化比赛，成效显著。近年来，该课程已是国家级精品课程、省级精品在线课程，累计投入经费30余万元，培养了省级优秀教学团队，申请到8项省级教改课题，2人被评为省级"千百十"人才，中药学专业以一类品牌专业进行建设，编写了融技能比赛的教材5部；密切联系主流企业，校企合作良好，学生就业有保障；学生参加省级以上技能竞赛获二等奖以上20余人次。部分学生毕业后表现出色，获得省人力资源和社会保障厅颁发的"广东省技术能手称号"。可见，"实用方剂与中成药"课程通过"课证（赛）融通、学训一体"的教学改革，是经过实践证明的可实施高效率的课程改革，值得推广和进一步探索。

基于项目导向的翻转课堂教学模式探究

陈碧桃　于志瀛　江永南

随着社会经济发展、国家医疗体制改革，向社会公众提供全程化、专业化的药学服务成为药学专业技术人员神圣使命和共同责任。在国家出台《"健康中国2030"规划纲要》《关于加快药学服务高质量发展的意见》等系列政策的背景下，培养药学服务的技能型人才是药学专业发展的一个重要方向。"药学服务综合技能训练"是支撑我院药学专业"培养药学服务岗位技能"专业培养目标的专业核心课程，主要培养学生胜任药学服务岗位的基本能力，保障临床用药的安全、有效、经济、合理，是与药学服务岗位直接关联的一门实训课程。本文介绍"药学服务综合技能训练"课程以项目为导向、融合翻转课堂的教学模式实践，为高职院校药学服务综合实训课程建设提供参考。

1 课程概况

我校"药学服务综合技能训练"课程于2010年开设至今，在十余年时间里，教学"软件"和"硬件"都得到了很大提升。"软件"方面建成了一整套完整的教学资源，包括课程组教师主编的《药学服务技术》国家规划教材、超星网络教学平台在线课程资源、课件、教案等教学资料、虚拟药房等；"硬件"方面建成了三间实训室，一间校企共建模拟药房等。教学实施方面也进行了数次教学改革，主要致力于更加切合岗位工作的实训内容选取及教学模式应用等方面，最终形成了项目导向的实训教学模式。该模式主要以课内实践为主，配合案例教学法、情景模拟法混合的教学方式，注重学生课堂能动性。但是有限的教学时间、相对刻板的课堂组织形式等在一定程度上影响了教学效果。翻转课堂从 2007 年美国科罗拉多州林地公园高中的化学教师乔纳森·伯尔曼和亚伦·萨姆斯开始对传统课堂进行"翻转"的尝试开始，这种方式在学生的学习中取得了积极的成效。为进一步探索高效教学模式，提升学生的学习兴趣和学习积极性，课程组在教学中融入翻转课堂教学模式，取得了良好的教学效果。

2 项目导向的教学模式

本课程以 10 种常见疾病为载体，分成两个模块十个相应实训项目，开展常见病的合理用药指导及药学咨询服务。包括感冒、腹泻、消化性溃疡、缺铁性贫血、体表癣、失眠的问病荐药，以及高血压、心绞痛、糖尿病、病毒性肝炎的药学咨询及合理用药指导，每个项目 6 学时，共计 60 学时。项目实施过程主要包括明确项目任务、完成项目任务、评价项目成果等三个大方面。在项目实施过程中，学生围绕项目展开学习、讨论以及文献资料查询，完成项目任务。教师主要帮助学生理解相关理论知识，引导项目推进，答疑解惑，开展评价等。这种项目导向的教学模式开门见山地明确了学生实训的目标、任务及相应实训要求，学生在实训过程中有了明确的任务指向，通过小组分工合作，能较高质量地完成项目任务。同时也存在一些问题，如理论知识讲解部分与药理学课程知识部分重复、项目实施过程较沉闷、个别同学参与小组合作积极性不高等，为此，本课程引入翻转课堂教学模式。

3 翻转课堂教学模式的具体应用

2011 年起，我国开始引入翻转课堂教学模式并应用于教学实践，是高校教学模式改革创新的有益尝试。但是翻转课堂要根据具体的课程、具体的学生、具体的老师等来设计实施，因为没有一种万能的方法能翻转所有课堂，每一个翻转课堂都应该是独一无二的。根据"药学服务综合技能训练"课程定位与课程目标，综合项目导向的教学模式、学生学情等进行翻转课堂具体实施方案设计，课程组教师亦可以根据各自教学特点进行个体化方案优化。本方案对教学过程分为课前、课中、课后三个阶段进行设计和实践（表 5-4）。

表 5-4 翻转课堂教学过程设计

实施环节	实训内容	教师活动	学生活动
课前	确定任务	发布实训项目任务	领取任务
		发布预习内容及要求	成立项目小组，做好任务分工
		解答疑问	预习实训教材、学习通实训内容、查找相关材料
课中 （先做后评）	任务讲解	介绍本次项目的实训目标	听课、记录、提问
		介绍课中任务流程	
		课前预习测试、答疑	
		介绍项目任务及要求	
	任务操作	提供参考资源、实时发现问题、解答疑问	查找和研读资料：分工合作，利用疾病治疗指南、教材、PPT、药智网、医脉通、用药助手等纸质、电子资源，搜集药物治疗及用药指导等信息
		巡视各组，及时指导，解答疑问（小组辅导、个体化辅导）	完成项目任务：根据案例完成处方拟写、模拟情景对话设计等

续表

实施环节	实训内容	教师活动	学生活动
课中 (先做后评)	任务汇报	记录各组完成情况,点评优点及存在的问题,适时提问	以小组为单位汇报:处方分析、情景对话(角色扮演,重点用药指导)等,每组汇报时间约6分钟,抽签汇报
	讨论、总结	组织讨论,对各组任务完成情况进行点评 实训总结	自评:总结优缺点 参与讨论:评议其他小组汇报内容。 个人观点表达:问题、建议或经验
课后	评价	梳理课堂记录,对各组实训过程及成果进行评价,网上答疑	提交作业;学生互评;线上提问

3.1 课前项目准备

课前确定任务主要在超星网络教学平台在线实施。其中课前预习内容把原来需要在课内讲解的理论知识搬到了课外,有效地缩短了理论讲授占用实训项目的时间,使得课内有更多的时间用于项目任务互动、小组辅导、个性化指导。以"心绞痛的药学咨询与合理用药指导"为例,项目下设置了情境导入、心绞痛的表现与分型、心绞痛的常用药物及不良反应、心绞痛治疗标准、诊治指南、视频资源、典型案例分析、情景对话、处方点评等9个学习内容,其中心绞痛的表现与分型、心绞痛的常用药物及不良反应、心绞痛治疗标准、诊治指南4个内容设为任务点,内容展示形式包括文字、图片、视频、PPT等。课前项目学习内容几乎涵盖了常见疾病诊疗全程药学服务的要点知识,同时对其中重点内容设置了任务点,既帮助学生系统掌握药学服务知识,又能侧重到药学咨询及合理用药指导的具体任务。

3.2 课中项目实施

如果说课前内容主要是理论知识翻转到课外的话,那么课中项目实施则是项目过程翻转,从先教后做翻转为先做后评。

课堂开始先检测课前预习内容。教师根据课前学习内容,选取项目相关的重要知识点设计测试问卷。课中第一步进行学习测试主要目的有三:一是检验学生课前学习效果,测试成绩纳入项目评价总评之中;二是根据班级整体测评结果,筛选出错率较高的知识点作为难点内容讨论;三是直观反映每个学生知识点掌握程度,帮助教师有针对性地开展个别辅导。

完成项目作品和项目汇报是项目实施的两个主要环节,占实训课时的绝大部分。在完成项目作品过程中,教师实时参与小组成员间的讨论,面对学生提出的问题,主要以抛出关联问题、引导思路、帮助学生自己找出答案的方式,而不是直接给出答案。对于课前知识测试结果不理想的同学予以关注,通过提问、适度讲解的方式提供个性化辅导。由于先做后评,项目汇报环节则成为关键内容,既检验学生项目任务成果,也是教师改错纠谬、帮助学生达成项目目标的主要环节,同时也是师生互动、生生互动更加深入的环节。以"糖尿病的药学咨询与合理用药指导"为例,该项目根据药学服务对象的不同设置了三个任务,分别是面对医师的"协助制订用药方案"、面对患者的"合理用药指导"、面对社区群众的"健康知识讲座",学生分组后抽取其中一项任务重点完成,同时参与其他任务的讨论。三项任务的设定既帮助学生明确药学服务的具体工作,又使得实训项目内容丰富化、差别化,加之实施课内翻转,先做后评,师生在提问、讨论、评价时内容更深入、更有针对性,课堂气氛更加热烈。

3.3 课后项目评价

课后项目评价主要分为教师评价、学生自评、组内评价和组间互评四个部分，预先设置好权重，其中教师评价占比稍重。学生完成项目作品后需及时以小组为单位上传至在线平台，课后各项评价均在线上完成，平台自动按照预先设置的权重记录总分。教师根据课前学习积极度、课上小测试成绩、主动提问、发言等情况对个人成绩进行一定加减分。在线平台能直接记录课前学习情况及课堂预习小测试个人成绩，同时综合组长对各个小组成员的评价，肯定了小组任务中个人积极努力的成果，提高了每位同学参与实训过程的积极性，避免了同组学生一个成绩、是否积极参与都一个评价等级的情况。

4 翻转课堂教学模式反思

课程整体评价通过学生、教师两方面测评来进行，主要采用课程评价调查问卷、学生座谈会、教师座谈会等方式。基于项目导向的翻转课堂教学模式在我校"药学服务综合技能训练"课程应用中取得了一定效果：一方面重构了教学过程框架，增加了教师教学能力挑战，提高了教师教学兴趣，减轻了重复授课的倦怠感；另一方面，学生学习积极性、满意度、实训项目完成效果均得以提升。同时也获得一些经验，如课中互动如何做到"形散而神不散"。项目实施过程中学生有较多时间支配在文献搜集、整理、小组讨论等独立任务当中，教师如何在这个过程中做到高效辅导而不是疲于奔波于各组，同时面对各个学生答疑解惑，甚至很多时候解答的可能是同样的问题，针对这一点，教师可以将有同样问题的学生集中到一起，比如电子白板前，以小型辅导会的形式进行讨论、解答，开展"临时小组辅导"。但是，实施过程中也遇到一些问题，如课前学习内容形式不够生动，对学生学习积极性有一定影响，针对这种情况，教师除精心录制微课之外，还应掌握一定的动画制作技巧，利用免费或付费动画制作软件，将知识点拆解制作成小动画，使学习内容更丰富生动。

5 结语

在项目导向式教学模式中融入翻转课堂模式，体现了以学生为中心的教育理念，对我校"药学服务综合技能训练"课程教学产生了积极影响，提高了教师教、学生学的积极性，提升了实训效果。但翻转课堂没有绝对的模板，如何根据专业、课程、学生、教师等实际制订最适合的翻转课堂策略值得深入思考。

利用微课翻转课堂优化制药设备课程教学探索

刘亚娟 丁 丰

在"互联网＋教育"时代，随着信息技术与教育的深度融合，新型的教育教学技术和方法不断涌现，翻转课堂教学模式就是其中的佼佼者。"翻转课堂"又被称为"颠倒课堂""颠倒学习""翻转教学"等，其核心理念是将传统的课堂教学模式颠倒过来，即学生在课前通过视频、阅读材料等方式自主学习新知识，而课堂时间则用于讨论、解决问题和深化理解。

微课是一种新型的教学资源和教学模式，具有短时长、内容集中、易于访问、便于共享等特点。微课的出现，反映了教育领域对个性化、灵活学习和高效教学的需求，是现代教育技术发展的产物。以微课作为教学资源开展翻转课堂，教学优点显著，微课助力学生灵活学习，翻转课堂促进课堂互动与深度学习，两者结合有效提升教学效率，增强学习自主性与参与度。

因此，本研究选取广东食品药品职业学院四个班为教学对象，将微课翻转课堂教学方法应用于制药设备课程的教学，并探索其在教学中的应用效果。

1 制药设备课程现状分析

1.1 教学内容与要求

制药设备是高等职业院校药品生产类相关专业的专业核心课程，也是职业资格考试的主要课程，以学生掌握各种典型药品生产设备的使用、维护技能为培养目标，课程涵盖常用制剂生产设备、制剂包装设备以及公用设备的使用与维护方面的知识。主要内容包括制剂中主要剂型的典型生产设备和包装设备的种类、结构、工作原理、适用范围、操作方法、保养维护方法，以及《药品生产质量管理规范》对制剂生产厂房、设施等硬件的要求等。通过本课程的学习，学生掌握了常用制剂设备的操作与维护技能，为提升学生职业能力奠定了坚实基础，培养了学生独立思考能力和动手能力，对职业素养培养起到促进作用。

1.2 存在的问题

以药物制剂实训车间为硬件基础，结合制药设备多年教学经验，该课程逐渐形成轻理论、重实践、强能力的教学宗旨，教学效果受到学生广泛好评。但是笔者通过连续3个学期对督导听课和学生座谈反馈信息进行分析发现，制药设备课程在教学中依然存在以下问题。

① 课时不足，不利于学生核心职业能力培养。制药设备的教学目标是使学生能够操作设备生产出合格产品，并对设备进行日常维护保养和常见故障排除。由于教学条件有限，该课程课时相对较少，在有限的时间内难以实现"轻理论、重实践、强能力"的教学宗旨。

② 教学过程以教师为主体，学生学习主动性较差。制药设备课程教材的编排通常以设备结构、原理为基础介绍设备操作与维护，较为抽象难懂。虽然教师积累了丰富的设备工作动画、录像、案例资源，课堂互动性较强，但教学模式仍以传统的教师讲、学生被动接受为主，导致学生学习主动性差，自主探索、独立获取知识的意识和能力不强。

③ 学情复杂，现有教学模式忽视学生个体差异。由于生源不同（高考生、学考生、"3+证书"考生、"三二分段"学生），因此学生在基础知识、理解能力、学习习惯、学习态度上有很大差异，学习效果容易出现两极分化，学有余力的学生急需拓宽知识面，而有的学生对基本内容的学习都存在困难。在有限的课时内，当前教学模式不能兼顾所有学生，难以解决

学生个体差异的问题。

2　基于微课的制药设备课程翻转课堂的实施

　　翻转课堂教学在技术的支持下，无缝衔接了课前的线上学习与课堂的面对面学习，拓展了学习空间。课前学生在由教师精心准备的数字化学习资源的支持下，灵活安排学习时间和地点，自主完成知识的初步吸收；课中学生们在教师的引导和同伴的协作下，实现知识的内化与掌握。翻转课堂体现了教学向以学生为中心的转换，教师的角色由传统的知识传递者变为学生学习过程中的指导者和协助者，他们通过设计问题、提供反馈和促进讨论，帮助学生深化理解所学知识。与此同时，学生成为学习过程的主导者。此外，翻转课堂增强了学生的学习体验，提高了教学的创新性，提升了学生的人际交往和解决问题的能力。

　　翻转课堂打破了传统课堂教学模式，以大量信息资源、灵活的学习地点与时间和丰富的实际操作，解决了当前制药设备课时不足、被动学习、生源复杂等难题，对增强学生学习体验、激发学习兴趣，提高自主学习能力，进而提升教学质量有积极作用，为制药设备课程教学改革带来希望。

3　基于微课的制药设备课程翻转课堂的设计

　　在进行翻转课堂设计时，我们应坚持以下原则。

3.1　微课资源的合理、实用原则

　　微课程资源构成了翻转课堂实施的基石，其质量直接关系到翻转课堂的教学成效。高质量的微课能够为学生提供清晰、有吸引力的学习材料。制药设备课程的微课资源主要由授课教师独立设计和制作，这种自主开发的微课不仅能够确保教学内容的针对性和适用性，还能根据学生的学习需求和反馈进行及时的调整和优化。授课教师充分调研了就业岗位典型工作任务对制药设备相关知识、能力和素养的需求，进行了知识点和技能点的分析，重构了课程内容。此外，对学生的专业背景和学习特点进行了深入的分析和描绘，形成了对学生群体的"学习画像"。在以上内容的基础上确定本课程资源以演示型微课为主，视频内容包括设备的安装、操作、维护等，分为知识导入、标准操作（知识讲解）、练习巩固3部分，时长5～10min。微课的设计应兼顾质量与效率，在保证内容完整和正确的前提下，尽量减少不必要的声音、动画、图片，避免华而不实、分散学生注意力。

3.2　网络学习平台的多元化、易操作原则

　　翻转课堂是学生进行自主学习和交流的场所，应具备学习资源发布、在线学习与测评、学习结果反馈与统计、师生互动交流等功能。制药设备网络学习平台是以制药设备精品资源共享课程网站为基础，以微信群、QQ群等为辅，通过教学文件模块、微课资源模块、学习

评价模块、师生互动模块等组成的混合式、多元化网络学习平台。教师将制作好的教学文件、微课资源包、配套试题库、拓展资源等上传至学习平台，学生通过电脑或移动智能终端设备自主学习。针对学习中遇到的问题可通过平台的师生交流模块、微信群、QQ 群与教师或同学讨论，实现师生、生生互动，不仅有利于培养融洽的师生关系，也有利于培养学生合作学习能力和探究能力。

3.3 知识内化过程以学生为主体原则

课堂内的知识构建与深度吸收是翻转课堂成功的核心要素。在制药设备课程的教学过程中，始终贯穿任务驱动教学法，这种方法能够激发学生的学习动力，引导他们将理论与实践相结合，实现更深层次的学习效果。具体实施时先由教师发布项目任务、明确教学目标，学生在教师引导下分组讨论。之后各小组在实训车间独立操作设备并对实践结果进行总结。整个教学活动以学生为主体，教师为主导，教师的作用是对活动进程进行适当引导，并针对重点内容和易错操作进行讲解与演示。

3.4 课程评价的全过程、多角度原则

教学评价是以教学目标为依据，按照科学的标准，运用有效的技术手段，对教学过程及结果进行测量，并给予价值判断的过程。过程性评价着重于学习本身，它不仅重视符合预期的学习成果，对未预见的成果也给予认可。这种评价方式拓宽了评价的视野，涵盖了整个学习领域，认为所有具有价值的学习成果都值得肯定，无论这些成果是否完全符合预先设定的目标。制药设备翻转课堂的课程评价采用过程性评价与终结性评价相结合的方式（各占50%），过程性评价由课前学习阶段的任务完成情况、组内评价、组间评价、教师对学生课堂参与度的评价、实践结果评价以及课后作业评价组成。全过程、多角度的评价成为学生学习的驱动力，有利于培养学生的良好学习习惯，方便教师动态监控学生的学习过程，及时调整教学策略。

4 教学实践

片剂是日常生活中最常用的固体制剂，临床应用非常广泛。压片机是片剂生产的核心设备，下面以压片机的教学为例介绍翻转课堂的实施过程。

4.1 任务驱动，课前自学

教师在教学平台发布项目任务：利用 ZP-8 型压片机压制片重为 0.4g，硬度 35N 的空白片剂。学生根据项目任务选择微课资源进行自主学习，可以是独立学习，也可以是小组互助学习。相关微课资源有：压片机的结构组成、压片机的工作原理、压片机冲模的安装、压片机的调节、压片机的安全操作等。学生自主学习后完成相关任务，并把学习过程中遇到的问题通过平台发给教师，教师及时解答。教师对学生的学习情况、任务完成情况进行统计，作为课程考核成绩的一部分。

4.2 疑难解答，小组讨论，确定工作方案

课上，教师根据学生反馈对重难点进行讲解。学生在教师引导下进行小组讨论，确定各自工作方案，并就方案的优缺点进行讨论，确定最终方案。讨论结束后进行小组内"学霸"和小组间"最佳团队"评选。整个过程以学生为主，教师为辅，教师以引导者和考评员身份参与，既要对教学活动的开展进行有效引导，又要对每个学生的表现进行评价。

4.3 操作练习

进入药物制剂综合实训车间进行操作练习。各小组根据最终工作方案依次进行压片操作，每组两次操作机会。操作时要合理分工、全员参与，对产品进行外观、质量和硬度检测，判断质量是否合格。学生通过操作练习与设备零距离接触，在独立探究、独立解决问题中实现知识内化，提升动手能力。

4.4 总结评价

操作结束后，各小组对自己是如何进行操作的，操作过程中遇到的问题是如何解决的，没有解决的问题有哪些，产品质量如何，产品是否合格，不合格产品存在的问题进行总结。教师对共性问题进行分析，对各组操作过程进行评价。通过总结交流，学生系统地分析了自己的操作过程和产品情况，对其他小组遇到的问题也进行了深入思考和讨论，实现了由知识到能力的转化。

4.5 课后巩固拓展

课后巩固可以提升知识应用能力，撰写操作报告是课后巩固的主要方式。压片机的操作报告要求学生总结压片机的结构、工作原理并对工作流程、产品等进行分析，强调规范性和技术性。此外，学有余力的学生也可以通过教师提供的拓展资源深入学习。教师根据学生任务完成情况和操作报告进行评分，并将结果反馈给学生。

5 教学反思

利用微课翻转课堂优化的制药设备课堂，改变了学生的学习方式，突出了学生的主体地位，使学生产生学习的成就感，有效激发了学生的学习兴趣，取得了较好教学效果。但在实践过程中，也发现了一些不足之处，主要有以下几方面。

5.1 微课的数量和质量有待提高

制药设备课程的微课以课程组教师自制为主，内容多为设备原理、操作等，数量不足，尚

不能满足教学需要。随着教学内容和标准的更新，还需要定期更新微课内容，以确保其时效性和相关性。此外，教师在信息技术应用方面尚有提升空间，特别是在视频制作和后期剪辑技术上。为了改善这一点，需要对教师进行进一步的技术培训，以提高视频制作的专业性和吸引力。

5.2 翻转课堂的教学设计还需优化

教学设计是翻转课堂的核心，完整的教学设计包括课前、课中和课后三个部分要充分衔接，避免断裂和碎片化。教学中我们发现，由于基础不同部分学生在课前阶段不能很好地理解知识点，使得教师在课上需花费较多时间讲解基础知识，对小组讨论、探究活动的深入开展造成一定影响。在以后的教学中，教师应进一步优化教学设计，丰富微课资源，充分利用信息化手段，将学生自学过程中可能遇到的问题在课前阶段解决，确保课中活动深入、高效地开展。

5.3 教师信息化技术水平还需提升

翻转课堂的"以学为主"并不意味着教师作用的弱化。在翻转课堂教学中，微课资源需要教师设计和制作，教学需要教师组织，教学氛围需要教师营造，信息技术的缺陷需要教师弥补。因此，教师不仅要有扎实的教学基本功，灵活多样的教学方法，还要有深厚的信息化素养。目前，教师的信息技术应用能力不强，学校应重视信息化教学，加大投入力度，为教师提供更多学习机会，提高教师信息化教学水平，为信息时代的教学改革提供技术支持。

6 结语

制药设备是药品生产技术相关专业的核心专业课程，利用微课翻转课堂优化制药设备教学，使学生成为主角，在探究式学习中获得持续的成就感，可以提高学生自主学习能力、实践能力和团队协作意识，有利于学生职业能力培养。

基于职业技能大赛的药品质量与安全专业教学改革探索

王 玲 刘 浩

锻炼学生的职业技能，培养学生的职业素养是职业教育的主要任务。近年来，全国职业院校技能大赛的持续升温，职业技能大赛已经由阶段性工作转变为常态化工作。技能大赛不仅是一种竞赛制度，而且要逐步转化为提升职业教育质量的教学制度，这样才能将技能大赛的项目内容、要求与理论及实践教学活动融为一体，达到以技能大赛检验职业教育技能教学水平的效果，进而促进教学的良性互动、协调发展。

药品质量与安全专业培养药物质量检测与控制的高素质技术技能人才，要求学生树立全面药物质量的观念，掌握药品检验的理论知识和实践操作技能，胜任各类医药企业、医疗单位和药检部门药物质量检验和控制工作。广东食品药品职业学院（以下简称"我校"）药品质量安全专业 2013 年起连续 10 年参加广东省职业院校技能大赛"化学实验技术""工业分析与检验"赛项，获得四次一等奖、七次二等奖，2018 年起连续两年参加全国食品药品类职业院校药品检测技术专业技能大赛，获得两次二等奖。取得了一定成绩的同时，也通过参加技能大赛发现了药品质量安全专业教学中存在一些状况。本文对如何通过职业技能大赛引领药品质量安全专业教学改革不断地深化进行探索，以真正达到技能竞赛与教学过程紧密结合，实现以赛促教、以赛促建、以赛促学目的。

1 针对职业技能大赛药品质量安全专业现状

1.1 学生参加职业技能大赛兴趣不高

每次大赛开始选拔学生之初，老师会动员药品质量安全专业全体学生，然而报名初赛的学生不足 10%，学生参加职业技能大赛兴趣不高，积极性不强，分析原因主要是自信心不足，认为自己通过平时的理论与实践课教学中获取的理论知识与实践技能没有达到大赛的要求，担心不能选拔成功或选拔成功后参赛也无法获奖，其次是担心参加大赛会耽误平常学习时间，影响学校课程考核成绩。

1.2 学生参加职业技能大赛取得的成绩与目标有差距

职业技能大赛的考核范围是以国家职业标准和行业专业能力的要求为依据，竞赛内容完全依据企业岗位和职业标准要求进行，设立三个竞赛单元：理论知识考核、仿真操作考核、实践技能操作考核。经过一段时间的培训，学生理论知识与实践技能虽有所提高，但参赛成绩未达到预定的目标，二者仍然存在一定的差距，出现个别选手参赛表现远低于赛前训练水平，尤其在实践技能操作考核项目上出入较大。

1.3 教师指导学生备赛与药品质量安全专业日常教学脱节

职业技能大赛考核设立的基础知识有一部分是超出药品质量安全专业理论课堂学习的范围，信息化仿真考核内容在日常教学中也很少涉及。技能操作考核的三个竞赛单元为：容量分析、光谱分析和色谱分析，虽然药品质量安全专业实践课与综合实训课教学内容都有涉及，但实训的具体内容与大赛不同，更主要的原因是由于学校实验室条件所限，学生在实践课与综合实训课堂上部分实验为小组合作完成，从而独自操作中、大型分析仪器时间有限，特别是高效液相色谱仪的时间少之又少，根本达不到大赛的技能要求水平。为了备赛，教师指导学生竞赛考核项目，与日常教学脱节，两者没有有机融合。

2 职业技能大赛推动药品质量安全专业教学改革的探索与实践

为了解决上述问题，实现以职业技能大赛引领药品质量安全专业教学改革不断地深化，我们做了如下探索和实践。

2.1 依据技能大赛方案，修订课程教学内容，使大赛项目与教学内容无缝对接

根据项目化教学要求，参照近几年全国职业院校化学实验技术技能大赛、工业分析与检验技能大赛及全国食品药品类职业院校药品检测技术专业技能大赛的实施方案，修订药品质量安全专业的核心课程药物检验技术、仪器分析和药物检验综合实训课程的教学内容，包括理论课内容与实训课及综合实训课项目。补充了大赛理论考核中内容，增设了大赛设立的实训内容，例如：EDTA 滴定液的标定及葡萄糖酸钙含量测定、紫外分光光度法测定维生素 B_1 片含量、高效液相色谱法测定甲硝唑片含量、维生素 B_1、马来酸氯苯那敏、诺氟沙星等药物定性分析与定量分析、紫外分光光度仪及高效液相色谱仪仿真操作训练。从理论知识到操作技能把药品质量安全专业课程教学与化学实验技术技能大赛、工业分析与检验技能大赛及药品检测技术技能大赛的考核项目进一步融合，在日常课程教学中体现技能大赛的理论知识和实践技能操作要求，促进药品质量安全专业核心课程的教学内容改革，使教学内容与大赛项目有机结合与无缝对接。

2.2 整合职业技能大赛资源，构建丰富立体的教学资源

我校于 2013 年由基础化学教研室教师、药品质量与安全教研室教师、校实训中心分组教师，以及药品生产企业与药品监测机构经验丰富的能工巧匠共同组成工业分析与检验技能大赛指导团队，于 2018 年组成药品检测技术技能大赛指导团队。药品质量与安全实训基地在课外时间充分向学生开放，依据指导教师拟定的活动计划，对学生开展技能训练和创新实验。临近大赛前，还聘请曾经在省级、全国技能大赛中获奖的优秀毕业生回校给在校生进行一对一指导，分析实践操作中每一步骤的注意事项、介绍参赛前仪器准备细节、探讨参赛过程中可能出现的突发情况以及应对策略、分享赛后心得体会与总结。我校自 2014 年连续多年举办化学实验技术技能大赛及药品检测技术技能竞赛，通过悉心指导有效提高学生的化学实验及药品检测理论知识与实践操作职业技能水平，为我校学生提供了一个展现个人药物检验技能的平台，又通过理论考试和实操考核，选拔出优秀学生为国家级、省级技能大赛储备人才。

在不断优化的实训教学环境中，在更加开放的大赛实训室里，在资源丰富且方便快捷的多门资源共享课程与网络精品课程体系下，在全体指导团队教师、企业能工巧匠和获奖毕业生共同给予学生悉心的帮助、关怀、指导与鼓励下，职业技能大赛与药品质量安全专业教学资源得以多方位地丰富与整合。

2.3 参考职业技能大赛标准，改革教学评价方式

职业技能大赛考查学生对化学分析与药物检验基本理论和各项检测仪器的熟练应用、各类典型药物的分析方法、原理与注意事项等知识点的掌握程度及实践操作技能。参考职业技能大赛标准，药物检验技术、仪器分析、药物检验综合实训的课程考核包括过程性考核和终

结性考核，提高考核细节要点和过程性考核比例，增加随机考核抽取项目的选择数量。新的教学评价方式有利于考查学生利用各种中、大型分析仪器进行药品质量检测的能力，考查学生药品检验操作规范、实验数据记录与处理、结果分析、结论判定等各方面的职业能力，亦考查学生依法依规执行国家质量标准的职业素养。

2.4 紧扣职业技能大赛目标，引领教学方法的改革

职业技能竞赛有利于教师改变原有的传统课堂授课教学方式，倡导以能力为本位，向着以"职业实践能力为主线"的教学目标转变，要求教师不断创新教学方法，积极构建以职业领域和工作任务为基础的新教学模式，在教学中实施并不断改进项目教学法，把理论教学与实践教学更好地有机结合起来，有效提高学生药品检验理论知识与实践操作的职业技能水平，提高学生发现问题、分析问题、解决问题的综合能力。

3 职业技能大赛推动药品质量安全专业教学改革的成效

3.1 提高学生的学习积极性、主动性和热情

药品质量与安全专业的新生入校第一学期就开始学习药用基础化学课程，该课程需要学生具备中学化学基础，存在一定的难度，有部分学生尤其是中学为文科的学生产生犯难情绪，甚至是担忧意识。宣传我校毕业生在过往职业技能大赛中取得的优异成绩，可以提升在校生学习该课程的信心，增加学生的学习积极性，同样有助于提高学生对仪器分析、药物检验技术课程的学习兴趣。鼓励学生积极报名参加技能大赛，将技能大赛的备赛和平时教学有机结合，开放竞赛实训室，优化实训教学环境，不仅提高了仪器设备利用率，打破原来惠及少数人的"精英选拔"模式，更能以大赛精神感染学生，使学生热情高涨，热切盼望能代表学校去参加国家级、省级技能大赛，在大赛平台上展现自己，并能够开阔视野，增长见识。因此，职业技能大赛帮助学生从思想上重视课程学习，加强实践，从而可以提高学生的学习积极性、主动性和热情。

3.2 更新教师的教学理念、提升教师的专业能力和专业素质

职业技能大赛的实施方案包括其各类各项内容的评分标准与细则，并在逐年不断地完善与更新，每一次技能大赛都是一个难得的机会，为教师提供一个良好的平台，来自不同学校的教师能近距离向全国各地的同行、名师、企业专家学习和交流。大赛共三个流程，赛前说明会聘请经验丰富的专家细致解读竞赛文件中各项细则，赛中各个考场多方位、多角度的实时监控视频，既保障大赛公平公正，又有助于不同学校相互学习，赛后总结会邀请教师与同行、企业专家开展经验交流活动，分享竞赛心得与经验。因此以技能竞赛为契机，教师通过参与赛前说明会、赛中观看视频与赛后总结会，有利于开阔视野，更新教学理念，改进教学方法，从而进一步提升教师的专业能力和专业素质，更好地服务于学生。

3.3 提升学生的职业技能和职业素质

依据国家职业标准和专业能力要求，职业技能大赛确定考核范围，从而按照企业岗位要求和行业标准确立大赛内容，考查学生对药品检验规范操作的职业素养，同时考查学生执行国家质量标准规范的能力。结合药物分析相关职业岗位或岗位群的具体技能要求，将职业技能大赛与药品质量与安全专业教学进行有机融合，有助于学生依据药物质量标准，准确无误地进行药品检验，规范书写检验原始记录与报告书，完成各项检验任务，提高学生理论知识与实践技能，有助于培养学生具备良好的职业道德意识、严谨的工作作风和务实的工作态度，从而综合提升学生的职业技能和职业素质。

3.4 提升学生的综合素质和就业能力

通过参加学校、市级、省级、全国职业技能大赛，我校药品质量与安全专业学生的学习积极性与主动性被充分调动，形成了比学赶超的良好学风。各级职业技能大赛备赛和参赛过程不仅是一个不断筛选选手的过程，更是一个学习、提高、发展、进步的过程。通过多次理论考核、操作技能测评与心理素质等方面的评选，最优秀的选手脱颖而出。学生在整个过程中，只有不断刻苦学习，认真训练，才能获得参加省级、全国技能大赛的机会，并在最终的比赛中取得好成绩。这一过程既是对学生知识与技能的提高和锻炼，也是对学生抗压能力与耐力的培养和锤炼，有助于提升学生的心理调节能力和增强心理素质，培养积极向上的创新精神及与人合作的团队精神，提升学生的理论知识、实践技能、就业能力和创业能力。

4 结语

我校药品质量与安全专业团队通过深入研究职业技能大赛、细致分析大赛，积极参加各项职业技能大赛，同时在校内举办大赛，认真学习和总结各项经验和教训，充分发挥技能大赛对人才培养和专业建设的促进作用，切实有效地推动药品质量与安全专业教学改革：推动教师教育理念的转变，引领教学方法和教学内容的改革，丰富教学资源和评价方式，提升教师的专业能力，提升学生的职业技能和就业能力，弘扬工匠精神。通过充分发挥职业技能大赛对药品质量与安全专业建设和人才培养的促进作用，着力培养满足行业要求的应用型、创新型、复合型高素质技能人才，推动专业人才培养与产业发展需求衔接，真正做到"以赛促教，以赛促改，以赛促学"。

第6章 学生素养促进与提升

以食品检验工大赛提升学生食品理化检验职业技能的实践

王海波 邓鸿铃 李银花

职业技能大赛摒弃了传统的以教师为主体的教学方法，形成教师指导，学生为主体完成工作任务的学习方法，符合高职学生的特点，极大地调动了学生的学习积极性。食品检验工大赛的竞赛标准是以食品检验工《国家职业标准》三级（高级）为依据，而食品理化检验技术是检验类专业核心课程，是食品检验工职业资格考试以及食品检验工大赛的主要考核内容。国内许多学校对技能大赛促进教学改革进行了研究。例如，刘忠认为技能大赛促进了"尊技重能"学风和教风的形成、教师工程实践能力的提高、项目化教学改革、高职院校实训基地建设和校企合作。要充分发挥职业技能大赛在人才培养中的作用，则必须实现职业技能大赛与职业院校的常规教学的有机结合。石家庄职业技术学院每年都组织技能大赛，将技能大赛纳入教学常规工作，为师生搭建充分展示自我、掌握一技之长的平台。本文本着"以赛促学，以赛促练，以赛代考"的目标，探索食品检验工大赛和食品理化检验技术教学改革的衔接方式，以期能普遍提高学生的学习积极性和操作技能。

1 改革思路

核心思想是"以赛促学，以赛促练，以赛代考"。根据食品检验工的职业标准，将食品理化检验课程的实践教学内容与食品检验工大赛的竞赛内容相结合，强化食品理化相关技能点的训练，以赛促学，以赛促练。食品理化检验课程的考核与食品检验工大赛相结合，以赛待考。学生全员参与校级食品检验工大赛，优秀学生参加广东省或国家食品检验工大赛。具体如图6-1所示。

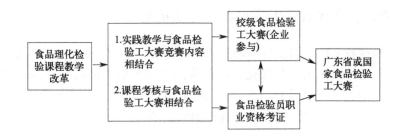

图 6-1　食品理化检验课程教学改革路线图

2　改革方案

2.1　以赛促学，建立师生参加食品检验工大赛的激励机制

职业技能大赛"赛的是学生，比的是老师"。学校每年开展食品检验工大赛，师生广泛参与，共同提高实践能力。初赛发动学生全员参与，通过初赛和决赛等方式，逐步筛选食品检验水平较高的学生。参加食品检验工大赛获奖的学生，将获得学校综合测评的加分，也将获得参加食品检验类省级比赛的机会。以食品检验工技能大赛激发学生的学习积极性，使学生从"要我学"向"我要学"转变，营造"学技能，练技能，赛技能"的学术氛围。技能大赛同样能促进学校教师的技能水平和教学水平。

2.2　建立食品检验工大赛与食品企业的良好互动关系，以赛促合作

食品检验工大赛找到了校企合作的兴奋点，能实现校企合作双赢的局面。学校举行的食品检验工大赛全程必须有食品企业的技术支持和保障，包括从大赛项目选择、比赛内容、评价标准、裁判人选、所需设备、经费保障等。食品企业赞助食品检验工大赛不仅能扩大自己的影响、提高企业的知名度，而且也会有很大的收益。企业代表可以亲临比赛现场，选拔自己需要的最优秀的技术能手。同时，企业通过赞助学生技能大赛和帮助学校建设实训基地，也为自己培养了潜在的客户，开拓了潜在的市场，宣传了自己的产品。

2.3　以赛促练，以食品检验工大赛促进食品理化检验实践教学，提升学生的技能水平

食品检验工大赛与食品理化检验实践教学相结合，构建了师生广泛参与的大赛常规化平台。食品检验工大赛从比赛项目的设计到评价标准和培训体系的设计都与实践教学计划相匹配，特别是评价标准对食品理化检验实践教学质量评价体系的构建，有着很强的借鉴指导性。构建师生广泛参与的大赛常规化平台，推进教学内容与技能大赛的融合。让学生真切感受到技能大赛离专业工作很近，对他们今后工作有很大帮助，这样学生才能有兴趣主动参与。

2.4 以赛代考，食品检验工大赛与课程考核相结合

食品理化检验课程考核可与食品检验工大赛相结合。学校开展的食品检验工大赛是人人参与，比赛的结果可同时作为食品理化检验课程的考核内容。根据大赛评分标准，60分以下的为不及格，60~80分的为合格，80~90分的为良好，90分以上的为优秀。校级食品检验工大赛优秀的学生可进一步培训参加省级或国家级的食品检验工大赛。

2.5 根据食品检验工大赛要求，优化评分细则，提升学生食品理化检验技能

食品中亚硝酸盐含量的检测是食品检验工大赛和食品理化检验课程中的共同考核项目，项目内容主要考核学生移液管的操作、定容的操作、分光光度计的使用、标准曲线的绘制、数据记录与结果计算、准确度和精密度计算等。经过优化，该项目的评分细则如表6-1所示。该项目能比较全面地考核学生的食品理化检验的操作水平，根据食品检验工大赛的要求，进一步优化评分细则，提升学生食品检验的操作水平。

表6-1 食品中亚硝酸盐含量的检测与评价-评分表

序号	考核要素	评分要素	配分	评分标准	扣分	得分
1	基本操作	移液管使用	10分	正确、规范、熟练(9~10分)；基本正确、较熟练(6~8分)；不熟练(5分以下)		
		溶液吸取操作	10分			
		容量瓶和比色管使用	10分			
2	分光光度计的使用	比色皿的使用	10分	正确、规范、熟练(9~10分)；基本正确、较熟练(6~8分)；不熟练(5分以下)		
		分光光度计的操作	10分			
3	实验结果	标准曲线的绘制、数据记录与结果计算	20分	正确、完整、无涂改(18~20分)；基本正确、较完整(每处错扣1分)		
		准确度和精密度	20分	小于±10%(各10分)；小于±20%(各8分)；小于±30%(各6分)；小于±40%(各4分)；小于±50%(各2分)		
4	文明操作	清理器皿，整理台面	5分	操作前未清洗、检漏所用实验物品，扣3分；实验结束未清洁器皿、整理台面，扣2分		
5	时间	操作时间	5分	在规定时间内完成实验操作，得5分		
6	总分:					

3 结论

本文探讨了"以赛促学，以赛促练，以赛代考"的教学新模式，以食品检验工大赛来推进食品理化检验课程的教学改革，以期学生能以娴熟的操作技能和基本的理论基础取得"食品检验高级工"职业技能证书，学生广泛参加本校食品检验工大赛，部分优秀学生能参加广东省或国家食品检验工大赛。

完善技能大赛管理机制，促进学生职业素质培养

许 锋

技能大赛是新时期职业教育改革和发展的助推器，通过定期举办全国职业院校技能大赛，把多年来职业教育发展过程中逐步探索出的具有中国特色的"校企合作、产教融合"的经验和做法加以制度化和规范化，形成"岗课赛证"综合育人的局面，充分发挥大赛以赛促学、以赛促教作用，面向一线生产实际培养一大批高素质技术技能人才，为服务技能型社会建设和落实教育强国战略提供有力支撑，以高水平一流大赛助推现代职业教育高质量发展。

广东食品药品职业学院十分重视专业技能大赛工作，围绕学生职业素质培养这一最终目标，努力完善各种与技能大赛相关的管理机制，整合各个专业的优质资源，通过对技能大赛的研究与实践，探索提高学生职业技能的新思路、新方法，不断加大实践教学内涵建设的力度，促进人才培养质量的稳步提升。

1 努力完善技能大赛管理机制

专业技能大赛的组织与实施是一项既复杂棘手又充满挑战的综合性工作，不仅需要精细的规划和周密的安排，还要确保人、财、物等各个方面的有效统筹与综合协调。高职院校应从组织、制度、经费、实训场所、师资队伍等方面为技能大赛提供保障。

1.1 组织保障

组织保障是技能大赛能够按照计划有序进行的基础，涉及技能大赛各个环节需要得到妥善安排和有效执行才能够保证赛事的顺利进行。对技能大赛的组织保障应分层细化，领导小组、指导小组和具体的项目实施小组各负其责，领导小组从学院层面宏观统筹和协调整个技能大赛的开展；指导小组由各专业教师组成，负责赛前训练计划的制订和落实；实施小组由具体参赛学生组成，依照指导小组的训练计划完成备赛和参赛工作。

1.2 制度保障

出台《专业技能大赛管理办法》，具体涵盖内容如下：①建立覆盖全体师生的参与制度；②建立逐层、逐级分类的选拔制度；③建立公开、公平、公正的大赛制度；④建立行业、企业参与的合作制度；⑤建立专项持续投入的经费制度；⑥建立落实目标责任的考核制度；⑦建立鼓励争优创优的奖励制度；⑧建立加大舆论导向的宣传制度等。将技能大赛工作纳入制度化、规范化、科学化的管理。

技能大赛的制度保障对于确保赛事的公平、公正与规范，提升赛事的专业性、权威性和规范性，促进技能人才的培养和选拔，推动职业教育教学改革以及赛事的持续发展提供动力等方面具有极其重要的意义。

1.3 经费保障

经费是举办技能大赛不可或缺的物质基础，通过合理的经费预算和分配可以确保赛事各项资源的有效调配和利用。以"预算管理、指标到系、专款专用"为原则，根据各专业人才培养方案，结合不同专业各自的特点，将专业建设经费纳入学校的年度财政预算。对于技能大赛工作，要求从专业建设经费中专项列支，为赛前准备、赛中使用、赛后奖励等所需经费提供充分的经费保障。

1.4 实训场所保障

实训场所从仪器设备、场地安排、管理模式等各方面均应以企业生产标准为参照，紧跟技术和工艺发展的前沿，不断引入实训教学所需的新设备、新材料、新方法等，为各专业开展技能大赛提供重要的支持和保障。

真实的操作环境有助于学生将理论知识转化为实际技能，加深对专业知识的理解，同时确保学生接触到最前沿的技术，从而强化他们的专业技能。

1.5 师资队伍保障

高度重视技能大赛师资队伍建设，不仅有助于教师更新知识结构、提升教学水平，而且通过积极参与技能大赛不断增强教师对教育事业的热爱和投入。

以"内培外引"的方式加强"双师型"教师队伍的建设。一方面，通过指导技能大赛、采取到企业挂职锻炼等方式不断提升专业教师的双师素质；另一方面，聘请行业企业的技术专家、能工巧匠担任兼职教师，为学生提供专业教学或技术指导。

2 以专业技能大赛为载体，促进学生职业素质培养

技能大赛能够让学生真正进入实战状态，不仅调动学生全部知识的储备和全部经验的集合，全身心投入，而且还需要有强烈的创新意识、团队意识和开拓精神。所以，组织学生参加各级各类专业技能大赛，对人才培养工作产生了很好的效果和意义。

2.1 帮助学生融合所学专业知识精华

多年组织技能大赛的经历证明：在技能大赛过程中，学生必须最大限度地调动其所学的全部专业知识精华，并进行协调、整合和运用，才能在大赛中顺利完成各项任务。在这一创造性的学习与实践过程中，学生们通常会感到知识与技能捉襟见肘，也会真正体会到"书到用时方恨少"的真实含义，明白哪些知识是自己必须掌握的专业核心知识，明白将来努力的方向。

2.2 帮助学生发现所缺乏的专业知识与技能

很多平时学习成绩不错的学生，自我感觉良好，但经过参加技能大赛，他们对自己的自我认识进一步加深，认识到自己的专业知识还存在薄弱点，离优秀技术人才的标准还有相当大的差距。有选手在参加大赛后总结："参加技能大赛，最大的感触是自己的知识和经验储备太少，原来自己的专业知识是如此的单薄可怜，平时书本上学习的知识太理论化了，真正运用到实际操作竟是出乎想象的困难。比赛的过程是曲折的和艰辛的，我们需要这种比赛来锤炼自己，获得人生难得的经验，而这正是我们高职院校学生应该具备的素质。"所以，技能大赛是在用事实教育学生，使学生在实践中真正懂得了自己现在缺什么，将来应该怎么努力。

2.3 帮助学生提高动手操作能力

熟练的技能必须在学习和实践中获得，技能大赛为学生提供了一个实践的空间，让学生有了亲自动手、在实践中锻炼的好机会。比如，中药调剂大赛中，按照处方限时调配中药这项比赛，一方面可以加深学生对中药组方原理的理解，另一方面也能培养学生独立调配中药处方的实践技能。这些活动看似简单，却能有效迅速地提高学生动手能力，为学生今后的实际工作打下坚实的基础。

2.4 帮助学生提升综合素质

首先，培养学生的敬业精神。在大赛过程中，学生要时常克服设备不完善、原料不到位、配合不默契等种种困难，并为了集体荣誉，不辞辛劳，全身心投入，高度敬业。

其次，培养学生的意志和耐力。任何技能大赛都要在限定的时间内完成比赛内容，在这个时间段里，学生必须集中全部体力和精力才有可能完成大赛。赛前的准备和训练，工作任务繁重，工作强度巨大。所有这些经历，让学生的意志力和忍耐力都得到很好的锻炼。

最后，提升学生分析问题、解决问题的能力。技能大赛的过程，要由学生独立动手完成各项工作，当出现问题或故障现象时，学生必须积极思考，自行排查并解决。这样，极大地提高了学生分析问题、解决问题的能力，更为重要的是使学生树立了克服困难、自己动手解决困难的自信心。

2.5 帮助学生做好就业定位和拓宽就业空间

学生的就业状况的好坏与学生的能力大小相对应，经过技能大赛锻炼的学生，在就业的过程中表现出很强的自信心和较高的职业素质，普遍受到用人单位的青睐和好评。参加技能大赛并获奖的学生在就业过程中可以选择更多更好的企业，就业空间明显拓宽。

3 为人才培养方案的制订和教学改进提供了方向

技能大赛通常反映了行业发展的最新趋势和技术要求，通过竞赛项目、评分标准等学校可以清晰了解当前行业对人才的具体需求，进而调整优化人才培养方案，确保培养出的学生能够适应市场需求，具备就业竞争力。

参与组织和指导技能大赛的老师一致认为：参加专业技能大赛，对学校来说，是工学结合的好形式；技能大赛促使教师对本专业的课程设置、教学方法等有了新的理解与体会，比如，对于课程实训在课时分配中的比例、综合实训的内容安排等方面都有了更深入的认识；在人才培养模式、人才培养计划中以培养高素质技能型人才为发展方向，加强学生的实践操作能力的培养，将技能大赛的各项要求落实到平时的教学过程中去。

4 结语

技能大赛是对教学成果进行评价的重要环节，也是学生个人发展的重要助推器，对提高参赛学生的职业素质具有全方位的促进作用。技能大赛的目的是"赛教结合、以赛促教、以赛促学"，通过技能大赛，促进教学模式的创新，促进教学内容和教学组织形式的创新，最终促进学生职业技能和职业素养的提高。

完善技能大赛管理机制对于促进学生职业素养培育具有重要意义。一个健全的管理机制不仅能够确保技能大赛的公平、公正和高效运行，还能为学生提供一个锻炼自我、提升职业素养的优质平台，推动学校教育教学改革和创新发展的同时不断提高人才培养质量和社会认可度。

技能大赛对学生综合素质能力提升的思考

赖满香

全国职业院校技能大赛（以下简称"技能大赛"）至2023年连续举办十六届，2024年升级为世界职业院校技能大赛，已成为我国检验教学成果、引领教育教学改革、提升技术技能人才培养质量的重要抓手，是职业院校教育教学活动的一种重要形式和有效延伸，引入世界技能大赛的设计理念和思路，融入企业真实工作内容、工作组织形式，突出综合职业能力培养要求，彰显职业教育的类型特征。本文通过分析技能大赛特征，探讨了技能大赛在提升学生职业素质、专业技能、团队协作能力和创新能力等方面的作用，分析了当前技能大赛存在的问题，并提出了相应的解决策略，旨在为职业院校更好地利用技能大赛提升学生综合素质提供参考。

1 技能大赛赛项设置特点

自2020年，技能大赛赛项设置引入世界技能大赛的理念和标准，对标国际技能标准，密切联系生产实际应用和未来发展方向，结合产业新技术、新产业、新业态、新模式对技能型人才的需求，赛项内容凸显职业岗位对学生职业能力和综合素质的新要求。2023年，教育部印发《全国职业院校技能大赛执行规划（2023—2027年）》，赛项内容涉及的专业大类比往年增加了近一倍，赛项设置实现职业院校19个专业大类全覆盖，专业类覆盖率超过

90%，职业院校各专业学生都有可选择的参赛项目，并开始探索教师赛和师生同赛赛道，技能大赛的受益群体进一步扩大。

1.1 赛项设计反映综合职业能力培养要求

技能大赛主要面向职业院校在籍学生，竞赛内容和方式契合职业教育办学理念和发展方向，符合职业教育技能型人才培养的特点，促进了学生技能学习规律的深入研究，推动了职业教育人才培养深层次改革。重点考查选手的职业素养、规范操作程度、实践动手能力、创新创意水平、应变能力、工作组织能力和团队合作精神。

1.2 赛项标准基于教学、高于教学

技能大赛赛项设置基本覆盖职业院校主要专业群，以国家职业教育专业目录、国家职业教育专业教学标准、国家职业技能等级标准、职业院校专业简介和行业、国家、国际等有关标准为依据。赛项内容区别于社会其他岗位技能竞赛，引入世界技能大赛标准，突破常规教学标准，融入世界技能大赛的比赛方式、比赛规则、技术规范、技术平台、评分标准等内容，对标高水平技能标准，将专业教学与岗位、产业、行业最新标准相对接，明确了技能学习和操作的评价标准，大赛标准已成为职业院校教学改革的风向标和目标追求。

1.3 赛项内容对接企业真实工作场景

竞赛内容对接产业需求、行业标准和企业主流技术水平，围绕企业生产现实需要，融入真实工作项目、任务和标准，绝大多数赛项已摆脱了单一技能测试，重点"测试学生运用专业知识、专业技能分析问题和解决问题的能力"。

1.4 赛项组织采用团队合作方式

以2024年为例，世界技能大赛中要求参赛团队2~4人，参赛项目，赛项比赛形式结合实际岗位的劳动组织结构和形式，考察参赛团队综合设计、分工协作和密切配合的能力。关注工作中团队的组织与管理及团队审美素养和团队协作能力，突出团队作战优势，更接近于工作实践对分工与合作能力的要求。

2 技能大赛对参赛学生技能的影响

2.1 有效激发学生的主观能动性

技能大赛为学生提供了一个展示自我的舞台，通过参与比赛，学生能够增强对所学专业的认同感，激发职业兴趣。技能大赛内容接近生产真实项目，任务内容综合性强，高于日常课堂教学的知识含量和技能水平，参赛选手不仅要提高动作的娴熟程度，同时要结合赛项要

求更新知识、掌握行业新技术、新工艺和新方法，激发学生好奇心，产生积极向上、克服困难的内需动力。例如，在化学实验技能专业中，职业技能竞赛能够让学生认识到药学行业对从业人员的综合素质要求较高，从而激发他们的学习动力，提升职业信心。

2.2 有效提升学生专业技能迁移能力

技能大赛比赛难度持续增加，对学生的要求更加综合化，参赛选手不仅要熟练掌握岗位工作内容，还要运用所学的知识和技能解决实际问题，需要具备一定迁移思维能力。在竞赛过程中，参赛选手通过学习他人先进经验的行为来思考和完成具体的任务，逐步将解决问题的过程方法和策略内化为一种思维方式，从单一的知识和技能的理解，联系起来形成深度学习，形成自己的思维，能够根据语境或情境判断和处理问题，逐步具有知识和技能的迁移能力，提高专业技能。这种实践性的学习方式有助于加深学生对专业知识的理解，提升解决实际问题的能力。

2.3 有助于培养团队协作精神

技能大赛中的赛项以团队项目为主体，这就要求选手不仅要有独立工作能力，也要有分工协作和密切配合的能力，这能够较好培养学生的团队协作精神和组织协调能力。在比赛过程中，学生需要与队友密切配合，在交流中相互启发、接收其他成员的观点和信息，不断丰富各自头脑中的知识和认识，做出某些调整，完善分析和解决问题的思路，共同完成任务，这种经历有助于他们今后在职场中更好地适应团队合作。

2.4 激发创新思维

技能大赛通常设置创新性的比赛项目，要求学生具备创新思维和解决问题的能力。通过参与这些项目，学生能够锻炼自己的创新思维，提升解决问题的能力，为今后的职业发展打下坚实的基础。

3 当前技能大赛存在的问题

3.1 资源分配不均

由于资金、设备、师资等资源的有限性，以及参赛项目、团队之间的差异性，使得职业技能大赛中资源分配不均，难以为学生提供充足的技能训练和比赛准备条件。

3.2 比赛项目与实际工作脱节

由于行业发展迅速，而比赛项目的更新可能相对滞后，部分比赛项目可能无法及时反映行业最新动态和技术趋势。

3.3 学生参与度不高

部分学生可能对技能大赛缺乏兴趣或信心，导致参与度不高。

4 解决策略

4.1 加大投入

政府和社会各界应加大对职业教育的投入，为职业院校提供充足的资源和支持。积极寻求企业、行业、政府等外部机构的支持和赞助，拓宽资金来源渠道。

4.2 加强与企业的深度合作

学院与企业共同制订标准，确保实训基地的耗材、设备和制度建设符合企业用人标准。通过与企业合作，学院能够及时更新实训设备和工具，引入行业最新技术，使学生在校期间能够接触到与企业实际工作一致的设备和工具。企业可以为比赛提供实际的案例和项目，让学生在比赛中接触到真实的工作任务。同时，企业的专家也可以参与到比赛的命题和评审工作中，确保比赛内容与行业需求紧密结合。

4.3 激发学生兴趣

建立有效激励措施，为参赛学生提供切合实际利益的奖励措施，如课程免修、考证免考、优先推荐实习就业等。对在职业技能大赛中表现突出的团队和个人进行表彰和奖励。通过奖励措施激发学生的参赛热情和积极性，通过举办技能讲座、技能展示等活动，激发学生对技能大赛的兴趣和热情。

5 结论

职业院校技能大赛在提升学生综合素质方面发挥着重要作用。通过参与比赛，学生能够提升职业素质、专业技能、团队协作能力和创新能力。然而，当前技能大赛仍存在一些问题，需要学校和组织者共同努力，加强与企业的深度合作，建立有效激励措施，激发学生兴趣。只有这样，才能更好地发挥技能大赛的作用，为社会培养出更多优秀的技能型人才。

康复治疗技能比赛推动高职专业发展

郑芳芳 付 奕 诸葛建 鲁 海 刘 刚

近年来，高职技能比赛对专业建设的积极引导作用日益凸显，促进了教学改革以适应专业领域的快速发展，推动了课程调整和教学方法的改进。在积极参加省内及全国技能比赛的基础上，我校比赛内涵及部分比赛方式，逐渐引入到课堂中。经过几年的探索与尝试，技能比赛不仅成为加速我校康复治疗技术专业改革的发动机和深化校企合作的催化剂，还极大地提高了学生学习的主动性和积极性，为培养学生成为具有可持续发展能力的高端技能型康复治疗技术人才起到举足轻重的作用。

1 技能比赛倒逼专业教学改革

技能大赛对职业教育的课程改革起到了显著的推动作用，这一过程常被比喻为"杠杆"撬动了职业教育的课程体系设计、师资建设、课程评价改革等方面。技能大赛的举办不仅促进了课程内容的调整，使之更加贴近市场需求，还推动了教学方法和教学内容的持续改进。在技能竞赛过程中，企业被邀请参与竞赛项目的设计和技术指导，将行业所需的技术技能和用人标准融入竞赛中，为学校在课程体系设置、课程安排和课程内容等方面的调整和改良提供了标准。这一过程不仅促进了师资的能力培养和教学方法的改进，还实现了"以赛促改，以赛促教"的目标。

1.1 调整课程体系

康复技能比赛是通过再现康复治疗师工作情景，学生模拟治疗师对患者进行诊断及治疗，从而综合考核学生专业理解及技能掌握情况。受此启发，我们构建了以临床工作过程为导向的康复治疗技术专业课程体系，将与康复治疗师临床工作相关性小的课程进行删减。在与医院、企业的康复专家研讨后，我们将医学基础课进行大幅度地调整，删除微生物免疫学、遗传学等课程，集中课时专攻解剖学、运动学、生理学、人体发育学、临床疾病概要等医学基础课程，增加孕产康复、儿童康复、创伤影像及康复等专业课程。调整之后的课程体系，提升了课程的康复专业属性，更契合学生岗位需求。

1.2 调整课程内容

康复医学的发展日新月异，而高职教育却往往落后于市场发展。在参加技能比赛的过程中，通过对企业更深入地了解，我们发现在行业中应用比较广泛且有效的新技术，却尚未走进高职的课堂。我们聘请南方医科大学的资深治疗师，将临床上常用的新技术引入课堂，例如淋巴回流技术、贴扎术、悬吊技术、儿童引导式教育等。

课程内容调整后，课程内容紧追临床一线的技术更迭，极大地激发了学生的求知欲和自豪感，增加了学生与企业的亲近感和认同感，促使学生秉持更积极的心态，拥有更完善的技术储备进入实习、学习与工作之中。

1.3 促进教学方式改革

康复技能大赛的核心比赛模式聚焦于评估学生应对常见疾病所致功能障碍的能力。学生需通过对病人询问病史、体格检查，来完成功能评估与诊断，进而制订治疗方案，并实施康复治疗。这一过程实质上是对治疗师日常工作情境的模拟再现，对于学生临床思维的培养以及技能操作的熟练度提升具有显著的推动作用。这种技能比赛的方式与近年来教育领域所倡导的问题导向性（PBL）教学模式高度契合，PBL即是一种以问题为中心或基于问题的学习模式。

经过研讨，我们决定在"常见疾病康复"课程中尝试问题导向式教学。教师准备病例材料并培训"仿真病人"，课堂上展示病例，学生分组合作进行问诊、查体、评估、诊断并制订治疗方案，最后由教师总结点评。调研发现，相比传统教学方式，学生在主动性、满意度和自我评价方面均有显著提升。

1.4 推动教师能力提升

随着康复治疗新技术在教学中的应用以及先进教学方法的实施，专任教师需持续学习，提升专业素养，以更有效地指导学生。自2016年起，康复治疗专业的教师开始轮流前往企业进行为期半年的进修培训，旨在更新知识和技能，紧跟行业发展趋势。因此，康复技能比赛在增加教师学习和工作压力的同时，也客观上极大地促进了教师职业素养和教学能力的不断提升。

2 技能比赛加速校企合作进程

技能大赛作为展示行业新动向和需求的平台，其项目设计与安排均紧密贴合企业的实际情况与需求。学校与企业参与技能比赛的初衷虽各有侧重，但殊途同归。学校通过比赛更深入地了解行业发展与需求，而企业则借此机会向学校传达其需求，并从中发掘潜力员工。因此，技能比赛成为学校人才培养与企业技术发展之间的桥梁，不仅促进了校企双方合作关系的建立，还推动了职业教育模式从"以学校为主体"向"学校＋企业双主体"的转型。

2.1 赛项设计彰显企业技术追求

全国职业院校技能大赛融入了各行各业的最新先进技术，通过竞赛项目传递出最新的行业动态与需求，为学校教育提供了明确的风向标。大赛引入行业技术的发展成果，为教育教学注入新活力，并促使学校通过调整课程设置，使教育教学更加贴合行业需求。这一举措有效实现了行业技术与职业教育的无缝对接。

2.2 技能比赛搭建企业参与职业教育桥梁

企业既渴望优秀技术人才，又缺乏直接参与职业教育的机会。技能比赛恰好为双方合作提供了平台，企业通过设计赛制、安排项目等间接推动职业教育改革。学校为在比赛中取得佳绩，常寻求与企业合作，共同培训学生、研讨新技术及先进教学法，有效深化了校企合作。

2017 年举行的第三届全国康复治疗技术专业学生技能大赛中，我校与南方大学第三附属医院康复科合作，一起对学生进行为期一个月的知识和技能强化培训，最终取得第三名的优异成绩。

2.3 校企共育，增强企业荣誉感与影响力

企业为扩大社会影响、提升行业声誉，常鼓励和支持实习生参加全国性技能比赛。2017 年"傅立叶杯"辅具设计大赛中，我校在南方医科大学第三附属医院的实习生在带教老师指导下设计的"下肢渐进性牵伸系统"凭借巧妙实用的设计进入决赛。学生展示时逻辑清晰、表现大方，赢得专家好评，最终获奖。

校企共育的优势在比赛中初显，学生优异表现是学校与实习医院共同培养的结果。因此，技能比赛不仅增强了企业进行职业教育的荣誉感，也提升了企业的声誉及影响力。

2.4 构建深度融合的"双师型"教学团队

我校与南方医科大学第三附属医院等三甲医院合作，聘请经验丰富的康复专家和技术精湛的一线治疗师作为外聘教师，建立了紧密的师资交互培养制度。专任教师定期赴医院学习培训，而临床带教医师及治疗师则接受教学方法等培训。经多年探索与建设，校企双方已打造出一支由 8 名专任教师和 25 名医院兼职教师组成的"双师型"教学团队，为高技能康复人才培养奠定了坚实基础。

3 技能比赛助力学生可持续发展能力培养

技能比赛秉承"以学生为本"的教育理念，倡导"传授知识、培养能力、提高素质"的三位一体教学观。其目标在于培养具备系统理论知识、强大实操能力、良好人际沟通与合作能力，以及可持续发展能力的高端技能型康复治疗技术人才。其中，可持续发展能力作为核心，对学生未来的职业发展和人生走向具有决定性影响。

3.1 技能比赛促进学生学习态度转变

高职学生往往处于被动学习状态，缺乏思考和自我展示的积极性。然而，在技能比赛中，学生成为主体，必须主动面对问题，深入思考并确定解决方案。在备赛过程中，学生在老师的指导下，明确目标，整合利用各种社会学习资源和现代信息化网络技术，掌握文献查找与筛选技能。这一过程有效推动了学生从被动学习向主动学习的转变。

3.2 技能比赛全面提升学生能力

曹卫中指出，职业技能比赛通过增强职业认同感、强化职业技能、提升沟通能力等方式，有效提高了学生的职业素养和社会能力，并激发了他们的学习动机。对于康复治疗技术

专业的学生而言，技能比赛不仅要求他们具备扎实的理论知识和熟练的技能操作，还强调思考和实践的自主学习能力，为提升学生的职业能力和综合素养提供了有效途径。

参赛毕业生展现出更高的职业素养，企业对他们的满意度也显著提升。这是因为技能比赛的顺利完成需要系统的理论知识、熟练的技术操作，以及良好的沟通技巧、心理素质、竞赛意志和团队精神，这些正是企业所看重的职业素养。此外，多次参赛的学生抗挫折能力明显增强，学习更加细致、耐心和自信。

综上所述，正确把握康复技能比赛的特点，合理利用并将其引入学校，可以成为推动高职康复治疗技术专业持续发展的助力。这有助于使专业设置更契合市场需求，加速教学改革进程，构建校企合作的桥梁，实现产教融合、校企合作，推进行业、企业参与人才培养全过程，实现校企协同育人，为社会培养出德才兼备、具有突出综合实现能力的可持续发展的康复治疗技术人才。

校企协同高职食品专业学生创新创业能力培养

黄佳佳　李燕杰　杨　昭　洪暐婷　王海波

创新创业能力是当代青年的生存之本，也是社会进步发展的重要技能。在"建设创新型国家"的背景下，国家对创新型人才的需求日趋加大。高等职业教育作为我国教育的重要组成部分，在建设创新型国家中承担着培养具有创新意识、开拓精神和创业能力的专业型人才的重要使命。此外，为市场、行业和企业输出高素质高技能型人才也是高职教育的核心。《国家中长期教育改革和发展规划纲要（2010—2020年）》中指出，要推动校企协同育人机制的不断创新，创造更多合作机会，实现学校和企业之间的科技互通和人才共同培养的进程。校企协同育人是校企双方多渠道整合、共享优势资源，共同培养适应社会需求的高水平创新型人才，是实现双方"育人"和"用人"双赢的有效途径。

1　食品专业学生创新创业能力培养的重要性

食品学科是应用性和实践性强的综合学科。食品行业的快速发展，食品产业对人才的知识结构与创新创业能力提出新要求，不仅要掌握相应的现代食品工业相关的理论知识，还要具备较强的实践技能和创新意识，以便快速融入岗位，适应社会。基于此，高职食品专业创新创业人才培养过程，需注重学生在学习过程中个性能力培养，尊重学生在学习中呈现的多元化发展趋势。以就业为导向，根据人才培养方案的定位和创新创业培养目标，将创新创业教育有机融入食品专业教学过程中，既要丰富学生的知识储备量，提升实践技能，也要充分调动学生学习与探索的主观能动性，有意识地培养学生创新精神、创造思维和创业能力。现代食品专业需要培养出具有良好的实践能力和创新创业素养的综合型人才，因此，创新创业教育不仅是学科发展的必然需求，更是社会对食品专业人才培养的要求。

2 校企协同在培养学生创新创业能力的优势

高职院校是培养创新型高技能人才的主力军，为企业源源不断地输送各岗位专业人才。能否培养和拓展大学生的综合素质、提高创新和创业能力已成为高等职业教育能否实现人才培养目标的关键所在。目前高职教育偏重理论知识的学习，缺乏行业思维，人才培养一定程度滞后于社会需求，立足于行业创新探索的人才稍有不足。校企合作协同培养可以有效缓解这一困境。一方面，依托校企合作，产学研项目，实现我院教师进入企业实践和课题研究，以及食品企业骨干进入教学课堂的定期交流，促进"双师型"师资队伍建设，提高教学质量，提升教师创新创业实践指导能力和整体师资水平。另一方面，企业掌握专业、行业发展前沿，具有丰富的岗位实践资源，高职院校与企业进行订单或现代学徒模式合作办学，结合市场需求和学生诉求实践创新人才培养，从而实现人才需求的精准定位，以提高创新型人才输出质量和市场契合度，提高学生就业竞争力。

3 校企协同合作模式下学生创新培养实践探索

目前高职食品类专业创新创业教育中主要存在"课程重基础知识轻实践应用，教师缺乏从专业层面给予学生创新创业指导，创新创业实践平台不够完善，创新创业项目科技含量偏低"等方面问题。在全面推进创新创业教育、培养更贴近社会需求的创新创业人才过程中，我院通过构建多学科相融合的食品专业拓展课程、改革教学方法，构建校企协同实践教学，优化学生创新能力培养模式，为学生创新能力培养提供强有力的支持平台。

3.1 共建课程，改革教法，培养学生创新创业能力

近些年食品行业快速发展，社会对综合型食品人才的需求逐年增加。为提高教学质量，提升学生与行业、岗位需求的适配能力，一方面在专业课程中需融入创新创业教育内容，另一方面，需结合信息化教学手段改革教法，将专业发展前沿相关信息和新技术融入教学过程，有效培养学生创新创业意识。

我院对食品类专业课程划分类型，邀请来自不同企业的两名以上能工巧匠作为企业导师共同参与每门专业核心课程及综合实践课的创新教学内容设计。同时针对在校生第五学期开设创新创业综合拓展模块，以行业发展新方向、新技术、新应用为导向，兼顾学科衔接和市场需求，针对不同专业方向，设置如食品企业质量体系制订、不同人群营养配餐、功能饮料设计开发、新原料和技术在面点塑型的应用等项目综合实践，由企业人员参与课程指导与评价。

积极推进信息化教学改革，组建教学项目团队，构建网络教学资源，充分利用虚拟仿真、企业导师录播或在线直播方式，使理论讲授与实际应用紧密结合，让学生感受真实的工作环境，了解食品企业相关岗位的工作要求、内容和流程，以及对现场问题的应变能力和解决方法，弥补传统教学理论与实际相脱节的缺陷，有效开拓学生创新思维能力。同时聘请专业和管理经验丰富的企业专家协同创新创业教育，使学生树立正确的创业观。

校企共建课程，协同革新教法使学生能及时了解当前行业发展新动态，开发体现企业新

技术、新工艺、新材料、智慧餐饮新模式工作手册式教材，构建在线学习资源，满足学生、企业员工、社会人员学习和培训需求，增强教学的先进性、针对性和实用性。

3.2 共享平台，协同育人，提高学生创新创业意识

近几年我院与多家知名餐饮企业合作开展校企协同培养创新人才项目。包括"麦当劳精英预科班""百胜店长预科班""王品学习班"和"广州中味订单班"。同时与广州中味餐饮服务有限公司合作共建产教融合实训基地。在订单班人才协同培养过程中进行以下的实践探索：

创新校企合作模式。校企双方综合现有实训基地优势资源，统筹规划，共建共享产教融合实训基地。共同实施专项招生，按照"自愿报名，择优录用"原则，筛选一定数量学生组成订单班，由校企双方协同定向培养。同时完善师资培养体系，探索校企"互聘、互兼"双向交流机制，聘请企业项目研发团队、能工巧匠及工程技术人才参与课程讲授，进行技术交流，参与课程建设和教材编写。派出专业骨干教师至企业参与创新研发工作，积累企业工作经历、提升工程实践能力及企业服务能力，共建专兼结合高素质"双师型"教学团队。

健全实训教学体系。校企双方在开展人才需求调研的基础上，组织专业教师、企业技术人员共同研制人才培养方案，使专业人才培养目标、课程设置、课程内容等方面与企业岗位需求对接。通过分析企业不同岗位知识要求，对接国家职业标准、企业标准、专业教学标准，构建适合于企业人才需求的课程体系。如在"中味订单班"中，构建"通识共享，专业分设，拓展互选"的课程体系。通识共享课由校内教师承担。专业分设课由校企双方结合行业、企业需求，共同开设及承担，包括核心理论课和技能课程，使学生获得行业所需技术能力，达到培养适用企业的复合型人才为目的。拓展互选课程由企业结合实际需求，以专题教学和现场教学形式，于周末、假期和顶岗期分别开设，如特殊人群营养配餐、创新菜品研发、门店运行管理等课程，以拓展学生可持续发展能力为目标，学生在掌握专业通用技术和核心技术的同时，职业能力得到进一步延伸、拓展和提升。

构建长效育人机制。订单班人才培养打破了传统教学模式的学期界限，探索"学习分段制"教学组织模式，把正常的"三年制六学期"调整为长短不一的学习阶段，根据企业工作岗位划分课程体系、考核标准和制订学分分配。订单班实践内容模块，如餐饮食品生产、餐饮食品安全、连锁经营管理、人力资源管理和创新创业素质等，组织学生在校阶段、寒暑假阶段和顶岗实习阶段在学校和企业之间工学交替，进行学习和实践。采用"双元"考核的人才培养质量评价模式，由校内任课教师和企业导师共同对学生的学习成效进行评价，并作为学生最终被企业录用的依据。依据教学实施内容制订考核内容，分别制订在校学习部分和企业实践部分考核评定标准和细则，学校学习部分考核合格将发放毕业证书，企业实践考核合格将由公司出具相应证书，并优先落实就业岗位。

充分发挥校企合作的优势，积极探索并推动形成产教融合、校企合作、工学结合、知行合一的协同育人长效机制，为学生实训、实习和就业提供优质平台，也为企业输送大批符合要求的应用型人才。

3.3 项目合作，激发学生创新潜力

服务食品企业，应用专业知识探索与实践，解决企业难题，是培养创新型人才的有效手

段。我院鼓励教师积极与企业开展合作，倡导师生共同参与，通过科研项目为企业解决实际问题和提供技术服务。近年来主要与企业合作开展新产品研发、生产工艺改良优化及农副产品高值化利用等方面研究。以兴趣为导向组建学生科研小组，以学生为主体进行项目方案的制订与实施，教师进行技术指导及答疑，通过具体科研项目激发学生创新潜力和执行力，促使学生在完成科研项目过程中实践创新，近两年与企业共同研制开发多款功能性固体饮料、调味料和糕点。学生科学研究和创新实践能力得到不断提升，在省级技能比赛、挑战杯大赛和"互联网＋"大赛中均取得优异成绩。

校企共同开发项目，通过真实的工作任务激发学生突破创新的潜能，培养学生研发能力和创新精神，使科学研究与食品市场和产业接轨，将技术创新真正服务于企业需求和发展。

4　结语

在加快创新型国家建设的进程中，高职院校对创新型人才的培养是一项系统工程。校企共议，打造特色课程体系，联合能工巧匠，结合行业所需，设计与时俱进的课程内容，提升学生实操能力和应变能力，培养学生创新能力和提升学生全面素质。校企联合，共建共享教学平台，在真实工作场景和环境中"做中学，学中做"，为学生提供全方位的实践机会，拓宽学生专业视野，扎实推进技能培养。引企入校，创新人才培育模式，落实立德树人的目标，共享优质资源，强化"双师型"教师队伍建设，探索校企合作人才培养多元模式，结合专业培养方向和行业发展趋势，将创新创业理念贯穿食品专业人才培养过程，提高职业素养，拓展创新精神和创业能力，为行业和社会的发展培养食品专业创新型高素质人才。

"一带一路"视域下高职院校留学生人文素养培养研究

刘晓丹　侯　松

根据教育部国际合作与交流司公布的数据显示，2019年，在我国学习的"一带一路"共建国家留学生占比达54.1%，中国与俄罗斯双向留学交流人员规模突破10万人。"一带一路"共建国家留学生数量不断增长，中国已经成为亚洲最大的留学目的国。在"一带一路"背景下，高职院校正在成长为接收"一带一路"共建国家和地区来华留学生的主要力量。《中国教育现代化2035》强调，要全面提升来华留学生的培养质量。2020年6月，《教育部等八部门关于加快和扩大新时代教育对外开放的意见》（以下简称《意见》）印发，该《意见》坚持内外统筹、提质增效、主动引领、有序开放，对新时代教育对外开放进行了重点部署。其中"打造来华留学重点项目和精品工程，多措并举推动来华留学实现内涵式发展"成为做强"留学中国"品牌，提高来华留学教育质量的重点。如何全面提升来华留学人才培养质量，如何发展具有中国特色、世界先进水平的优质教育以提高高职院校来华留学生的人文素养并增强其综合素质，是亟须解决的问题。

1 人文素养与留学生教育

"提质增效"是未来高职院校来华留学生内涵式发展的重点，也是做强"留学中国"品牌的基础。提质增效，顾名思义，提高质量增强效率。质量，包括所培养出留学生的质量。2018年9月教育部印发《来华留学生高等教育质量规范（试行）》指出："来华留学生在学科专业上的培养目标和毕业要求与所在学校和专业的中国学生一致，符合相应教育层次、专业的教育教学标准或相关规范。"除了专业知识与技能，高职院校需要培养"全面发展的人"，从文化基础、自主发展、社会参与等三方面来培养学生自主学习、科学素养、人文素养、健康素养、创新素养、社会责任感等全方位综合素养。

人文素养即人的文化素质与修养，是社会个体在以"人"为中心的各种文化方面所表现出的素质与修养，即其在所拥有的文化基础上形成的先进的价值观及规范。人文素养是其他综合素养的基础，它体现在尊重、关爱、社会责任乃至对全人类的关怀。对高职院校来华留学生人文素养的培养是使其成为"全面发展的人"的基础，是培养留学生自主学习、科学素养、人文素养、健康素养、创新素养、社会责任感等全方位综合素养的基石，是提高来华留学生教育质量"提质增效"、做强"留学中国"品牌的有力保障。高职院校来华留学生成长的文化环境、风俗习惯在客观层面具有多元化和差异化的特点，在留学过程中需要跨文化适应，因此留学生的人文素养培养就聚焦在了对中国人文知识、人文素养、人文精神的培养，使留学生在学习好专业知识和技能的同时成为高素质人才。

2 高职院校留学生人文素养培养现状

2.1 高职院校来华留学生的求学诉求问题

高职院校来华留学的学生多数来自"一带一路"共建国家。他们对来中国学习的诉求多集中在语言、专业技能、学历层面。调查结果显示，在中国留学归国后，相对于其本国劳动力群体，他们获得的职业发展核心竞争力将主要表现在拥有在中国学习生活的经历、精通中文、提升了学历层次和职业技能水平上。因此，留学生深受来华学习前所接受的文化观念、社会经济环境以及受教育程度影响，高职院校来华留学生对人文素养的提升诉求比较低，留学生对人文素养教育的渴望并没有那么强烈。

2.2 高职院校来华留学生的语言障碍问题

高职院校来华留学生具有一定的中文基础，可以进行简单的日常交流，但是毕竟不是留学生的母语，在中文阅读、理解方面还是存在一定的障碍。人文素养的培养在某些层面是通过大量的阅读来提升，因此留学生的语言障碍成为影响人文素养培养的重要因素。

2.3 高职院校来华留学生的跨文化融合问题

文化背景多元化是高职院校来华留学生的特点。留学教育是跨文化融合的教育，在跨文化背景下，留学生在非母语国家文化的环境中进行学习，跨文化障碍和冲突会不可避免地产生。留学生的跨文化理解能力与认同过程会影响人文素养的提升。

2.4 高职院校来华留学生的求学现状

来自不同国家和地区的留学生，对来华留学的诉求不同，分散在高职院校的各个专业，并不非常集中。留学生需要融入其所选择的专业进行学习，课程设置偏重于专业课程，侧重于专业知识与技能的学习，重技术技能轻人文精神，在人文素养方面有所欠缺，校园环境也缺乏人文底蕴。

3 人文素养与留学生教育理论

20世纪60年代，瑞士著名心理学家皮亚杰提出了建构主义理论，其主要研究人对周围世界的学习和认知规律。建构主义的学习观认为，人建构了自己的认识，人以往的经验会影响对客观事物的理解。作为主动认知的过程，学习一般是基于特定的客观情境的。学习的过程，不单单是经过老师传授知识，学生处于被动状态的接受过程，更是在特定的情境之下，在周围主体如老师、同学、家长的帮助与影响之下，对知识进行加工从而形成自己独立见解的过程。因此，建构主义认为，情境在学习过程中至关重要，是构建知识的必备要素之一。

建构主义理论有着独特的教学观与学习观。从学生的学习角度来看，建构主义理论强调学生学习的过程是基于已有的知识储备、经验的基础上，对所学的知识进行选择、加工和处理的过程，从而对所学的知识进行重新解释，进而形成自己独特的知识体系。从教师的教学角度来看，建构主义强调，教学不是机械的知识灌输，而是在学生已经积累的知识、经验基础之上，将新的知识与原有的知识进行有效地融合，从而完成新的知识和经验的构建。

建构主义理论在留学生人文素养培养中起着积极的作用。高职院校来华留学生在本国已经建立起自己的知识体系与经验，因此要将新的知识与经验与其融合起来，需要应用情境对其产生积极的影响。在多种情境中，在老师与同学的引导与影响之下，采用多种形式的教学手段，使人文素养的培养渗透到其已经建立的人文素养知识与经验之中，从而形成新的人文素养知识与经验。

二十世纪五六十年代，美国心理学家马斯洛和罗杰斯在人文主义心理学的基础之上提出了人本主义学习理论。人文主义学习理论重视学生的尊严、价值、创造力和自我实现，理想的教育就是要培养"躯体、心智、情感、精神、心力融汇一体"的人，因此该理论认为学生的学习目标是使自己成为知行合一的完人，学会如何学习，如何适应变化，也就是说情感与认知相结合，才组成了整个学习活动的过程。学生人格的发展，认知学习与情感、情感培养相结合，才是有意义的学习过程。

人本主义学习理论重视学生尊严、价值、责任感等方面的观点在高职院校来华留学生人文素养培养上具有启示作用。人本主义学习理论在留学生人文素养培养中的应用仍然以人为本，以学生为本，根据留学生的学习背景、学习特点来进行设置相关课程、调整教学内容、丰富教学方法。以进一步塑造留学生的人生观、价值观。高职留学生教育不单单是技能、知识的教育，更加注重留学生个人的文化观念、审美情趣、伦理道德、人文精神的培养。

4 高职院校留学生人文素养培养路径实践

2019年,广东食品药品职业学院招收了11名老挝留学生来校参加学历教育,留学生专业分布在管理学院、软件学院、中医保健学院、护理学院等4个二级学院,均为老挝社会发展最急需的"紧缺"专业。老挝留学生在入学之前,参加过中文培训,可以进行简单的中文交流,通过问卷、访谈等形式进行留学生学情了解,其人文素养方面诉求比较低,注重知识与技能的学习,来华学习的目的是掌握中文、掌握一门专业技能,是为了更好的职业发展,为未来的回国就业做好准备。对于首届老挝留学生,广东食品药品职业学院注重留学生的发展,从其语言、知识、技能基础水平出发,"以学生为本""立德树人",培养留学生"知华、友华、爱华、赞华"的人生态度,在人文素养培养方面进行了积极的探索,制订了具有针对性的留学生人文素养教育方案。

4.1 基于首因效应,开展本地游学

首因效应是指个体在社会认知过程中,通过"第一印象"最先输入的信息对客体以后的认知产生的影响作用。基于心理学上的首因效应,在老挝留学生刚刚来到中国入校不久,为其设置专门的特色游学项目,开展本地游学,进行沉浸式本地文化体验。

留学生刚刚进入新的学习环境,第一印象至关重要。为留学生设置的特色游学项目分为两个部分:广州传统文化体验,以及新广州的介绍。通过带领留学生去亲身感受广州传统文化景点与现代化广州新地标,如广东省博物馆、粤剧艺术博物馆等,由跨文化交流的老师带队,校园外国人服务中心的学生陪同,对广州的历史、文化、风土人情、新发展等方面进行介绍,使留学生对广州的地域文化产生浓厚的兴趣,注入本地文化要素,使其熟悉留学所在城市的文化底蕴,产生亲和作用,为后续的留学生活与学习奠定人文基础。

4.2 丰富"中国概况"课程,创新教学内容

"中国概况"是高职院校来华留学生必修课程,这门课程的学习,使留学生了解中国,了解中国文化,增强留学生的文化认同。但是,由于老挝留学生的中文水平以及跨文化融合存在的问题,在设置"中国概况"课程的时候,学院有针对性地对教学内容进行了创新性尝试。除了"中国概况"基本内容外,利用校园的国学馆,聘请国学相关领域教师进行体验式讲授,如古琴、书法、茶艺等,使中国文化的讲授有了载体,学生沉浸其中。留学生亲自去触碰、去尝试、去体验、去感受中国传统文化的内容,产生浓厚的兴趣,进而产生正面的、积极的认同感。

4.3 在专业课程中融入情感和文化教育

由国际交流学院主导,由主管留学生工作的院长与外事专员定期与老挝留学生所在二级学院专业课教师进行沟通,在专业课程中融入情感和文化教育,如:护理学院专业课程教师

强调以服务对象为中心，敬畏服务对象的生命，向留学生传递仁爱、仁心、精业、敬业、责任的职业精神。在专业课程的实践环节，注重人文修养的深入渗透，通过专业教师的言传身教，使留学生理解爱岗敬业、友善沟通的人文思想与理念。

4.4 营造良好的人文项目活动环境

老挝留学生来自不同的文化环境，对其开展人文素质培养，仅仅在课堂上进行是远远不够的。在课堂外的校园文化活动中，组织留学生积极参与人文项目活动，通过多元的各类文化活动来实现人文素养的培养，例如校园读书分享会、校园主题演讲比赛等，由跨文化交流老师对留学生进行专门指导，克服语言障碍，进行跨文化融合，使留学生在跨文化的项目活动中提高人文素养。

4.5 重视日常生活中的人文浸润

老挝留学生在中国学习期间，由国际交流学院外事专员、各二级学院辅导员、校园外国人服务中心学生联合与其进行日常生活中的人文浸润，如：中国传统节日中秋佳节，向留学生介绍中秋节的由来、中秋节的习俗，组织留学生与班级同学一起欢度节日，使其亲身感受节日氛围，在节日的欢乐气氛中了解传统节日，了解传统文化。

4.6 配备具有国际中文教师证书的教师团队，进行深度跨文化融合

由国际交流学院主管外事工作的副院长、外事专员、跨文化发展教研室教师组成培养留学生跨文化融合的教师团队，该团队的每一位教师都通过了教育部中外语言交流合作中心、汉考国际主办的国际中文教师证书标准化考试，并获得了国际中文教师证书。在对老挝留学生日常培养与教学过程中，有利于增强留学生的跨文化深入融合，为留学生人文素养的提升奠定了扎实的基础。

5 高职院校留学生人文素养培养的进一步探索

人文素养是以人为对象、以人为中心的精神，其核心内容是对人类生存意义和价值的关怀。人文素养培养的关键在于人文精神，需要通过在教学、实践中丰富人文素养内涵，提高人文素养，可以采用多元化途径。对于高职院校留学生而言，因为语言障碍、跨文化融合等方面的问题，对其进行体验式的人文素养的渗透更加有效。因此，在留学生人文素养培养方面有必要进一步深入探索。

5.1 对留学生人文素养方面进行顶层设计

高职院校留学生的人文素养培养，不同于国内普通学生的培养，有着其独特的跨文化特点。因此，有必要在留学生选择的目标专业人才培养方案设置时，将留学生的学情特点作为

考量因素，要充分挖掘和利用留学生现有专业课程中所体现出来的人文素养教育价值，将人文素养教育元素有机融入留学生各类课程教学，对留学生的人文素养方面的培养进行顶层设计。

5.2 加强师资团队的人文素养建设

师者，传道授业解惑也。高职院校留学生人文素养培养的教师队伍，要注重自身的人文素养，要加强师资团队的人文素养建设。招收留学生的专业，专业教师不单单是留学生专业知识、技能的引领者，还在要日常的专业教学过程担当留学生跨文化人文素养培养的领路人。专业教师不仅在专业上是留学生的导师，更是留学生来华求学期间建立人生观、价值观的榜样，在日常专业教学过程中使留学生感受到人文关怀，潜移默化地对留学生进行熏陶、影响，帮助其塑造人文精神。

5.3 深化人文课程内涵、注重实践教学人文渗透

招收留学生的专业要进一步完善人才培养方案中的人文素养模块。对于人文课程设置、人文课程内涵建设、专业课程中人文的渗透，可以组建留学生人文素养培养专家团队，讨论、征集专业对其意见和建议，以达到深化人文课程内涵的目的。同时，丰富专业课程中的人文知识点，扩展留学生关注人文精神的价值。在实践教学环节，专业教师以身作则，言传身教，培养留学生热爱本职工作、友善沟通等人文理念。同时，启发留学生感受人文素养的内涵。

第7章 国际合作教育模式创新与实践

投身"一带一路"建设助推中国走进世界职教中心

侯 松 宋 卉 张少兰

党的十八大以来,习近平同志对广东工作作出了"四个坚持、三个支撑、两个走在前列"的重要批示,成为统领广东工作全局的指导思想。广东省作为国家改革开放的排头兵,近年来高等职业教育改革创新发展成效显著。新时期,国家已经将教育国际化工作上升到"教育对外开放"的高度,中国高职教育快速崛起的实践证明,职业教育对外交流与合作已经成为我国职业教育实现高质量发展的重要推动力。

广东食品药品职业学院全面贯彻全国教育大会和中共十九届四中全会精神,以"职教20条"和"双高计划"为建设引领,秉承"国际教育本土化,实用人才国际化"的办学理念,从"引进来""走出去""促分享""深融合"等方面规划、定位和布局学校在新时期实施教育对外开放工作的建设目标与任务,紧紧围绕服务国家和广东省"一带一路"建设和当地经济社会发展要求,以创建"中国特色高水平高职学校和专业建设计划"建设单位、"广东省一流高职院校"为抓手,积极加强与职业教育发达国家的交流合作,参与制订职业教育国际标准,既注重引进国外优质职业教育资源,又注重输出具有中国特色和国际比较优势的职业教育资源,努力建设具有中国特色的职业教育国际品牌,全面提升了学校的国际化水平,为学校在新时期进一步开拓发展空间、优化专业布局、汇集一流资源和深挖教育特色奠定了雄厚的国际化基础。

1 对接职教发达国家的院校,引进世界一流职教资源,参与制订国际标准

伯明翰城市大学是英国知名的应用技术型大学。2018年,广东省教育厅正式批复同意广东食品药品职业学院与英国伯明翰城市大学举办健康管理和智能医疗装备技术等2个中外合作办学项目,同年在教育部获得备案。2019年首届中英合作办学项目学生正式入读,这标志着学校与澳大利亚博士山学院合作举办药品经营与管理和生物制药技术等2

个中外合作办学项目后，学校中外合作办学项目数量增加到 4 个，成为广东省内举办中外合作办学项目最多的高职院校之一。4 个中外合作办学项目均对接世界职业教育强国的一流院校举办，人才培养方案由中外双方采用国际通用标准共同制订。4 个中外合作办学项目的课程设置已经得到美国、英国、澳大利亚、新西兰等国 40 余所高校的认可，毕业生可以直接转学分攻读学士、硕士学位课程。学校在大健康领域的专业实力得到世界职教同行的认可，并受邀参加澳大利亚职业教育中医药课程标准的制订，中国职业教育标准正在走向世界。

2　全方位开展教育国际交流与合作，扩大中国职业教育国际影响力

为秉承"和平合作、开放包容、互学互鉴、互利共赢"的丝路精神，近三年来，广东食品药品职业学院与 17 家知名高校和企业建立了合作伙伴关系，合作领域涵盖学历教育、课程引进、师生交流、联合科研、社会服务等方面。与学校保持长期、紧密型的合作关系国境外高校、企业近 50 家。学校在英国、美国、德国、澳大利亚、新西兰、韩国等国和港澳台地区的合作高校及企业聘请了 41 名知名专家学者和企业高管作为客座教授，定期来校开展工作访问、学术交流、科研攻关和校企合作等工作，有效补充和提升了学校教师队伍建设的国际化水平。

学校在长期的对外交流与合作中，逐渐树立起中国"大健康"高职院校的品牌形象和国际影响力，受邀多次在国家、省和高级别的涉外活动及工作会议上汇报教育国际化成功经验，国内外新闻媒体多次报道学校教育改革成功范例。作为广东省"一带一路"职业教育联盟的发起单位，成功举办了"一带一路"大健康发展与教育国际高峰论坛、粤港澳大湾区大健康人才培养高峰论坛、食品安全国际研讨会等系列涉外会议，大力推进大健康产业的本土化与全球化、高等职业教育发展的国际化与现代化，以产业特色、国家高度和国际视野，努力探索为服务"一带一路"建设和推动大健康产业全球化合作提供智力支持。近年来，学校在亚太国家和地区技术技能人才培养、服务行业产业转型升级和社会经济发展等方面作出了突出贡献，特别是为"一带一路"共建国家职业教育发展贡献了中国经验、中国榜样和中国标准，在亚太地区形成了良好的国际影响。

3　投身"一带一路"建设，培养高素质技术技能型建设者

学校长期以来都重视对具有中国特色、国际比较优势的优质职业教育的对外输出，系统设计了服务"一带一路"沿线欠发达国家职业教育发展的路径和方法。学校中医保健学院、中药学院、国际交流学院联合开发了具有国际通用职业标准的"中医药文化传承与保健养生涉外培训包"，编写的《岭南中草药资源概览》中英文对照教材已由广东高等教育出版社出版。2016 年以来，学校面向"一带一路"共建国家举办了 17 期中医药文化传承和养生保健培训班，共计培养国际学生 900 余名，实现了将具有中国特色和国际比较优势的优质职业教育资源的输出，增进了"一带一路"共建国家间文化交流与融合。2019 年，学校招收了 11 名老挝留学生来校参加学历教育，专业分布在 4 个二级学院，均为老挝社会发展最急需的

"紧缺"专业。首届老挝留学生来校接受专业学历教育，丰富和创新了学校国际化人才培养模式，是学校"一流高职院校"建设的最新成果，将有效推动学校作为国家"双高计划"建设院校进一步构建开放、多元、优质的国际教育生态环境。学校与柬埔寨孔子学院合作，通过对柬埔寨职业培训市场的深入调研，提出了以"中文＋短期技能培训"的援助方式和工作路径，得到柬埔寨劳工与职业训练部的积极肯定，为中国高职院校在"一带一路"沿线欠发达国家开展教育服务和援助提供了有效的参考模式和范例。学校在中外合作办学、"一带一路"国际化人才培养等方面的突出办学业绩引起了社会广泛关注和赞誉，南方网、南方都市等国内主流新闻媒体进行了专题报道。

丹麦作为"西北欧桥梁"，是"一带一路"建设在北欧地区的重要一站。2020年3月，应丹麦华人专业人士协会邀请，学校面向旅居丹麦的近500名华人华侨组织了线上药膳专题讲座，从国家中医药诊疗方案（第七版）解读、国家及各省市推荐预防处方分析、中医药膳食疗、药膳调理等五方面进行了细致讲解与专业指导，得到驻丹麦使领馆、侨团和当地同胞的热烈欢迎与积极好评。

学校通过设立专项资金或通过国外院校在学校设立的中外合作办学项目奖学金，近4年来选派了37名优秀在读学生赴澳大利亚、新西兰、德国、韩国、英国等国家和中国香港、中国台湾地区参加了大学生创新创业海外研习、短期研究、全球青年领袖训练营、职业技能培训、逐梦扬帆计划等活动，并将他们的学习培训成果在校园内广为宣传，激发了广大学生积极参与国际化能力提升活动的动力与热情，带动了校园国际化氛围的形成。

4 助力粤港澳大湾区职业技术人才培养，打造区域职业教育培训品牌

学校凭借坐落于国家中心城市广州的地缘优势，与港澳地区政府、高校、行业、企业保持着长期、密切的合作关系，始终在探索和实践内地高职院校与港澳合作伙伴共同发展的模式与路径。2017年7月，香港职业训练局和广东省职业技能鉴定指导中心正式认定学校成为广东省内高职院校中唯一一家粤港合作美容师"一试多证"定点考场。学校粤港"一试多证"项目专业增加到2个，成为粤港澳大湾区内广东地区唯一能开展美容美发和食品安全粤港"一试多证"项目考核鉴定的高职院校。2019年，学校粤港"一试多证"美容师项目面向台湾考生开放，列入教育部2019年对台教育交流立项，广东省当年度只有2所高职院校项目入选该计划。2018年，学校牵头成立了粤港澳大湾区干细胞与精准医疗战略合作联盟，助力大湾区大健康产业深度融合。2019年，学校师生于5月举行的第二届海峡两岸产业核心技能素养大赛广州赛区比赛中双双荣获特等奖；8月赴台湾参加海峡两岸产业核心技能素养大赛，又双双获得冠军，学校荣获两岸教育交流贡献奖。当前，学校立足粤港澳，辐射台湾地区，正在打造粤港澳台四地认同的区域职业教育培训品牌。

5 搭建跨国（境）产学研用一体化发展平台，提升职教人才培养国际化水平

学校积极搭建了能够体现高职院校行业特色、专业优势、服务能力的高水平跨国（境）

产学研用一体化发展平台。学校依托美国 G2 集团成立了广东食品药品职业学院"海外职业技术教育基地（美国）""境外高水平人才培养基地（美国）"和"国际健康产业工程中心（美国）"，与美国纽约州立大学奥尔巴尼分校联合成立了"环境·食品·健康研究院"，与新西兰商学院联合成立了"海外职业教育研修基地"等。这些跨国（境）产学研用一体化平台及学生创新创业教育国际化平台的成功运行，标志着学校"广东省一流高职院校"国际化项目建设取得了突破性进展，进一步为学校在"双高计划"建设期开辟了走向世界的新窗口、新通道、新平台，对高职院校开展对外交流与合作具有较强的示范引领作用。

2017 年 6 月，由学校与新西兰商学院等国内外高校、企业联合申报的《健康产业跨境电子商务平台建设及产学研一体化研究》项目获得广州市科技创新委员会立项，给予资助人民币 200 万元，是当年获得立项资助的唯一一个高职院校项目。2018 年，由新西兰商学院作为主要参与单位的《"全局式"推进"健康类"专业创新创业教育的改革与实践》项目荣获广东省教育教学成果一等奖。《"一带一路"倡议下一流高职院校创新创业教育国际化实践模式的研究与实践》项目获得 2018 年广东省高等职业教育教学质量与教学改革工程教育教学改革研究与实践项目立项，与新西兰商学院合作编写的教材《"一带一路"中国—新西兰大学生创新创业实践与指引》由广东高等教育出版社出版；2018 年，广东省外国专家局正式批准立项了学校与美国、加拿大合作院校实施的 2 个有关药物及设备开发和植物深加工及功能食品保健品开发的科研项目，学校得到政府资助的在研跨国实施的产学研用一体化科研项目达到 3 个。

6 结语

教育对外开放是教育现代化的鲜明特征和重要推动力。广东省提出在"十四五"期间"率先建立中国特色职业教育高质量发展模式，职业教育争创世界一流"的发展目标。学校应当把新发展理念作为在新时期高质量发展的根本遵循，正确认识和把握新发展阶段的历史方位，深入贯彻落实习近平总书记关于职业教育工作的重要指示和全国职业教育大会精神，在教育教学改革创新中进一步优化办学结构，坚持走内涵式发展道路，主动服务国家"一带一路"和粤港澳大湾区建设，积极参与新时代国家职业教育改革创新发展，充分利用学校的行业特色、专业优势、服务能力，着力打造示范性中外合作办学项目，精心培育具有中国特色、世界一流水平的境外办学项目，积极推进"一带一路"共建国家国际学生培养，特色参与"粤港澳大湾区"职业教育合作，精准服务"走出去"企业，主动参与国际职业标准制订和扩大跨国（境）科研合作规模，高质量提升学校教育国际化水平，努力为助推中国职业教育走进世界职教中心贡献力量。

以境外办学"供给侧"改革推动"双高"院校建设

侯 松

"供给侧"是一个典型的经济学概念。"供给"和"消费"相对，"供给"是一侧，"消费"是一侧。"供给侧"改革主要是"调整经济结构，优化配置资源要素，激发微观主体的潜能，构建经济稳定发展的新动力，以提高社会生产力水平"。在建设中国特色社会主义的新时代背景下，高等职业教育领域以"双高计划"建设为依托，正在迈进更高建设水平的国际化新时代。"优质的高等教育国际化人才培养是人类命运共同体建设的重要支柱，是高等教育实现国际化的核心竞争力"。高职学校通过开展境外办学培养国际化人才，输出中国办学特色、世界一流教育资源，打造中国职业教育品牌，既是实现自身高质量、可持续发展的必然选择和重要任务，也是积极响应"一带一路"倡议，践行人类命运共同体建设历史使命的重要体现。与已经进入提质增效阶段的中外合作办学相比，境外办学无论在政策支撑、资源保障还是自身建设等方面，还尚处在"摸着石头过河"的探索阶段，与中国高等职业教育当前发展要求不相匹配。将"供给侧"改革的理念与实践原则引入境外办学领域，旨在提升中国高等职业教育教学资源的国际竞争力，推动"双高"院校国际化建设，在世界舞台讲好中国理念、发挥中国作用、做好中国贡献。

1 境外办学"供给侧"改革的实施条件：破解三个问题

1.1 改革的背景与动机

2019 年是中国高等职业教育发展史上具有里程碑意义的一年。2019 年 1 月，国务院公布了《国家职业教育改革实施方案》（简称"职教 20 条"）；2019 年 4 月，教育部、财政部联合发布了《关于实施中国特色高水平高职学校和专业建设计划的意见》（简称"双高计划"）；2019 年 6 月，教育部认定了 200 所国家优质专科高等职业院校；2019 年 12 月，教育部、财政部公布了中国特色高水平高职学校和专业建设计划建设名单，197 所高职学校入选高水平学校和高水平专业群建设单位。"职教 20 条"与"双高计划"的发布和实施，标志着中国高等职业教育进入高质量发展的新时代，高职学校发展的黄金时期已经到来。高职学校对政策导向具有天生的敏锐性，这无疑将极大地激励高职学校顺势而上，按照"职教 20 条"和"双高计划"的指引建设一批引领改革、支撑发展、中国特色、世界水平的高等职业学校和骨干专业（群），推出一批具有国际影响力的职业教育标准、资源、装备和具有较高国际化水平的高职学校。

1.2 改革方向

境外办学是优质教育资源跨境流动的主要载体，是教育服务产品国际贸易的主要输出形式，是一个国家教育发展高度成熟的主要标志。在对国家有关政策文件进行深度研究分析后，我们锁定了两个改革攻坚的方向，可以帮助高职学校有效贯彻落实"职教 20 条"与"双高计划"的建设目标：一是以"中国特色"为标志的更高水平的内涵建设；二是以"境外办学"为手段的更高水平的优质职业教育资源输出。具体来讲，高职学校应当具备"地方离不开，业内都认同，国际可交流"的发展特征，以深化产教融合校企合作为导向，将专业设置与境内外产业需求对接，课程内容与国际职业标准对接，主动服务国家"一带一路"建设，融入粤港澳大湾区建设发展，促进"中国制造 2025"产业升级，通过改革创新不断提升对中国特色、世界一流职业教育资源的汇集、整合和提炼能力，开展以境外办学为主要形式的国际职业教育服务，促进中外人文交流，探索援助发展中国家的中国职业教育的模式和路径，助力实现新时代中国高职学校高质量、可持续发展。

1.3 破解问题

境外办学是一项创新性、系统性和复杂性集合程度非常高的国际化教育教学活动。境外办学取得实质性进展必须解决三个层面的保障问题：一是对政策深层解读领会的"研究层"，确定境外办学的指导思想、办学理念和办学模式等；二是人才培养方案设计的"专业层"，科学设计与整合课程包、技能培训包等具有中国特色、世界一流水平的优质职业教育资源；三是项目开发运营的"管理层"，确保市场调研、团队建设、项目实施和伙伴关系维护等方面的管理与服务跟得上。

境外办学能力薄弱是当前中国高职学校亟待解决的能力短板，主要表现在三个方面：

1.3.1 符合境外办学特点的指导方针和办学理念尚未形成

国家政策指导和支撑不到位。2015 年，教育部将旧的《高等学校境外办学暂行管理办法》废止后，再未发布新的政策，导致高职学校在国际化办学方针、办学资质、学历颁授、办学协议、财务运营管理、准入与退出等方面得不到政策指导和政府监管，境外办学成为高职学校的"自主行为"，发展情况参差不齐，对中国职业教育的国际声誉存在潜在威胁。由于缺乏科学系统的国际化理论研究和市场调研，高职学校境外办学工作普遍存在顶层设计缺陷的问题，主要表现为境外办学项目的建设主线不清晰，找不准专业开拓的方向和突破口，导致开发的办学项目不能有效对接所在国家（地区）的需求和发展特点。

1.3.2 缺乏科学的顶层设计和对接境外教育市场的系统化解决方案

强调顶层设计是要在境外办学中统筹协调处理教育资源输出与接受的各层次、各要素之间的关系，追根溯源，统揽全局，在最高层次上解决问题。系统化解决方案则要为境外办学实施中出现的具体情况提供解决路径。目前高职学校境外办学实践中，存在人才培养方案、课程包、技能培训包等教育资源的顶层设计不科学，对接境外教育市场的系统化解决方案支持不力等突出问题，中国职业教育资源的特色性、专业性和交流互鉴性体现不足，合作方式存在随意性、浅显性和不可持续性；甚至部分中国高职学校在某个国家或地区"扎堆"开展境外办学，对中国职业教育国际品牌建设产生不利影响。

1.3.3 输出的教育教学资源不先进、不丰富、不充足

向境外输出的教育教学资源不能是国内资源的简单移植，而应当是对现有资源进行创新设计与组合，这是一个中国特色、世界一流职业教育资源汇集、整合和提炼的过程，对工作的科学性、创新性和专业性要求很高。这里的"不先进"、"不丰富"、"不充足"是指合作办学形式和内容不符合当地的发展特点，不能有效满足当地对相关职业教育产品的需求，造成对中国职业教育产品的不认可，容易产生观望甚至拒绝的态度。

制约中国高职学校实施境外办学的三个主要问题，从本质上讲是教育教学资源在"供给"一侧出现了严重问题。在新时代，高等职业教育被寄予厚望，期望成为中国教育走向世

界、为人类文明进步作出贡献的精彩样板,高职学校正应当补上境外办学这块"供给侧的短板"。形成成熟的境外办学理念、科学的顶层设计和系统化的解决方案需要一个时间过程,绝非高职学校"单枪匹马"就可以完成,需要高职学校协同境内外政府、院校、企业、行业等多方开展共建,高职学校之间更要注重形成合力,从自身特点和优势出发,注重差异化发展,避免"内卷"式的恶性竞争,实现中国高职学校"走出去"协同发展的健康环境。

2 境外办学"供给侧"改革的有利基础:中外合作办学

近三十年来,中外合作办学以开放促进改革发展,通过对国(境)外优质教育资源的引进、消化、融合、创新,在促进高职学校综合竞争力提升方面起了不可替代的作用。中外合作办学积累的建设基础和典型经验,可以为推动中国成为世界重要的职业教育中心提供强大动能。

已经举办中外合作办学的中国高职学校分布非常广泛,覆盖绝大多数省份。从教育部涉外监管网上获得的数据进行统计显示,截至2019年6月,由地方审批报教育部备案的职业教育层次的中外合作办学机构38个、项目840个。进一步分析数据发现,由教育部先后认定的国家示范性高职学校、国家骨干高职学校和国家优质专科高职院校普遍举办了中外合作办学项目,部分优秀学校还举办了非独立法人资格的中外合作办学机构,涉及经济学、法学、教育学、文学、历史学、理学、工学、农学、医学、管理学、艺术学等11个学科门类200多个专业,合作对象涉及36个国家和地区的近800所外方院校。这些高职学校的中外合作办学代表了中国高职教育国际化的最高发展水平,为中国高职学校实施境外办学提供了坚实基础。具体表现在三个方面。

2.1 学会了用世界语言说话

通过举办中外合作办学,中国高职学校从职业教育发达国家实质性引进了优质教育资源,对接了国际职业标准,更新了办学理念,完善了政策制度保障体系,提升了院校综合治理水平,培养了外向型师资队伍,开拓了国际化视野,形成了开放性思维,推动了学校教育教学国际化改革持续深入开展,掌握了世界职业教育发展规律和最新成果,具备了在世界职教中心进行对话的能力。

2.2 让世界了解中国

在中外院校的深度合作中,中方院校全方位展现了中国职业教育领域在法律法规、行政管理、政策制度建设、院校治理、专业人才培养路径与特色、课程开发与建设、校企合作、产业对接等方面的综合建设水平和巨大发展潜力,中国职业教育品质逐步得到世界职教同行的了解和认可,开始接受中国参与世界职业教育改革发展分工,贡献中国力量。

2.3 促使中国主动融入世界

中国正处在实现"两个一百年"奋斗目标的历史交汇期。国家和民族发展与振兴的伟历史使命，推动着高职学校必须深入研究和积极实践中国特色、世界一流职业教育教学资源"走出去"的模式和路径，促使高职学校必须按照世界通用标准设计"走出去"的职业教育产品，努力开发适应所在国社会发展需要的教育交流与合作项目，助力中国融入世界，成为世界教育体系和全球教育治理历史发展进程的重要参与者和决策者。

3 境外办学"供给侧"改革的实践思路：做好顶层设计

改革就是要创新发展，改革一定要经历一个反复学习、思考、论证和实践的过程，做到具备科学完善的办学理念、明确的办学目标、清晰的项目任务、具体的工作措施。中国高等职业教育经过多年的建设，整体实力已经获得大幅提升，许多方面已经和世界先进职业教育接轨，甚至达到世界水平，高职学校在"供给侧"成功实施改革，境外办学就一定能助力高职学校在新时代中获得更大发展。

广东食品药品职业学院是国家"双高计划"立项建设单位，具备扎实的教育国际化发展基础，注重做好境外办学顶层设计，在改革理念与办学目标、改革路线设定、人才培养方案设计和教育资源整合等方面进行了积极探索，在一定程度上反映了当下国内高职学校开展境外办学实践的特征与特色。

3.1 改革理念与办学目标

广东食品药品职业学院深刻认识到，境外办学不仅仅是将中国优质教育教学资源向境外输出的高水平教育教学活动，还肩负着"服务中外教育合作与人文交流，服务于人类命运共同体建设"的历史使命，是人才培养、科学研究、社会服务、文化传承与互鉴、国际交流与合作于一体的高质量教育教学活动。通过科学、理性地分析现有教育教学资源的可用性以及中国特色职业教育资源输出的特殊性，鉴于中医养生保健专业和中药专业已经具备良好的中医药传统文化传承发展的专业办学特色，将这两个兼具中国特色和资源优势的专业作为境外办学首批试点专业，将习近平总书记关于新时代中华优秀传统文化的系列论述、坚持和发展中华传统中医药文化的基本方略，作为新时期开展境外办学"供给侧"改革的理论指南和行动纲领，"在中国职业教育走向世界中心的道路选择与实践创新中定位和运用中华优秀传统文化"，把向世界推广具有中国特色"大健康"职业教育品牌作为开展境外办学的首要目标，逐步实现"主业突出、特色鲜明、管理高效、质量过硬、效益显著"的境外办学总目标。

3.2 改革路线设定

广东食品药品职业学院境外办学"供给侧"改革有着两条清晰的改革路线：一是提炼中国特色教育教学资源，二是开展境外办学实践。两条改革路线既相对独立又互相支撑：中国特色教育资源是开展境外办学的实际载体和核心内容，境外办学实践助推中国特色教育资源内涵提炼和路径建设。提炼中国特色教育资源可以为境外办学提供先进、丰富、充足的教育教学资源，通过对第一、第二课堂的课程进行系统化、模块化的设计，校企共建"名中医工作室""健康U站""中医养生文化传播中心"等校企共建的中医药文化传播平台来凝练特色，增强对境外合作伙伴的吸引力。境外办学实践着力打造中国职业教育国际品牌，有三个建设方面：一是开展健康教育促进，在境外设立中医药文化传播和技能推广中心，输出中国理念；二是参与世界职业教育分工，开发具有中国特色、国际通用的专业标准和课程标准，发挥中国作用；三是实施"一带一路"职业教育援助计划，为"一带一路"沿线欠发达国家和地区培养当地经济社会发展紧缺的高素质技术技能人才，做出中国贡献。输出"中国理念"方面，主要工作任务是在国（境）外的康养企业、居民社区、大学校园等地方举办专题培训、养生保健知识讲座、名中医义诊等活动，主持康养企业"百草园""中医药文化展览馆"等场馆的设计与建设。发挥"中国作用"主要输出中医养生保健和中药专业标准、课程标准和其他教育资源，重点与"一带一路"共建国家的高校、企业开展合作办学、技能培训，共同培养"知华、友华、爱华、赞华"的"一带一路"建设者。实施"一带一路"职业教育援助方面，做好实施教育对外援助模式与路径的研究与设计，重点做好柬埔寨、老挝等东南亚国家职业教育市场调研，落实"中文＋职业技能培训"项目实施方案和培训课程包，开发具有中国职业教育特色、受援国市场接受程度高的职业教育援助项目。充分利用广东食品药品职业教育集团的平台优势，与兄弟院校共建"东盟国家来华留学生联合培养基地"，促进跨区域"一带一路"沿线欠发达国家学历教育学生联合招录、培养长效合作机制的建立。

3.3 人才培养方案设计和教育资源整合

以习近平总书记关于新时代中华优秀传统文化的系列论述、坚持和发展中华传统中医药文化为基本方略，广东食品药品职业学院将境外办学"供给侧"改革的重点聚焦在夯实中医养生保健专业群和中药学专业群建设中的文化底蕴和内涵，把具有当代价值、世界意义的中医药文化精髓提炼展示出来。境外合作伙伴特别重视对中方高职学校课程体系建设、产教对接程度等软实力的考察，学校在人才培养方案中对第一、第二课堂的课程设置及实践项目进行创新性优化设计，提高与行业、企业对接课程的比例，围绕"职业关键能力培养"课程进行模块化、系统化建设，强化教育教学资源的先进性、丰富性和充足性建设，使得中方教育资源输出项目在内涵和形式上都具备国际化的交流互鉴性，提高境外合作伙伴对中方教育教学资源的关注度和认可度。基于中国特色文化和教育资源的汇集、整合与提炼，重点推动与"一带一路"共建国家的高校、企业在课程及专业标准制订、学历教育、技能培训等领域的合作办学，实质性参与世界职业教育分工。采取"人才培养方案顶层设计＋系统化的境外办学解决方案"实施策略，质量优先，稳步推进境外办学工作的开展。

境外办学可以视为一种更高层次的中外合作办学，其内涵更丰富、形式更多样、覆盖面更广。但与"引进来"的中外合作办学不同，"走出去"的中方高职学校作为教育教学资源的输出方，负责学术、技能标准制订，掌握办学项目开发、管理、监控和升级等核心事务的主导权，在境外办学合作中处于主导地位、扮演"主角"，合作中的每个环节都考验着中方高职学校的综合实力。实践已经证明，境外办学不能是单个高职学校"单打独斗"的个体行为，应当依托于由若干志同道合、特色鲜明的高水平高职学校组成的命运共同体和发展平台，以"政府主导，企业主建，学校主教"的理念和模式开展。境外办学是教育国际交流与合作的高级形式，教育服务产品国际输出的主要手段。依托于世界公认的高质量的国家职业资格与质量框架，澳大利亚、德国等国已经成为世界职业教育产品输出发达国家，中国在这方面的输出能力显然还存在很大差距。中国国家职业资格与质量框架还未形成体系并得到世界认可，高职学校自己开发的职业标准、专业课程等教育资源缺乏"国家背书"，使得高职学校在世界职教舞台的竞争力、影响力和可持续发展力都受到明显影响。

4 结语

"双高"建设期，境外办学是推动"双高"院校实现高质量发展的核心推动力，境外办学能力应当成为评价学校建设成果的关键指标之一。中国职业教育要在整体上深度参与世界职业教育治理，从参与到主导世界职业教育发展进程，获得更多话语权。应当认识到，较之经济话语权的获得，教育话语权的获得更加不易，需要一个长期艰苦奋斗的过程，其间合作与博弈无处不在。中国职业教育综合实力的提升是高职学校走出去的基础性保障。"政府主导，企业主建，学校主教"为模式的跨境（区域）共享平台建设显得尤为重要。做好境外办学，高职学校还应当具备扎实的建设基础（尤其是以中外合作办学为基础的国际化建设），创新的办学理念，全新的项目设计，中国特色教育教学资源与境外教育市场的精准匹配。通过开展境外办学"供给侧"改革，中国高职学校应当成为多样化、高质量教育的"提供者"，"一带一路"国际人才的"培养者"，中国教育走向世界中心的"推动者"，努力在新时代为开创中国教育对外开放新格局做出新贡献。

粤台职业院校深化合作和创新发展的策略与路径

侯 松

广东省作为中国改革开放的先行地和实验区，其社会经济建设取得了举世瞩目的巨大成就，已经成为全球主要国家和地区的企业投资、经商的重要集聚地。广东与台湾，两省一衣带水、文缘相承、商缘相连，广东省还是我国主要的台胞祖居地之一，粤台血肉相连。2010年开始实施的海峡两岸经济合作框架协议（ECFA），对推进粤台两地在经贸、教育、旅游、科技、文化等领域的合作产生了积极的影响。随着广东与台湾经济文化交流合作的持续推进，两地以密切的经贸合作关系作为基础，在广东省"两个率先"进程的推动下，借助两地具有开展产业技术交流与合作的先天优势，不断加快两地在高等职业教育领域的交流与合作的步伐，积极探索和创新粤台教育交流与合作的机制与模式，粤台职业教育交流与合作的多元格局已经基本形成。

1 粤台职业教育交流与合作概况

1.1 粤台职业教育交流与合作呈现常态化趋势

截至 2014 年上半年，粤台职业教育交流达到了 3000 多人次，达成合作项目 400 多项，实现"校—校—企"合作350所次,粤台职业教育师生互访和研修1300多人次。粤台高校之间的交流已经超出学术会议的层面,在更多领域进入了实质性合作阶段,如学生交流交换、联合培养人才、学者互访讲学、联合培养师资,通识教育研究、教育政策研究和两岸关系研究等。经过最近十年的积极发展,粤台高职交流在规模、层次、内涵等方面都取得了显著进步。

1.2 粤台职业教育交流与合作动力强劲

从高等教育发展进程来看,两岸都在经历着快速发展期:台湾已经完成了从精英教育到大众化教育再到普及化教育的任务,广东实现了从精英教育突进到大众化教育阶段。粤台教育交流与合作是在一个中国的前提下,两岸教育界跨区域进行资源整合共享、创新发展的大事件。台湾技职教育的市场化、普及化程度高,形成了符合自身文化传统与产业需求、注重国际先进经验的发展特点,具备了产学研合作紧密、国际化程度高、职业教育资源丰富等鲜明的办学特色,与广东省职业教育存在着较大的互补性。粤台两地职业教育界、产业界具有强烈的交流与合作的意愿,合作发展、实现共赢已经成为共识。

1.3 粤方对台职业教育交流与合作的政策基础已经形成

国家和地方的教育政策为粤台职业教育交流与合作指引了方向。《国家中长期教育改革和发展规划纲要(2010—2020年)》提出,加强与台湾的"教育交流与合作,拓展交流内容,创新合作模式,促进教育事业共同发展"。广东省人民政府《关于深化教育领域综合改革的实施意见》提出,"拓展粤台教育交流,着力加强师资培训、职业教育等方面的合作;建立粤台职业教育联盟,共享优质职业教育资源,共建一批高水平项目"。广东省中长期教育改革和发展纲要将广东省职业教育发展定位为建设成为我国南方重要的职业教育基地,并着重提出通过构建教育开放新格局,积极创新粤台合作交流机制,拓展交流渠道,探索粤台高等学校交换学生联合培养机制,探索并支持台湾知名大学来粤合作办学。

1.4 粤台职业教育交流与合作的民间平台已经搭建完成

海峡两岸(粤台)高等教育论坛是粤台职业教育与合作的重要民间平台,从2005年举办以来从未中断,已经成为粤台教育交流的重要品牌项目之一。2013年在第八届海峡两岸(粤台)高等教育论坛上,正式成立粤台技职教育合作联盟,粤台院校共同签署成立备忘录作为开展业务的依据,标志着粤台两地职业教育界在师资培训、学科建设、技术交流以及合作办学等方面的合作步入持续性、稳定性和有效性的阶段。

此外,穗台校长论坛、粤台师资培训项目等活动的实施,为粤台职业院校提供了更多的合作空间,搭建了更加宽阔和稳固的平台,并以此为基础不断努力完善和创新粤台高职教育的合作模式和途径,对实现粤台交流共赢具有十分重要的意义。

2 粤台职业教育交流与合作存在的主要问题

2.1 粤台职业教育交流层次和深度不平衡

与内地其他地区类似，目前，粤台两地职业教育交流与合作的主要形式包括签署合作备忘录（MOU）建立友好校际关系、教师进修、大陆学生赴台短期研修、联合开展科学研究等，交流虽然日趋频繁，但表面性的交流多，常规性的合作和基于长远规划的深度合作少。交流频次不对等，台湾院校来访交流的多、层次高，粤方职业院校过去的少，呈现单向性的特征。粤台职业教育交流局限在人员互访、短期研修、教育研讨等低水平层面，形式单一，交流水平和层次、交流规模和交流领域都存在着不平衡。

2.2 粤台两地学历文凭及技术证照无法实现互认

粤台职业教育合作的最大障碍就是两地学历文凭和技术证照的互认问题。大陆始终采取积极主动、开放包容的态度，在政策、制度等层面不断扩大对台湾地区的开放程度，但台湾方面由于政治、地方保护主义等因素的干扰，对推进承认大陆学历文凭及技术证照的工作成效不足。

2.3 对台交流经费不足

经费是教育交流与合作的基础性保障条件之一。目前，广东省政府方面及职业院校自主设立的对台职业教育交流与合作的专项经费项目，普遍存在无专项经费或资助资金数额较低的情况，很难保证对台交流的可持续性和深入性。

2.4 广东省高职院校缺乏特色的校本课程，教学质量认可度不高

台湾的技职教育体系已经从大众化向普及化程度发展，形成了产学研合作紧密、国际化程度高、职业教育资源丰富等鲜明的办学特色，与普通高等教育互动，且民众接受程度高。相比之下，广东省高职院校的学科、专业及课程设置缺乏特色，教学质量与台湾同类院校存在着不小的差距，台湾同行对其认可度不高。

2.5 不同的政治体制形成不同的指导机制

大陆高职院校在政府指导下积极参与对台教育交流与合作，政府与学校、产业界及民间机构多方联动，政策及社会环境优势明显。台湾地区行政当局对推动两岸教育交流与合作的动力明显弱于大陆方面，通常以民间推动为主，行政机构基本不发挥作用，导致粤台在地方政府协商层面的合作推进速度迟缓。

3 粤台职业教育交流与合作的策略和路径

3.1 学习和借鉴兄弟省份先进经验，明确发展方向

理性地观察和分析粤台职业教育交流与合作的深度与广度，可以发现：粤职业院校与台湾技职院校的交流，以接待来访、签订框架合作协议居多，在人才培养、科学研究、课程建设、职业技能资格鉴定等领域开展的实质性合作不多。福建省在闽台职业教育交流方面的成功经验值得学习与借鉴：近十年来，福建省教育系统已经派出 2000 多批次近 30000 人次赴台进行讲学、合作科研、研修等活动，从加强规划与管理、出台优惠政策、搭建交流平台、扩大经费保障等环节入手，在合作办学、科技研发、教学资源建设、师资培训、"校—校—企"联合培养人才多个领域进行了深度合作，形成了闽台职业教育交流合作"先试先行"的特色模式。闽台教育交流与合作的成功经验，为粤台教育交流与合作寻求突破，对当前所处的试探、局部、零散的发展状态，找准发展方向提供了典型经验和模式参考。

3.2 搭建粤台教育交流平台，建立"先试先行"机制

两岸教育交流与合作明显滞后于经贸交流与合作，特别是教育交流与合作机制的缺失，已经成为制约两岸教育交流与合作事业向前发展的瓶颈。应当通过办好海峡两岸（粤台）高等教育论坛和穗台校长论坛，形成稳定的粤台教育交流与合作的协商机制和沟通平台。在成立粤台职业教育联盟后，应当尽快放开台湾知名大学和技职院校来粤合作办学的限制，可考虑在广州、东莞、深圳等台胞聚居区域建立粤台教育合作示范区，使广东省成为继福建省后第二个对台教育交流的"先试先行"区域。粤方推出系列惠及台湾学生的新措施，出台政策为台商、台胞子女在粤就读中小学和大学开通绿色通道。鼓励和支持在粤职业院校组团赴台开展教育交流，形成粤台职业教育界人员往来的浓厚氛围。

3.3 政府加强保障，在政策、财政、项目等方面给予支持

有效管理和使用经费，减少甚至取消低水平的教育交流，对台交流提供专项经费支持。建议设立省级对台教育交流专项经费，重点资助职业教育领域教师的赴台培训和联合开展的重点科研教研项目。建立粤台合作办学机制，精简政府审批、办事流程，给予台湾学校在大陆办学的国民待遇。

3.4 鼓励台商来粤兴办学校

职业教育必须与行业、产业的发展相适应才能凸显其存在价值，为经济增长和社会进步提供合格的技术技能型人才。目前，广东省正处于产业转型升级的关键阶段，台资企业云集的穗、深、莞等地区对职业技术人才的需求也发生着深刻变化。政府应当鼓励和支持大型台资企业自办职业学校或与粤方职业院校联合办学，针对企业发展实际培养人才，推动职业教育与产业界的融合。

在 2015 年 5 月举行的第十届海峡两岸（粤台）高等教育论坛期间，东莞理工学院粤台产业科技学院揭牌，确定了首批 6 个合作专业为精密制造、自动化控制、多媒体设计、工业设计、电子商务和财务金融。粤台产业科技学院是粤台职业教育交流与合作深入开展的试验田，也是对台湾地区行政当局不准许台湾技职院校在大陆开办分校/联合办学机构的一种积极应对。

3.5 实现技能证照的互通，扩大台湾地区对粤专科学历的采认范围

专业化的技能证照（大陆称为职业资格证书、专业技能等级证书等）是世界范围内促进充分就业的主流发展趋势。台湾职业教育起步早，教育资源、师资配备、管理制度等在世界享有盛誉。粤台两地可以先探索建立两地职业资格鉴定专家库，实现职业证照与资格考试考评员的互认，逐步推进技能证照的互认。

由于两岸教育交流与合作存在动机差异和政策的不对等，必然制约两岸在高职教育领域的深入合作，其中对大陆专科学历进行采认成为其中的关键性问题。截至 2014 年，在广东省 80 余所高职院校中，台湾地区仅承认广东省 11 所高职院校（均为国家示范性或国家骨干高职院校）颁发的大学专科学历，接受这 11 所高职院校毕业生报读台湾地区大学的"专插本"学士学位课程。建议在当前的粤台教育交流与合作的框架下，通过"项目带动"的方式，进一步加强粤台高职院校在教学科研合作、师生双向流动等方面的积极互动，以学分互认推动学历互认，扩大和提高粤台高职院校与两地产业界联合培养技术技能型人才的规模与水平，争取尽快将台湾地区承认广东省高职院校学历文凭的名单扩展到省级示范性院校，为粤台高职教育交流与合作向深层次发展奠定基础。

3.6 借助粤台合作，提升职业教育国际竞争力和发展水平

应当充分利用中央和当地政府赋予职业教育发展的有利时机，通过积极开展粤台教育交流与合作，使粤台教育合作关系不断向深入发展。充分利用和借鉴台湾地区优质的技职教育资源，积累发展经验，促进广东省职业教育提升国际竞争力和综合发展水平。

4 结语

大陆地区对现代职业教育的探索起步于 20 世纪 80 年代中期，90 年代曾一度徘徊不前。21 世纪初的 10 年，是大陆职业教育真正发展的 10 年，尤其高等职业教育占据了高等教育的半壁江山，但对于其办学类型和办学定位，是最近几年才在中央政府及教育部的官方文件中进行清晰界定的。

台湾地区的技职教育从 20 世纪 40 年代开始的中等职业教育起步，发展至今已经形成了独立完备的技职教育体系，并且与普通教育体系并驾齐驱、协同发展。台湾的技职教育在资格认定、促进个体发展等方面很好地解决了西方职业理念与中国传统文化相融合的问题，成为台湾技职教育的一大亮点。台湾地区把发展高等职业教育作为职业教育的主流，重视技职教育类别和结构的调整，并且合理地提升了技职教育的层次结构，促使台湾社会认同和接受

了技职教育功能定位和技职人才培养模式，值得大陆同行深入地探究和学习。另外，从职业教育发展来看，大陆应特别重视依靠与台湾高水平职业技术院校实行合作办学，发展本科层次和研究生层次高等职业教育，以培养职业技术的高级专门人才。

台湾地区人口出生率过低，导致台湾技职教育出现供需失衡、生源减少、招生不足、经营困难等实际问题，因此台湾技职院校也面临着转型和创新发展的需要，这正为粤台大力发展职业教育交流与合作提供了良好的契机。粤台两地的教育界、产业界应当在现有交流与合作所取得的成果基础上，进一步深化粤台合作，设计好新的十年合作规划，在人才培养、师资培训、人文交流、科研开发、产学融合等方面进行更广泛深入的合作，其中在粤职业院校与台资企业的合作应该成为一个新的合作领域。在粤台两地政府层面，应当通过建立和不断完善粤台教育交流与合作的政策机制和制度，共同搭建和创新粤台交流平台，积极协调两地交流与合作的教育、产业、就业等相关政策，以更加开放、包容的姿态为实现粤台职业教育交流与合作的可持续发展助力。

高职食品类专业国际交流与合作办学机制探索

东 方　梁志理　马丽萍　黄国平

随着社会和科技的发展，世界各国之间合作交流往来更为频繁，世界处于经济全球化、文化多样化的潮流之中。教育对外开放是教育现代化的鲜明特征和重要推动力。在平等、合作、共赢这样的大环境下，开展高等教育跨文化、跨国界交流与合作是高层次人才发展的一个趋势。近几年我校为了提升自身竞争力、提升教师国际化水平、拓宽学生国际化视野，与多所具有同类专业的国外高水平高校建立了姊妹专业，并积极开展"3+2"或其他形式的专升本等多种人才培养模式。

2020 年，《教育部等八部门关于加快和扩大新时代教育对外开放的意见》印发，坚持内外统筹、提质增效、主动引领、有序开放。2022 年 8 月 17 日教育部举行的新闻发布会上，教育部国际合作与交流司相关负责人介绍，随着我国教育对外开放水平持续提升，我国职业教育从"单向引进借鉴"走向"双向共建共享"，正逐步形成具有中国特色的职业教育国际化发展模式。

我们可以看出，中国从"引入"国际化交流逐步向"共建"的角色转变，反映了我国综合实力的提升、对外开放深化以及全球影响力的增强。因此对高职国际交流与合作办学机制要有新的改变及探索。

1 高职食品类专业中外合作办学现状分析——以本校食品营养专业为例

1.1 国内食品营养专业与国际相关专业对比

随着我国经济的发展，人民的生活水平不断提升，城乡居民的膳食组成更加科学，营养状况也获得了明显改善。这几年，我国营养安全健康工作在专业人才培养、健康教育、社会化服务机制等方面结合自身国情并学习国外营养师技术管理工业化模式,我国营养安全健康工作模式逐步从过去的计划配餐模式向国际上流行的循证医学模式转变,形成多学科结合的态势。

1.2 我校食品类专业国际合作办学特点

2017年12月,我校食品营养与健康专业与英国伯明翰城市大学签订了合作办学协议书,通过合作办学,伯明翰城市大学向我校引进先进的教育模式,利用最新的专业知识与技能协助我校培训职业技术,通过先进的教学方式与资源的交流,向学生提供具有国际水准的职业教育与培训。

我校与外方教育机构联合成立针对专业人才培养的项目管理委员会,中方成员4名,外方成员3名,中方人员担任项目管理委员会主任。项目管理委员会以法律形式规范管理和日常运作,依法维护中外院校、教师和学生的合法权益,保障教育教学质量的提高,并建立教学管理和质量控制机制,全面负责项目宣传、教学管理、质量控制、师资发展、学历颁发、就业指导等工作。教学管理由合作双方派员成立的教育项目课程管理委员会负责。专业的教学管理采用自上而下,多级管理的方式来完成。食品安全营养健康相关专业建设指导委员会负责整个专业的整体建设和管理工作,主要完成毕业生跟踪调查、学生座谈、家长访谈、审核专业培养方案、审核课程标准等工作,接受教务处的管理和监督。本专业带头人负责专业的具体建设工作,包括制订人才培养方案、制订课程要求、考核教学效果等。课程负责人主要完成课程标准的制订以及授课计划的审核,同时提交课程标准及授课计划给教学督导组。任课教师主要完成授课计划的制订、对学生的授课和考核工作。教学督导组主要和专业负责人一起完成教学实施过程的检查工作,保障整个教学过程的良好进行。

此次合作强调中外教师相结合,中方教师重点在于培养学生基础知识与实践能力,外方教师重点培养学生专业知识和外语能力,引进专业课程及教材,编写双语实验教材,增加双语授课和外语授课的比例,创造不出国的留学环境。外方承担的课程全部使用英语教学,我方承担多门课全部使用英语教学和部分课程将使用双语教学,同时增加英语教学的课时,创造良好的英语环境。将中方的人才培养和课程设置的精神与内涵与外方相对接,制订适应双方要求的人才培养方案和课程设置。

我校食品营养与健康专业与英国伯明翰城市大学合作办学教育体系特点在于:①沟通普通教育与职业教育两大系统,灵活多样的证书和学历文凭组合为学习者提供发展的无限可能;②行业专家与教育人员合作开发课程,培训内容与职业岗位需求相吻合,课程标准与职业标准相对接;③人才培养模式与职业能力要求相契合,注重实践技能的习得;④设置全程立体化教学质量保障体系,在规范教学过程的基础上保证人才培养质量。这些特点从根本上体现了"以生为本"的教育价值观和"职业标准导向"的人才培养理念,成为现代职业教育体系中学生主体需求和社会客体需求相结合的国际范例。

1.3 合作办学人才培养改革目标要求

为适应社会对安全营养健康专业国际化人才的需求,培养具有较强双语能力和掌握基本食品营养知识,具备食品营养综合职业能力,能够在社区、中小学、养老托幼机构、健康管理机构等单位从事营养教育与指导的专业人才,在相关单位从事临床营养治疗、食品加工与检验、安全营养健康美味营销管理等工作的德、智、体全面发展的高素质技能型食品类专业人才。

要求毕业生具有现代企业管理理论和市场营销理论，掌握一定的安全营养健康美味行业知识、产品知识，能够熟练使用英语，能有效地开展各种商务活动，具备较强解决问题、社会应变等协调能力，能够胜任在国际化背景下的以营养学领域进行有关产品和服务的高技能复合型人才。

2 食品类专业国际化合作办学的机遇与挑战

关于食品类专业国际化合作办学机制的探索，是一个涉及多方面因素的综合过程，旨在提升食品类专业教育的国际化水平，培养具有国际视野和竞争力的高素质人才。疫情后国际形势的发展与改变，为国际化办学带来了机遇与挑战。

首先是国际化人才培养。培养具有化学、生物学、食品工程和食品技术的理论知识，能在食品领域从事食品生产技术管理、品质控制、产品开发、科学研究、工程设计等方面工作的食品科学与工程学科的高级工程技术人才。强调学生的国际视野、跨文化交流能力和创新思维的培养。对于高职院校，在学术研究与技术创新方面，通过国际合作办学，进行学术资源和技术创新成果的交流与碰撞，推动食品类专业的学术研究和技术创新。其次是课程体系与教学内容方面，共同探讨国际化课程体系的建立，借鉴国内外知名大学的课程体系，结合本校实际情况，建立符合国际化标准的课程体系，探索多学科、多专业的复合型人才培养模式。最后，采取传统国际化与在地国际化并举，发挥专业优势，统筹学院内外的各类资源，系统性地规划在地国际化进程。

3 结语

综上所述，营养专业的国际合作办学强调应用型和外向型相结合，实施国际合作办学和国际化的人才培养，使学生掌握科学的世界观和方法论，熟悉国内、国际食品卫生法律法规与标准，培养符合国际食品安全营养健康相关的、外向型的国际化人才。

食品类专业国际化合作办学机制的探索是一个复杂而系统的过程，需要学校、政府、企业等多方面的共同努力和支持。通过不断优化合作办学的机制与模式，推动食品类专业教育的国际化进程，提升我国食品行业在国际上的竞争力和影响力，发挥协同并进优势，共建共享协同发展格局。

"智研支撑·生态重塑·一体多维"以高水平国际交流与合作服务教育强国建设

侯 松

2023年5月，习近平总书记在中共中央政治局第五次集体学习时强调，要加快建设教育强国，为中华民族伟大复兴提供有力支撑。要完善教育对外开放战略策略，统筹做好"引进来"和"走出去"两篇大文章，有效利用世界一流教育资源和创新要素，使我国成为具有强大影响力的世界重要教育中心。要积极参与全球教育治理，大力推进"留学中国"品牌建设，讲好中国故事、传播中国经验、发出中国声音，增强我国教育的国际影响力和话语权。

广东食品药品职业学院长期致力于教育国际化发展，是广东省"一带一路"职业教育联盟的发起单位、中医药鲁班工坊合作共同体副理事长单位、广东省高等教育学会中外合作办学研究分会常务理事单位。学校以"智研支撑·生态赋能·一体多维"的国际交流与合作发展理念，有效利用对接世界优质职业教育资源和创新要素，全力投身"一带一路"建设和粤港澳大湾区建设，通过实施"三计划、四举措"和"三步、四入"工作路径法，打造了具有"广食药特色"的高职院校国际交流与合作新范式，以高水平国际交流与合作服务教育强国建设，奋力打造教育对外开放高质量发展高地。

1 实施体制机制改革，显著提升学校教育国际化工作管理效能

学校着力构建"三循环"模式，重塑国际化发展生态：以外促内，紧紧围绕"大健康"办学定位和新时代发展需求，加入6个跨国（境）产教融合型合作组织，主持实施了中国-东盟职业教育合作、澜湄国家职业教育合作、金砖国家职业教育合作、中非职业教育合作等高水平国际合作项目，通过构建外部多边国际合作机制，形成合力促进中外一流教育资源的建设、融合与推广；内化革新，学校党委研究通过了《国际交流学院关于"管办分离"实施方案》，采取"管办分离"建立国际化办学管理机构和教学执行机构，从根本上解决"管办不分"体制造成的责权不清、管理效能低下、资源调配不合理等关键问题，尤其从学校层面将国际合作成效纳入经费划拨、重点项目推荐和对二级单位年度考核的核心评价指标，有效构建内部良性竞争机制；基因融合，将国际化办学的基因牢牢融入专业群建设的全链条和全过程，在发展实践中自主完成认知转变和观念认同。

2 聚焦重点任务，有力支撑国家战略和"一带一路"中外人文交流和人才培养

学校聚焦"中国特色、国际比较优势"医药卫生职业教育资源在"一带一路"沿线"走出去"的重点和难点，确定重点开发的国家和实践领域，科学制订建设方案、实施路径、任务分工和效果评价机制与标准，汇集、整合和提炼优质职业教育教学资源，借助在标准制订、师生培养、资源建设、科技创新、国际交流、提升影响等方面形成的合力，不断推动学校教育国际化水平向更高阶段迈进。学校入选"中阿高校10+10合作计划"中方成员高校，加入中医药鲁班工坊合作共同体、海外中餐繁荣基地、中国-东盟护理专业高质量发展联盟等全国性和国际性组织，充分发挥了跨国行业组织、企业以及职业院校等在促进高等职业教育交流与合作、中外人文交流和人才培养方面的资源优势，积极承担教育部"汉语桥""中医药鲁班工坊""中德医学护理产学研用一体化实训基地"等国家及国际组织重大职业教育中外人文交流项目的建设任务，健康管理专业教学资源和

中医养生保健专业群标准得到广东省教育厅推荐，参加教育部"具有国际影响力的职业教育教学标准和资源"项目的遴选。

3 立足办学定位与专业特色，高质打造一批有效支撑高质量发展的优质国际化教育资源

学校立足国家"双高"专业群、5个国家骨干专业群和6个省级高水平专业群，基于举办中外合作办学项目积累的对国际化专业标准、资源和装备建设经验，通过融入国际先进职业教育理念和模式，引进国际优质职教资源并本土化改造再升级，高质量提升了专业群教育教学标准、资源和装备与国际新产业、新业态、新模式、新职业的对接能力。学校开发了"中医药文化传播与技能推广涉外培训包""健康护理与母婴护理涉外培训包""食品营养知识与烹饪技能推广涉外培训包""美容企业管理涉外培训包"等教学资源，系统性地建设了主要面向服务"一带一路"沿线欠发达国家职业教育教学与培训合作的教学标准与资源装备，通过举办"一带一路"涉外技能培训、承办省级和国家级涉外交流项目、粤港澳大湾区职业教育校企合作项目等进行推广和应用，得到了相关国际组织、行业组织、国际赛事的认定和采纳。健康管理专业通过英国国家学历学位评估认证中心组织的国际专业标准评估认证，成为中国高职院校举办的健康管理专业中首个通过国际化认证的专业，专业办学水平达到英国资历框架（RQF）和欧洲资历框架（EQF）的5级标准，获颁国际质量标准证书和专业可比性证书，学校荣获2023国际专业标准开发领域学术卓越奖。

学校坚持探索和实践内地高职院校与港澳合作伙伴共同开发教学培训标准与资源的模式与路径。2017年以来，香港职业训练局和广东省职业技能鉴定指导中心认定学校为广东省内高职院校中唯一一家粤港合作美容师"一试多证"鉴定考场，成为粤港澳大湾区内广东地区唯一能开展美容美发和食品安全粤港"一试多证"项目考核鉴定的高职院校。学校粤港"一试多证"美容师项目还面向台湾考生开放，并列入教育部对台教育交流立项。学校立足粤港澳，辐射台湾地区，打造粤港澳台四地认同的区域职业教育培训标准与资源的协同效应正在显现。

4 注重经验与模式推广应用，着力提高学校的国际影响力与知名度

实现中国高职学校优质教育教学资源"走出去"，成为全球职业教育治理的重要参与者与规则制定者，既要依托院校综合办学实力，又要长期秉持"品牌创建"意识与坚持"品牌建设"实践。通过举办"一带一路"大健康产业发展与教育高峰论坛、中国-东亚国家高校学术论坛、食品安全国际研讨会、粤港澳大湾区大健康人才培养高峰论坛等国际性、区域性大型学术交流与产教融合交流活动，成为展现学校综合办学实力、开展品牌建设的重要窗口与载体；学校始终重视对教育国际化工作成果的总结和典型案例的提炼，积极参与中国国际教育年会、中国-东盟职业教育交流周、世界职业教育大会、中国国际职业教育大会、亚洲教育论坛等国际组织举办的院校国际化成果展与典型案例征集，近年来蝉联"亚太职业院校

国际影响力 50 强"，荣获"中国职业院校世界竞争力 50 强""职业教育对外交流与合作典型院校"等殊荣，典型案例成功入选国际职业教育大会优秀案例、世界职业教育发展大会"国际交流与合作"典型案例、中国教育电台"职业教育提质培优、增值赋能"典型案例等，学校国际化职业教育品牌建设成绩斐然。

5 结语

国际交流与合作是新时代推动高职院校高质量发展的核心要素。"智研支撑・生态重塑・一体多维"的国际交流与合作实践范式，突破"孤立化"的固有思维方式和"碎片化"的传统发展模式，将国际化基因融入学校教育教学改革的全链条和全过程，为学校在新时代建设具有较高国际化水平的大健康类高职学校锁定了新机遇，打造了新增长点，在重大教育教学改革工程建设实践中验证了其科学性和创新性，形成了具有鲜明"广食药"特征与特色的"国际交流与合作"实践新范式，有效解决了教育教学资源如何高水平"引进来"和高质量"走出去"的难题，成为近年来学校荣获系列国家级标志性成果的重要催化剂，不断推动学校教育国际化事业向更高阶段迈进。

新时代高等职业教育对外援助实践模式研究

侯 松

对外援助是中国作为负责任大国履行国际义务的重要体现。2021 年发布的《中华人民共和国国民经济和社会发展第十四个五年规划和 2035 年远景目标纲要》明确提出要加强教育领域的对外援助，同年我国发布了《对外援助管理办法》，标志着教育对外援助工作已经上升到国家战略层面。高等职业教育援助历来是我国重要的教育援助形式，是新时代中国与世界各国人民开展人文交流的重要组成部分。习近平总书记在中国共产党第二十次全国代表大会上指出，"高质量发展是全面建设社会主义现代化国家的首要任务""教育、科技、人才是全面建设社会主义现代化国家的基础性、战略性支撑。必须坚持科技是第一生产力、人才是第一资源、创新是第一动力，深入实施科教兴国战略、人才强国战略、创新驱动发展战略，开辟发展新领域新赛道，不断塑造发展新动能新优势。"高质量地实施高等职业教育对外援助是新时代高职学校服务于"人类命运共同体"建设的重要使命与任务，对有效促进我国与"一带一路"共建国家和地区的民心相通发挥着重要作用。

1 高等职业教育对外援助实践的逻辑思路

1.1 历史逻辑：中国高等职业教育迈进高质量发展新阶段的必然结果

无论处在新中国"百废待兴"的建设初期，还是改革开放以来综合国力的快速提升期，中国始终是国际教育援助的积极参与者，并且高等职业教育与培训一直是中国对外教育援助的重要组成部分。进入新世纪，中国在国际教育援助体系中所承担的责任和发挥的作用越来越重要。例如，在2015年中非合作论坛上，中国承诺为非洲国家培养20万名专业技术人才；2013年"一带一路"倡议提出后，通过各种类型的政府、院校及企业奖学金项目，柬埔寨来华留学人数仅在2013年就比2012年增长了312%。

近十余年来，中国实施高等职业教育对外援助的顶层设计与管理制度体系建设进一步完善和清晰。2010年，教育部发布《国家中长期教育改革和发展规划纲要（2010—2020年）》，提出要加大教育国际援助力度，为发展中国家培养培训专门人才。2016年中共中央办公厅、国务院办公厅印发的《关于做好新时期教育对外开放工作的若干意见》提出"加快教育援外基地建设"等具体意见；同年，教育部印发《推进共建"一带一路"教育行动》的通知，使"一带一路"教育合作成为中国教育对外援助全面升级的标志。2018年，《中非合作论坛——北京行动计划（2019—2021年）》提出将"鲁班工坊"打造成为中国高水平高职学校"一带一路"职业教育合作的重要模式。2019年，国际中文教育大会提出的"中文+职业技能"概念已经成功转化为提升国际中文教育和中国职业教育全球适应性及国际影响力的重要国际化发展模式。2019年，教育部启动"中国特色高水平高等职业学校和专业建设计划"，标志着中国高等职业教育由追求规模扩张向"提质培优、增值赋能"的高质量发展方向转变。2022年颁布施行的《中华人民共和国职业教育法》明确了职业教育作为培养高素质技术技能型人才的教育类型，从法律、制度等层面为新时代中国高等职业教育现代化发展提供了坚实的保障。在此历史背景下，高职学校作为新时代中国高等职业教育对外援助的实践主体，应当科学确定自身在新发展阶段的历史方位，紧紧抓住发展窗口期和机遇期，大力探索高等职业教育对外援助创新模式，通过不断提升教育对外开放化水平，促进高质量发展阶段的跨越。

1.2 理论逻辑：中国高等职业教育服务构建"人类命运共同体"的内在要求

构建"人类命运共同体"重要战略思想是习近平同志着眼人类发展和世界前途提出的中国理念、中国方案，"一带一路"建设是构建"人类命运共同体"的主要抓手和具体实践。经过十年的多方努力，"一带一路"建设平台已经形成了一整套与"人类命运共同体"理念高度契合的价值导向和实践方法，《对外援助管理办法》将"高质量共建'一带一路'、推动构建人类命运共同体"纳入对外援助目标。

民心相通是"一带一路"倡议中唯一指向人际传播的顶层设计，教育交流是促进民心相通的主要传播力量和活动形式。在丝路合作机制建设方面，中国提出了实施"丝绸之路"教育援助计划，旨在不断优化教育援助布局和资源配置，实现丝路地区教育共同发展。2022年中共中央办公厅、国务院办公厅印发的《中国教育现代化2035》提出"健全对外教育援助机制"的建设内容，这是对"一带一路"教育行动计划中"民心相通"理念与"丝绸之路"教育援助计划的进一步深化，从国家政策、经费配套、制度保障层面对高职学校开展教育对外援助给予了指引与支持。在新时代，高职学校应当通过建设一批具有强大国际影响力的中外人文交流项目，充实和丰富高等职业教育对外援助的理论构成与实践体系，从而为构建"人类命运共同体"注入强大动能。

1.3 实践逻辑：中国高等职业院校发挥特色与优势，实现"精准援助"的必然选择

经过近三十年的发展和建设，尤其是党的十八大以来的"黄金十年"，中国已经基本构建起现代化职业教育体系，在全面建设社会主义现代化国家中发挥的作用显著增强，以"双高计划"建设单位为代表的高职院校，其专业、课程等教育教学资源与产业融合度高，具备"中国特色"和国际、区域比较优势，有足够实力担负起新时代增值赋能、服务国家构建对外开放新格局的历史重任。中国的教育对外援助由于以"共商、共建、共享"作为基本原则，教育合作机制与"一带一路"共建国家和地区各方教育发展需求适配程度高，因此得到"一带一路"共建国家和地区的积极响应与支持。

"一带一路"教育行动计划强调"对接沿线各国教育发展战略规划，寻找合作重点"，这是对中国高等职业教育实施"精准援助"提出的明确工作要求。在当前的高等职业教育对外援助实践中，高职院校正在自觉贯彻上述工作要求，"鲁班工坊"等项目的推出扩大了中国高等职业教育品牌的国际影响力，"中国-赞比亚职业技术学院"的成立展现了中国特色高等职业教育的优势和竞争力。但同时也要深刻认识到，当前中国高等职业教育对外援助的模式和覆盖面仍然比较单一，与国家提出的"经贸走到哪里，教育的民心工程就延伸到哪里，人才培养就覆盖到哪里"的目标要求还存在较大差距，理论研究滞后，尤其缺少对教育援助实施效果评价的系统性研究，援助项目碎片化、孤立化等问题还比较突出，这些都是中国高等职业教育实施"精准援助"必须关注和解决的关键性问题。

2 高职院校对外援助实践模式的探索与总结

根据《对外援助管理办法》规定的援助项目类型，高等职业教育对外援助主要归属"提供学历教育、研修培训、人员交流的人力资源开发合作项目"。2023年是"一带一路"倡议启动十周年。十年来，在国家政策引领下，高等职业教育领域深度参与"一带一路"建设，努力探索在服务国家战略和"人类命运共同体"建设过程中打造中国高等职业教育对外援助的创新实践模式，一批优秀的高职学校已经在东南亚、非洲等国家和地区建设了一批高水平的职业教育培训中心、职业教育援外基地和"中文＋职业技能"项目，形成了特色模式和典型经验，值得深入研究和总结。

2.1 广东工贸职业技术学校与广东农工商职业技术学院的典型经验与实践模式

2.1.1 行业背景，国家背书

深厚的行业背景，既是中国高职院校"走出去"顺利开展高等职业教育对外援助的基础性保障，又是一大特色与优势。

广东工贸职业技术学院（以下简称工贸职院）的前身为创办于1957年的广东省冶金工业学校、广州有色金属工业学校，曾长期直属于冶金工业部和中国有色矿业集团。2016年，借助走进非洲24年积累的丰富资源，中国有色矿业集团开始在非洲布局职业教育"走出

去",依托该集团赞比亚分公司,联合13所国内高水平高职院校成立了中国-赞比亚职业技术学院(以下简称"中赞职院"),工贸职院成为创始学校之一。中赞职院办学资质由赞比亚职业教育与培训管理局批准,是中国高职学校在海外独立创办,第一所开展学历教育的高等职业学院。由中国和赞比亚政府背书的职业教育合作项目,为对工贸职院实施"一带一路"高等职业教育对外援助提供了坚实的支撑。

广东农工商职业技术学院(以下简称农工商职院)是农业农村部和广东农垦总局(广东农垦集团有限公司)的直属院校,广东农垦企业在"一带一路"沿线东南亚国家实施的橡胶产业建设为该校高质量实施"一带一路"高等职业教育对外援助提供了天然机遇和实践平台。橡胶是我国战略支柱产业,国内以广东、海南为主的"热区"橡胶产量远远无法满足国家需求。广东农垦集团有限公司于2002年开始在东南亚国家布局开展橡胶产业建设,农工商职院紧抓历史机遇,积极调整院系设置和专业布局,成立了热带农林学院,发挥在橡胶、剑麻、蔗糖等热带作物种植生产领域的学科专业优势,20年来从最初配合农垦企业翻译工作资料、参与小型项目建设,中央和地方政府委托的长期性援外培训项目,形成了富有农业特色的高等职业教育对外援助发展之路。

2.1.2 定位准确、目标清晰、模式先进

工贸职院在学校发展规划中将实施"一带一路"高等职业教育援助作为教育国际化的重点建设项目,明确了打造工贸品牌、中国企业品牌、产品品牌、标准品牌的高等职业教育对外援助发展目标,通过参加中赞职院建设进一步优化了人文交流和中文职业技能平台建设,在服务产业、协同行企"走出去"的创新实践中提出和验证了"一院两坊"("一院"为中赞职院,"两坊"为鲁班工坊和中文工坊)建设模式。在"中文+职业教育"理念指引下,该校与"走出去"中资企业深度合作,围绕技术应用、技术服务、员工培训、境外合作办学项目进行"五个打造",即专业标准、国际化人才培养方案、教材、课程和国际化教学资源的打造。为满足赞比亚高等职业教育市场的实际需求,该校及时调整教育资源输出思路,在当地开办了旅游英语/导游专业学历教育合作项目,同时面向中资企业的本土员工开设了钳工、机修工、新工业通识课程等短期培训项目,开发了系列"职业技能+汉语"教材,受到当地欢迎。针对"民心相通",该校实施了面向中资企业本土员工子女的来华研修交流项目,促进了赞比亚员工及其家庭对中国、中资企业的接纳和认同,加快了中资企业和中国高职院校在赞比亚落叶生根的进程。

农工商职院秉承"垦区产业发展到哪里,学校专业服务到哪里"的工作理念,通过积极承接高层次政府援外项目,不断提升教育资源国际化建设水平和中国高等职业教育品牌在"一带一路"共建国家的影响力。该校在援外项目工作中有效地实施了"三对接":对接海外政府机构,开展劳动力资源调研;对接海外的职业院校,掌握当地职教发展水平;对接海外中资企业,基于企业用人需求共同开发职业教育和培训标准。在政府机构提供政策指引和经费支持下,学校聚焦优质教育教学资源的开发与建设,在企业和科研院所的深度参与下,形成了"政校企科协同"援外培训的良性发展机制。该校在实施援助过程中,非常重视以平等相处、情感交融为基础的"民心相通"工程建设,与当地中文教师协会、留华同学会一起组织华裔子弟来华寻根问祖,招收东南亚职业高中学生来该校接受高等职业学历教育,毕业后再回到当地的广东农垦企业就业,形成了一个国内、国外"一带一路"高素质热带农业技术人才培养的闭环链条,强化了东南亚地区政府、企业和民众对中国农垦品牌、产品品牌、高

等职业教育品牌和院校品牌的接受度和认可度。

2.1.3 国家项目,风险可控

中赞职院采用了"董事会制"的管理模式,中国有色矿业集团作为牵头单位任董事长单位,13所试点院校任董事单位。在这样的管理体制下,工贸职院投入的资金由中国有色矿业集团海外账户持有并在严格监管下使用,投入的教育教学设备产权归中赞职院所有,从形式上看,中方投入的资金和设备只是管理地点发生了变化,没有脱离国有资产监管的范围,所以就不涉及"境外办学"中普遍担心的国有资产流失、国有资产保值和增值等关键性风险问题。另外,赞比亚虽然经济落后,但政局较为稳定,国家政策法律设置相对健全,人文环境友好,当地政府和企业渴求职业技术人员的培养,对中国和中资企业及院校非常信任,提供了中国高职院校在赞比亚可持续发展的良好生存空间。

农工商职院认为"输血式"的高等职业教育对外援助方式不可持续,当前中国高职院校既无力全面支撑这种援助方式,又从调动受援地区自主意识、合理配置援助资源等方面来讲,亦无此必要。为降低援助风险,该校采取"轻资产"办学模式,即受援国合作方提供场地、教学设施等硬条件,该校提供教师和课程等软条件。该校的对外援助项目主要由政府专项资金支持的援外培训项目构成,学校资金设备投入少,办学成本补偿有长期性保证。此外,该校承接的政府援外培训项目,主要面向社会秩序稳定的东南亚及太平洋岛国举办,培训对象主要为政府农业官员、农业类职业院校管理及教学人员和中资企业本土员工,这些国家和地区的华裔族群在政治、经济等方面有着较强的影响力,能为学校顺利开展教育教学活动提供有力保障和支持。

2.1.4 关注利益相关方的获得感

根据当地劳动法规,中方只选派管理人员负责学校的日常运行,不占用当地就业岗位,中赞职院校长及专业课程教师聘用当地人士担任,其中专任教师经中方院校培训合格后上岗执教。因此,中赞职院作为目前赞比亚最大的职业院校,既为当地创造了大量的高端就业机会,又促进了两国教育教学人员在工作、生活、情感等方面的交融,各利益相关方的获得感都得到了充分的尊重和实现。

高职院校拥有行业背景虽然是其"走出去"的天然优势,但是行业背景优势未必都能因势利导地形成高职学校高质量"走出去"的最终结果,任何合作只有充分关注到合作利益相关方的获得感,实现双赢或多赢才能持久开展下去。农工商职院与广东农垦系统的合作就是典型案例:为解决广东农垦橡胶集团在东南亚招聘和培训当地技术工人的难题,农工商职院在该集团泰国和柬埔寨的分公司成立了"学习中心",开发的培训课程标准被该集团在东南亚的20多家子公司认定和使用。"垦区产业发展到哪里,学校专业服务到哪里"的服务理念不是一句口号,是实实在在的承诺和行动。

2.2 宁波职业技术学院的典型经验与实践模式

2.2.1 立足本地,服务浙商

教育对外援助事业是国家工程,政府的政策支持是高职学校投身教育对外援助事业的基本前提条件。在浙江省设立宁波"一带一路"建设综合试验区的重大机遇下,宁波职业技术学院（以下简称宁职院）作为服务宁波区域经济建设重要教育力量的价值得到凸显，成为宁波建设"一带一路"综合试验区的重要成员单位。

与工贸职院和农工商职院相比，虽然宁职院没有强大的行业背景作为依靠，但其探索服务"一带一路"高等职业教育对外援助的实践模式具有另外一类典型性。该校瞄准宁波地区近年来在"一带一路"共建国家投资的企业数量多、额度高、产业领域广、所需人力资源体量大的特点，积极帮助浙商企业群体解决自身培训能力弱、实施成本高、效果差的用工难题，极大降低了"走出去"浙商企业的海外员工培训成本，既为企业用工成本控制（派驻国内员工用工成本是聘用当地员工用工成本的约 5 倍）和经营效益增长发挥了关键性作用，又扩大了企业在当地招收合格技术工人的数量，凸显了宁职院在高等职业技术人才培养方面的优势和价值。

2.2.2 用共识推动共建

共建"一带一路"的发展中国家在见证了中国作为世界最大发展中国家在人力资源开发进程中高等职业教育所贡献的重要力量后，已经普遍认识到高等职业教育是提振经济、改善民生的"催化剂"。在此共识下，宁职院从构建援外培训机制入手，自 2007 年开始承办政府人力资源援外培训项目，商务部等政府部门提供项目设置、经费支持与宏观指导，宁波-舟山港集团、吉利汽车等大型企业全程参与项目建设，形成了政校企协同援外培训的良性发展机制，累计对 113 个发展中国家近 2000 名产业界官员、职业教育官员和教师进行了培训。

2.2.3 以研究为基，产教为台

为加强对受援国高等职业教育及人力资源的研究，提高教育援外项目方案设计的科学性与合理性，宁职院与教育部中心职教所共建了发展中国家职业教育研究院，实施了发展中国家职业教育理论和实践研究，参与完成了也中友谊科技学院、中非（贝宁）职业教育学院的建设方案设计和筹建等工作，积累了丰富的教育援外项目设计经验和风险抵御经验。宁职院通过牵头成立全国首个"一带一路"产教协同联盟，解决了原来单打独斗"走出去"的困境，充分利用了联盟成员单位在非洲国家的在建项目，深度参与、有序推进教育援外工作，较好地解决了高职学校教育援助工作中"去哪里，干什么"的典型问题。在产教协同合作中，宁职院的合作伙伴多为已经"走出去"的民营企业，这也是宁职院不同于其他高职学校选择合作伙伴以国有企业为主的特色所在，这与宁波地区民营企业聚集程度高、发展速度快、综合实力强的区域特点有关。

2.2.4 以援助促文化交流互鉴

援助培训是国家人力资源领域对外援助的重要组成部分，是开展中外人文交流的重要方式。宁职院在承接国家、地方及行业企业对外援助培训的过程中，始终将价值理解和文化交流互鉴作为重要内容渗透在课程设计和实践体验中，专门开设了"中国国情""中国人与哲学"等独具特色的中国元素实践体验课程，促进了外籍学员对中国文化的理解和认识，同时与国外政府官员、企业人士、培训学员和当地民众的长期交往，也有效增进了中方院校与发展中国家和地区的文化交流互鉴，为援外培训长期落地构建了良好的人文生态环境。

3 新时代高等职业教育对外援助实践的策略与建议

从理论演进过程上看，国际教育援助理论在经历了不同主题的转型和调整后，开始转变为以人力资源开发为主导的发展局面，推动着国际教育援助实践不断朝向规范化、精细化、专业化和多元化的方向发展。我国在新时代开展高等职业教育对外援助实践过程中，应当注重打造"援助国特色"，在对受援国职业教育发展需求进行深入研究和调查的基础上，应在制订精准援助计划、实行多主体参与的高等职业教育援助模式、注重质量保障的援助管理及实施策略等方面多下功夫。

3.1 依托国家综合性和专业性教育援外项目，做大做强中国高等职业教育对外援助项目品牌

尽管相较于发展中国家和地区的职业教育发展水平，中国高等职业教育具有比较明显的规模和质量优势，但是与世界高等职业教育发达国家相比，其现代化、系统化的建设水平还有待进一步提高，如国家职业资格框架的建设还未完成、高等职业教育品牌的国际影响力和话语权还未彰显等，这些都是在当前发展阶段必须正视的关键性问题。因此，大部分高职学校在不具备能力独立开发建设教育对外援助项目之前，参加国家综合性、专业性教育对外援助项目，在中国国家综合实力的背书下，快速完成院校实力的积累和提升，最大限度地规避境外教育市场潜在风险，获得持续稳定的建设资金和建设项目，就成为最佳的策略选择。

中国高等职业教育对外援助项目的成功实践证明，以天津高职学校群为代表的"鲁班工坊"模式、宁波职业技术学院为代表的"校企协同模式"、广东工贸职业技术学院与广东农工商职业技术学院为代表的"行业带动"模式，符合当前中国高等职业教育对外援助事业的发展阶段特点，与境外职业教育市场需求匹配度高，具有很高的研究、推广和借鉴价值。

3.2 秉持平等、互鉴的原则开展人文交流

"以人为本"是国际教育援助的发展导向，"民心相通"是"一带一路"建设的根基。中国高等职业院校应秉持平等、互鉴的原则开展各类人文交流活动，必须坚决摒弃"大国沙文主义"思想，必须尊重发展中国家和地区合作伙伴的独立平等地位，必须认识、理解和尊重受援国及地区独特的社会人文环境和发展阶段，让中国高等职业教育对外援助项目成为推动中外互融互通、切实提升受援国人民福祉的民心项目。以"中文＋职业技能"教材建设为例，中方院校要把受援国和地区的民族、宗族、风俗人情、饮食习惯、文化禁忌等特点以及教材涉及的人物设定充分考虑进去，实现教材内容情境设置的本土化，根据当地实际需求进行技术技能训练项目的设计与匹配，避免因简单移植或生搬硬套而产生的文化冲突和适配困境。

3.3 建设优质化数字教育资源

发展数字教育，是国际共识。虽然受援国的高等职业教育发展水平较低，但这些国家和

地区具有后发优势，吸收世界先进教育资源的主动性和紧迫性较强，这使得中国高等职业院校在课程、教材、场地等数字教育资源建设上必须实行高起点，以质量建设为主线，通过实施中国特色数字教育资源的建设，不仅要有效提高受援国高等职业技术人才培养水平，还应在结构布局统筹协调中有效解决受援国各区域教育发展不平衡、不充分的问题，营造共享式优质教育生态环境。

3.4　人才培养是援助项目建设的核心

党的二十大后，中国将持续打开大门，进一步深化与东盟、非洲、中亚等国家和地区在人才培养领域的合作。当前，随着中资企业在东盟国家投资建厂的规模迅速扩大，当地企业管理人员与技术工人培养已经成为教育援助项目人才培养的核心对象，中国高等职业院校带来的先进管理技能和工业工程技术不仅能有效缓解当地"管理与技术人才荒"的困境，更能为东盟国家服务业、制造业的现代化转型升级做出重要贡献。习近平总书记在2022年举行的G20峰会上，提出中国与东盟国家教育合作的重中之重是人才培养。中国高职学校积极实施以人才培养为核心的教育援助项目，必将在高质量促进跨国人才流动、创新国际化人才培养等重大工作中发挥重要作用。

3.5　东南亚、非洲和中亚是重点援助区域

东南亚地区是中华文明辐射能力最强的地区，截至2022年11月，已有8个国家将中文纳入国民教育体系。该区域拥有规模庞大、经济实力雄厚的华人群体，华人社团社会影响力大，华裔子女、华资企业员工对中文教育需求最旺盛，更为重要的是，东南亚国家中发展中国家居多，与中国开展多边、双边经贸人文交流的主动性高、互补性强，为中国高等职业院校开展教育对外援助提供了良好的社会生态环境。

新中国在广大非洲国家中一直拥有较高的信任度和支持度。历史上，非洲曾长期是多个欧洲、北美洲国家的殖民地，虽然目前不少非洲国家在政治、经济、文化等多方面仍然受到昔日宗主国的持续性影响，但是中国在与非洲国家和人民交往中始终坚守的"四项坚持"和"五不"基本原则，使得中非友谊历久弥坚，也成为中国高职学校在非洲国家和地区开展教育对外援助最可依靠的政策基础。"一带一路"建设已经成为中亚地区国家与中国加强经贸合作和人文交流的重要纽带，其中农产品贸易、农业区域合作、能源合作、交通运输合作等领域的合作需求最强、进展最快，可以成为中国高等职业教育对外援助特色项目的重点开发和实践领域。

3.6　摸清援助效果底数，通过效果评价为可持续发展提供指引

对援助效果的监测与评价既有助于中国高职院校及时调整援助策略，又有助于未来援助实践工作的结构布局和统筹协调。援助效果评价是一项复杂的科学任务，应当在教育经济学等相关理论的指导下，使用客观、科学、全面、公正的评价工具，引入第三方评价机制，从逻辑框架、评价指标、社会分析、成本收益分析等方面进行综合性检测与评价，其核心应当

评价是否有利于以汉语推广为核心载体的中华文化的传播与互鉴，是否有利于提升中国国际形象，是否已经形成稳定高效的交流合作共建机制，是否有助于提升中国高职院校教育国际交流与合作的软实力，是否切实提升了受援国人才培养规模与质量，是否高质量服务"走出去"中国企业等业绩目标的实现。

3.7 高等职业教育对外援助"三步走"的设想

第一步，走向中华文明辐射能力强的地方，对华友好关系最密切的地方，如选择南亚的尼泊尔（与中国已达成面向发展与繁荣的世代友好的战略合作伙伴关系）、东南亚的柬埔寨（与中国已达成中柬命运共同体关系）作为重点合作国家，通过交流与互鉴提升中国高等职业教育对外援助的服务能力。第二步，走向对外合作开放水平高且华人聚集的国家，实施融入文化、长入经济、汇入生活、渗入人心的"四入"工作模式，通过人文交流和产教融合，利用教育培训、科研合作、国际贸易产品联合开发等举措，进一步扩大中国高等职业教育的国际影响力。第三步，借助第一、二步积累的经验和基础，逐步向发达国家和地区迈进，开展境外办学、科研创新及成果转化等高水平交流与合作活动，让中国高等职业教育品牌在世界范围真正成为"民心相通"的可靠载体，高质量落实"人类命运共同体"建设。

4 结语

教育是国之大计、党之大计。高职教育要深刻领会以习近平同志为核心的党中央做出这一战略部署的深义和赋予教育的新使命、新任务，通过加强教育国际交流与合作，加快推进教育高质量发展，加快建设教育强国，办好人民满意的教育，有力强化现代化建设人才支撑，为全面推进中华民族伟大复兴贡献强大教育力量。在高等职业教育对外援助的实践中，中国高职学校应当补足理论研究不足的短板，在国家政策与项目的支持下，大胆创新实践，积极参与全球教育援助治理，努力培养一批能够胜任全球教育援助治理的国际化专门人才，重视"一带一路"共建国家和地区华人社团作用和国际性媒体宣传作用，高效助力"走出去"中资企业"软实力"的提升与企业品牌效应的形成，为中国高等职业教育对外援助事业行稳致远的发展贡献力量。

第8章　人才培养模式的创新与实践

高职专业学院中药学专业人才培养模式的研究与实践

赵珍东　汪小根　张雷红　李绍林　丁冬梅　梁锦杰　刘相国　蔡晓丹　彭　刚

　　2019年李克强总理在《政府工作报告》中提出，高职院校扩招100万人旨在鼓励更多应届高中毕业生和退役军人、下岗职工、农民工等报考高职院校学习技能。由于高职院校生源结构发生了重大变化，学生的既往基础、学习态度、接受能力等方面参差不齐，学生生源变化对专业人才培养构成了挑战。我校高职中药学专业以教育部中国特色高水平专业群建设计划为依托，抓住扩招的契机，探索适合百万扩招生源的本专业人才培养模式，为社会培养中药学专业技术技能人才。高职专业学院试点是广东省创新提出的一项自主招生试点项目，为了进一步增加高等教育的在校生数量，2019将省内部分公办高职院校，联合具有一定影响力的国家级、省级示范性或者重点中等职业学校，共同设立"高职专业学院试点班"。我校与对口中职学校积极响应，开展中药学专业高职专业学院试点，作为高职扩招的新鲜产物，值得深入研究。为此，我们在4所中职学校开设中药学专业试点班，并向164名高职中药学专业学生发送了调查问卷，收到问卷份数164份，回收率为100%。

1　高职专业学院中药学专业学生学情分析

1.1　扩招下中药学专业生源状况分析

　　本次调查的4所开展高职专业学院中药学专业学生中，男生44人，占比26.83%，女生120人，占比73.17%。通过扩招到高职专业学院学习的应、往届中职毕业生分别占比为76.83%、23.17%。无退役军人、新型职业农民、高中毕业生报考。来自农村家庭占比为76.21%，城市家庭占23.79%。

1.2 愿景分析

1.2.1 专业意愿

分析报考中药学专业的原因,中职本身为中药专业的占比为 73.78%,父母决定报考的占比为 9.15%,老师或亲属推荐的占比为 7.32%,中职为其他药类专业的占比为 6.71%。

1.2.2 学习目的

为了就业或职位晋升需要占比 32.32%,获得学历,继续深造为 42.07%。自我认为热爱学习,实现以前未能上的大学梦占比为 18.29%,继续学习的主要原因是将来有一个理想的工作(51.22%)和获得学历(36.59%)。可见大部分学生为了个人发展选择高职专业学院,也意识到中职毕业个人发展不足,在解决个人学历、技能水平等方面,学员迫切希望自己能上大学,拿到大专甚至是本科文凭,为个人事业发展打下基础。

1.2.3 学习方式

大部分学生希望采取面授(31.10%)或者线上、线下混合式学习(58.54%),并希望通过创业或就业(70.12%)、参加专业技能大赛或创新创业大赛(60.98%)、考取各种资格证书(68.29%)或参加社会扶贫或其他公益活动(63.41%)等认定折算学分并免修相应课程。多数学生认同通过专业技能竞赛、创新创业、考取证书和参加社会实践等替换相应课程学分。

1.2.4 职业资格证书的获得

学生希望考取中药类相关职业资格(技能)证书,如高级中药调剂员、中药购销员、中药炮制工等。大部分学生希望得到学校或行业企业的支持,提供平台,并参加培训,取得社会认可度比较高、助力岗位技能提升的资格证书,为获得更高一级工作岗位不断努力。

1.2.5 提升综合素养

大部分学生希望沟通与表达能力、团队协作能力、创新创业能力、计算机与信息处理能力得到提升,同时对专业理论知识、专业实操技能、专业资格证书的获得提出了更高的要求。学生希望获得毕业证后,能使自己的工作有一个更高的起点,期待知识改变命运,技能成就未来。

1.2.6 需求分析

① 理论知识。学员希望提升专业理论知识,开设课程不少于 60 学时,包括中医药基础、实用方剂与中成药、中药炮制技术、中药鉴定技术、中药制剂技术、实用药理基础等,弥补中职中药专业的理论不足。

② 综合素质的提升。学员认为交流沟通能力和组织能力、自学能力与创新能力、团队意识和团结协作精神、社会适应能力与环境适应能力、自我挑战意识和竞争意识是中药学专业毕业生应具备的素质,同时具有良好的政治素质和身心健康素质,如坚持党的基本路线,树立科学的世界观、人生观、价值观,遵纪守法,爱岗敬业,责任感强,关心集体,和睦相处,心理健康和良好的意志品质,有一定的自我心理调整能力和健康体魄。因此在人才培养

目标制订时，我们要着重考虑这些能力素质的培养和提升。

③ 专业技能的精益求精。学生认为中药学专业毕业生应具备熟练操作能力，能进行技术改良、一专多能、开发创新的能力，并具有一定的发展潜力。这要求制订人才培养方案时，融入这些能力的培养。教师在授课过程中，主动培养上述能力，适应高素质技术技能人才培养的需要。

2 高职专业学院中药学专业人才培养模式存在的问题

2.1 高职专业学院中药学专业人才培养目标存在的问题

高职中药学专业的人才培养目标，并未分生源，坚持"以就业为导向，以能力为本位"，旨在为社会培养具备中药学专业知识和技术技能，能从事中药鉴别、中药调剂、中药饮片、制剂生产及中药商品经营等工作的高素质技术技能人才。对于高职专业学院的中药学专业学生，生源结构发生改变，这部分学生在中职阶段已经有了较好的专业基础，并经过一段时间实习已熟悉医药行业行情，传统的中药学专业人才培养目标对于扩招的生源已不合适，生源的不同要求专业培养目标结合社会需求进行优化。

2.2 高职专业学院专业课程设置和教学内容存在的问题

高职专业学院中药学专业的课程设置，与中职阶段课程如何有机衔接是值得探索的课题。简单的课程重复已经无法满足高职中药学专业人才培养的需要，针对中高衔接，课程设置需要摸索。传统生源的教学，以培养中药鉴别、中药调剂、中药饮片生产及中药商品经营等技能为主，扩招生源学生已经具备一定的中医药理论、专业实践技能，迫切希望弥补理论知识储备的不足，使技能再拔高。因此，教学内容的选择需要优化，按照传统的学习内容已不能满足学生对知识的渴求。

2.3 高职专业学院教学形式存在的问题

传统的高职中药学专业的教学形式主要是以线下课堂教学为主，线上教学为辅的教学形式，对于具有一定基础的学生来说不再是新鲜事，学生不但想提高理论水平，也看中中药技能水平的提升，找到适合生源的教学形式值得深入思考。因此，高职专业学院中药学专业的教学形式需要丰富和多样化。

2.4 高职专业学院教学方法存在的问题

目前高职中药学专业的课堂教学，大多采用的是教学方法理论讲授和融入一些案例教学，以教师为主导，学生被动听课，学习兴趣不高。只有教学方法的改变，才能调动学生学习的积极性。

2.5 高职专业学院实训教学存在的问题

高职专业学院的班级开设在原中职学校，通过问询和调研，目前扩招的中药学专业的实训情况是：①实训条件不足，尤其是培养学生实操技能的车间、场地跟不上，学生再次技能提升达不到要求；②实训内容单一，比如中药调剂技能，还未形成中药饮片调剂和中成药调剂系统训练，对于学生技能的渴求还有较大差距；③实训师资方面，校内实训基本是校内教师承担实训指导，而校外实训基地是企业负责提供基本的岗位培训，校内师资岗位技能还需要提升；④校外实训基地方面，行业和岗位较为单一，大部分是在药店、医院、诊所，虽然对实习就业人员需求较大，但人员稳定性不佳，学生再次实习到这些企业的意愿不佳。

2.6 高职专业学院中药学专业师资问题

高职专业学院学生从中职进入到名义上的高职，但由于上课地点未变，学生遇到的教师及教辅人员依旧是中职学校的教师，在教研教改、课程设计、教学理念、教学方式和教学管理等方面没有太大差别。同时，中职学校教师在项目申报、教学能力提升、参加培训等机会不多。部分老师在中职阶段有上课，在高职阶段学生还有可能遇到，所授课程内容部分重复，如何深化教学内容，促进差异化，契合学生的职业岗位技能，需要授课教师深度考量。

2.7 高职专业学院人才培养管理过程存在的问题

高职专业学院中药学专业学生在对口中职校上课，学生完成培养计划，各科考核合格后，由对口高职校颁发学历证书。人才培养的教学和管理要求高职院校和中职校共同负责，但高职本身任务繁重，也无暇顾及高职专业学院学生的教学与管理，主要在人才培养方案共同制订、实施巡查、证书发放做了具体工作，主要的教学管理工作由中职学校承担，形成了在中职学校上大学，中职学校管理大学生的现实。

3 高职专业学院中药学专业人才培养模式优化策略

在对高职专业学院中药学专业的人才培养模式问题分析的基础上，下面有针对性地提出优化策略。

3.1 差异化定位人才培养目标

结合区域经济、产业结构和行业、企业的现实需求，制订高职专业学院中药学专业人才培养方案，重新定位百万扩招生源的人才培养目标。其次，对口高职学校要联合对口学校，制订适合高职专业学院中药学专业人才培养方案，针对学生的愿景和期许，深化人才培养方案中理论知识、技能水平的要求，提升岗位技能，同时也要打通学生进一步发展的渠道。

3.2 优化高职专业学院专业课程设置和教学内容

高职专业学院中药学专业由对口高职院校和中职学校共同制订人才培养方案，课程设置与中职课程衔接，既要保持衔接，又要有一定的广度和深度。根据学情调研，学生对高职阶段的理论、实践技能的提升均有较高的期许。学生要求加大专业课程学时，尤其是实用性较强的课程如中医药基础、实用方剂与中成药、中药炮制技术、中药鉴定技术、中药制剂技术、实用药理基础等，综合实训课程如中药前处理综合实训、中药调剂综合实训、中药制剂生产综合实训、药用植物识别技术技能训练的学时也要加大，这些课程对学生的理论深化、技能均有显著提升作用。同时高职院校提供相关课程标准、教案、PPT 等全套资料，共享课程网站资源，有条件的开放校内实训基地共用，校外实习基地共享。

教学内容的选择按照高职专业学院的学习，让学生的理论、实践技能进一步地深化。如课程"实用方剂与中成药"，由于高职专业学院中药学专业学生来源不同，中药专业学习过"中成药商品学"，中药制药专业没有学过该门课。如何选取本课程的教学内容？我们在设计课程内容时，将该门课程的理论实践深化，要求学生除掌握常用内科、妇科、儿科、五官科、外科、皮肤科、骨伤科等中成药外，重点训练学生问病荐药技能，同时将中药调剂内容整合到本门课程，要求学生按照中药技能竞赛的顶级要求强化中药调配技能训练，重点学会审方。同时补充中医诊断知识，衔接四诊、八纲、脏腑辨证技能，学会经典方的分析，并能熟练分析组方原理。结合常用中成药，辅以 12 个病种的综合问病荐药技能训练，将辨证论治的精髓不断强化，经过一学期的学习，学生成药合理应用技能得到进一步巩固，相比中职阶段的学习，提高了学习兴趣，专业技能也显著提升。"实用方剂与中成药"的教学既深化了中医药基本理论，衔接了中职知识，又大大提升了中药调配、问病荐药技能，高职专业学院学生普遍反映良好，并要求增加学时。最近一年来，本门课程又开发"实用方剂与中成药"实训系统，将应用到课堂教学中，为学生的理论、技能的强化训练提供保障。

3.3 教学形式和教学方法灵活多样，重点是入脑，提升学习兴趣

基于扩招生源的特殊性，高职专业学院中药学专业教学形式可以采用线上教学和线下教学相结合，充分利用信息化教学，利用学习通或者慧职教等平台，进行线上教学和线上答疑解惑，部分课程甚至可以直接到对口学校授课，提倡优质资源共享，送课上门等教学形式。同时，结合授课学生特点，采用灵活多变的教学方法，如项目教学法。项目教学法是一种与真实工作环境十分契合的教学模式，使学生能够将自身的理论知识与职业规划对接，并且在此过程中能够发现现存的问题，加强对课堂所学习到的理论知识的应用能力。案例教学、课堂讨论、任务驱动等教学方法，均可按照课程内容不同，灵活选择应用。随着信息技术的发展，利用一些自媒体如微信公众号、微博、头条号等网络平台授课，拓展教学手段，开展专业理论实践技能的再提升。

3.4 优化实训教学，建立校校联动机制

和中职相比，高职专业学院中药学专业上课地点并没有改变，在短时间内难以完成实训

场地建设，增容教学场地不现实。为了更进一步优化实训教学，对口中职学校做到：①按照高职学生培养的实训基地分阶段进行扩容建设，购置部分虚拟实训软件，有条件的直接让学生到高职学校上实训课；②共享校企合作平台，增加合作的行业、企业，在课程设置、教学内容、教材编撰、学生实习就业管理等方面深化校企合作；③校内实训教学，聘请企业、行业高层次兼职教师，校内教师共同承担实训课程，建设校企"双导师制"。

3.5 高职专业学院中药学专业师资队伍的优化

师资是制约高职专业学院中药学专业完成人才培养的重要瓶颈。解决师资队伍的问题，一是加大人才引进力度，在公开招聘、临聘、返聘吸纳高层次人才，柔性引进企业一线员工，从企（事）业单位返聘业务精湛、实践经验丰富的退休人员。二是加快教师专业化成长培育进程，按照课程与高职院校教师精准对接，上示范课、听课、说课，共同编写课程标准、教案、教材，参加教学能力大赛，亦可让高职教师担任部分课程，通过省培、国培等项目提升中职教师素质。通过"送出去、请进来""线上线下"加强师资培训，以老带新、下企业挂职锻炼等快速促进年轻教师成长。三是积极支持中职教师申报教研科研项目，高职院校教师与中职学校教师组成申报团队，共同申报课题，共同开展挑战杯、"互联网+"、创新创业能力等项目，让中职学校教师快速提升教研科研能力。

3.6 改善人才培养过程的管理

高职专业学院中药学专业人才培养的管理，不能只靠对口学校，高职学校分管教学的校长，联合教务处、招生就业处、二级学院等部门常开展联合巡查，通过上示范课，共享资源、信息等方式，确保人才培养过程管理到位。同时对口中职学校利用 QQ、微信等方式，加强人文关怀，完善对学生全方位的动态追踪与管理，让学生充分感受到学校对高职专业学院的高度重视。

4 高职专业学院中药学专业人才培养的实践思考

百万扩招推进全民终身学习，对全面提升国民素质是一项重大利好，对于扩招后面临的问题也给高职专业学院中药学专业人才培养带来了挑战。

① 扩招的学员来自不同背景，在社会经历、学历水平、求学目的等方面不同，高职专业学院中药学专业的人才培养方案中，目标定位、课程设置、师资队伍、实训条件、教学组织和管理，均要有一定的深度和广度，便于拓展理论知识和提升专业技能，适应更高工作岗位的需要。

② 教学实训资源配置带来的挑战，目前学校的实训资源，大多数是建立仿真模拟实训室、购置少数虚拟仿真实训软件等。对于没有实际工作经验的学生有较高的吸引力，但对具有工作经历的学生，这些教学资源配备已不能满足实际工作的切实需要，扩招后对实训资源的要求更高。

③ 根据高职专业学院中药学专业学生反馈，认为课程如法律法规、中药化学实用技术，

尤其是创新创业课程等学时较多，一方面反映出授课的广度、深度和效果不佳，另一方面也说明创新创业在本类学生中学习意愿不强，创新创业能力有待提升，创新课程内容还需要进一步优化。创新创业课程得不到学生的认同，也与上课教师大部分没有创新创业工作经验、学校没有创新创业的氛围有关。同时，学生特别对课堂吸引力、大学校园氛围、人文关怀、所学知识的有用度提出了意见和建议，这些都是高职专业学院中药学专业在建设中需要完善的方向。

④ 高职专业学院的开设，大大缓解了高职院校高职扩招与教学资源之间的矛盾，为希望提升学历的中职生提供了可能，为中职学校提供新的生源。但高职专业学院开设时间不长，机制体制尚未建立健全，高职专业学院人才培养方案、教学标准、质量评价等还处于摸索阶段，高职院校与对口中职学校协同育人还需要进一步研究与实践，才能保证人才培养质量。

5 结语

百万扩招是国家政策的一大利好，高职专业学院作为高职扩招的重要抓手，承担着对技术技能人才的培养，同时也给中等职业技术学校的学生提供了一种新的升学途径，确保为有需要人员的学历提升、个人发展提供了上升渠道。自 2021 年开始，医药类学子中职文凭已不能报考执业药师考试，中职毕业生的进一步发展空间受限。高职专业学院的设立，一方面改善中职学生因训练周期短导致技能水平不高的困境，学生经过在高职专业学院的学习，心理、生理更加成熟，能更好地接受企业工作强度。另一方面，针对中等职业学校学生岗位机会偏少，大多在基层和底层，社会地位不高，待遇不理想，心智尚未成熟，职业发展受到限制，后续发展动力严重不足，职业工作的幸福感不强等问题，高职专业学院优化了技能人才的学历结构，为技能人才的不断成长提供了平台。

高职专业学院为中等职业学校学生的发展提供了可能，受到普遍欢迎，大部分学生认为应提供更多的学位。近年来，我校高职专业学院中药学专业积极响应号召，打通了中职高职衔接的通道。同时联合省内知名院校如广东医科大学，开展专插本招生，部分高职专业学院中药学毕业生也顺利考上本科，中药学专业事业发展良好，为国家、社会作出了自己的贡献，体现了自我担当。因此，探究高职专业学院中药学专业人才培养模式存在的问题，进而有针对性地提出扩招背景下本专业人才培养模式优化策略，意义重大。本文的研究将在今后的实践中不断优化整合，不断完善。

新一代信息技术融入传统药科专业人才培养现状调查分析

戴春平　钟优军

党的十九大报告中提出健康中国战略，以及推动"互联网＋"与医药卫生领域的深度融合，智慧医疗和智慧养老的发展势头强劲。《广东省卫生与健康"十三五"规划》进一步强调了推进"互联网＋健康医疗"的重要性，并提出了利用新一代信息技术为高职专业人才培养赋能的实施路径。李桂茹在大连医科大学附属第二医院提出，药学服务需要结合信息化，探索新的服务模式，这对药师的综合素质提出了更高的要求。响应这一需求，广东食品药品职业学院自 2020 年起，开始执行一项结合新一代信息技术和传统药科教育的特色课程模块化改革计划。

1 新一代信息技术融入传统药科专业人才培养背景

在当前教育信息化作为社会信息化重要基石的背景下，推动新一代信息技术与传统专业教育的深度融合显得尤为迫切。通过更新观念、创新体制机制、拓展国际合作以及建立协同创新中心等措施，加速我国教育现代化的步伐。

1.1 新一代信息技术的集成与运用是高等教育和职业教育培养人才的首要挑战

随着《"十三五"国家战略性新兴产业发展规划》的颁布，新一代信息技术产业被确立为七大战略性新兴产业之一。该技术与医疗行业的紧密结合预示着智慧医疗和智慧养老产业的发展，这些新兴产业的发展依赖于专业人才的支持。因此，高等职业教育机构亟须解决如何培养符合新一代信息技术发展需求的人才这一关键问题。

1.2 传统药科人才已无法满足现代医药行业的发展需求

由于现代信息技术的快速发展，传统的教育技术、教学内容、方法和理念都发生了根本变化。面对医药学生在现代信息技术知识方面的不足，以及缺乏使用这些技术解决药科问题的能力，必须基于建构主义理论，积极探索结合新一代信息技术和传统药科教育的新型人才培养模式，以培养既懂医药专业知识又熟悉新一代信息技术的复合型技术技能人才。

1.3 需要创新人才培养理念，融合"新一代信息技术+ 健康医药专业"

智慧医疗代表了健康医药卫生产业与新一代信息技术的交叉融合，面对药科教育供给与健康医药产业需求之间的不匹配，必须创新人才培养理念，将"新一代信息技术＋健康医药卫生专业"结合起来，以此解决医药人才短缺的问题，并丰富高职教育的人才培养模式理论。

2 新一代信息技术融入传统药科专业人才培养影响因素

在新一代信息技术整合进传统药科教育的过程中，影响因素众多，包括内在和外在因素，这些因素共同作用于这一进程。

2.1 医药行业的影响

该行业的发展趋势是高等职业教育改革的指导力量，它直接关系到新一代信息技术与药科教育融合的成败。例如，扬子江药业集团在2018年启动了"中药流程智能制造国家高新技术产业标准化试点"，而广药集团在2022年成立了"广药数字经济研究院"和"广药数字化转型俱乐部"，这些都预示着药科产业数字化转型的推进。因此，从业人员需要具备现代信息技术的基本能力，以适应药科产业的快速成长。

2.2 学校的角色

教育机构需密切关注医药卫生产业的发展需求，并指导下属学院制订符合新时代要求的药科人才培养计划。这些计划应与医药卫生产业的信息化发展密切对接，并实施新一代信息技术和传统药科相结合的特色课程改革。

2.3 专业层面的重要性

在具体专业层面，带头人的作用至关重要。他们需要及时掌握行业信息化建设的需求，创新性地执行学校的改革方案，确保课程改革能够取得预期成效。

2.4 教师的核心作用

专业课教师对新一代信息技术的理解和应用能力，以及对医药行业信息化需求的认知，都直接影响到教学改革的效果。

2.5 学生的关键作用

学生不仅是课程改革的直接受益者，也是推动改革的重要力量。他们对于掌握新信息技术和解决专业问题展现出强烈的兴趣和需求，从而促进改革的深入进行。

2.6 社会因素的影响

社会环境为传统药科与新一代信息技术的融合提供了外部动力。在信息技术迅速发展的背景下，社会迫切需要能够运用这些技术解决行业问题的人才，这种需求促进了复合型高技能人才的培养。

3 新一代信息技术融入传统药科专业人才培养现状调查

为了全面评估新一代信息技术在传统药科教育中的融合情况，进行了广泛的调研，包括访问学校和企业，以及对师生和企业管理者的问卷调查。

3.1 政策支持的调研

调查显示，在17所参与调研的高职院校中，8所对融合新一代信息技术与药科专业的政策给予了高度重视，7所中等重视，2所不够重视。在改革的深度上，15％的反馈认为实现了深度融合，42％认为融合程度一般，而43％表示融合不足。

3.2 实际执行情况的调研

实际执行方面，尽管高层决策层意识到新一代信息技术对专业教育的重要性，但仅有16％的受访者认为这种技术被有效地整合进了教学计划，58％的人认为整合不充分，26％的人对此表示无所谓。

3.3 教师认知的调研

在教师群体中，对新一代信息技术在行业中的应用及其教学整合的认知中，21％的教师有清晰的认识，39％基本理解，40％不太了解或认为这不相关。在掌握新技术的能力方面，22％的教师表示掌握良好，49％基本掌握，29％认为自己的掌握程度一般。

3.4 学生看法的调研

学生对学校提供的新一代信息技术课程的意见相对正面，80％的学生认为课程充足，20％认为不足。对于这些课程是否应与专业课程结合的问题，36％的学生认为应该分开授课，39％认为可以适度结合，25％表示没有偏好。

3.5 课程资源的调研

关于新一代信息技术和药科专业结合的课程资源，18％的受访者认为资源充足，47％认为一般，35％认为不足。资源质量方面，12％评价为高质量，48％认为一般，40％认为需要改进。

3.6 课程与职场对接的调研

在课程内容与工作岗位需求的对接方面，20％的受访者认为对接有效，53％认为一般，27％认为无效。同时，64％的受访者觉得两种课程仍然互不相关，只有36％的受访者觉得它们能够有效整合。

3.7 融合方法的调研

虽然普遍认为新一代信息技术已在一定程度上被整合进药科专业教育中，但对于整合的方法，意见不一：15%的受访者认为方法科学全面，39%认为一般，而46%认为方法单一且乏味。

4 新一代信息技术融入药科专业人才培养面临的挑战

在新时代背景下，推动新一代信息技术深度融入传统药科专业人才培养体系，虽具广阔前景，但也面临多重挑战，主要包括以下几方面：

4.1 院校改革意识与力度差异显著

当前，我国高职院校在新一代信息技术与传统药科专业融合的探索上展现出不同的积极性与执行力。部分院校如广东轻工职业技术学院，已全面布局，跨领域整合资源，实施成效显著。而多数院校仍停留在局部尝试阶段，如广东食品药品职业学院，仅通过个别学院推动，整体改革力度与深度有待加强。国家最新职业教育政策强调创新驱动，呼吁各校加快步伐，全面提升信息技术融合教育改革的广度和深度。

4.2 人才培养方案缺乏深度整合

专业人才培养方案的制订受多方面因素制约，特别是专业带头人的观念与视野。部分带头人未能充分认识到新一代信息技术对药科行业变革的深远影响，导致方案设计中信息技术元素融入不足，影响了人才培养的前瞻性和适应性。因此，需加强师资培训，拓宽专业视野，确保人才培养方案能够精准对接行业需求。

4.3 教师信息素养提升迫在眉睫

教师队伍的信息素养直接关系到信息技术与专业教育的融合效果。当前，部分专业课教师在信息技术应用上存在短板，缺乏主动学习意愿，这在一定程度上阻碍了信息技术与传统药科知识的深度融合。国家教育政策倡导教师终身学习，鼓励教师提升信息技术应用能力，以适应教育现代化的要求。

4.4 学生信息技术认知与兴趣培养不足

学生对新一代信息技术的认知偏差和学习动力不足，是影响融合效果的重要因素。尽管学校提供了多样化的信息技术课程，但部分学生因认知局限，未能充分认识到这些技术对未来职业发展的重要性。因此，须加强信息技术教育引导，提升学生兴趣，使其主动融入学习过程。

4.5 课程资源与平台建设有待加强

课程资源与平台是信息技术融入教育的重要保障。当前，相关特色课程、教材及资源库建设尚不完善，难以满足教学需求。国家鼓励职业院校加强校企合作，共同开发符合行业需求的优质课程资源，构建开放共享的教学平台。

4.6 课程与岗位对接机制不健全

课程与岗位的有效对接是提升人才培养质量的关键。部分院校在信息技术特色课程模块设置上，未能充分结合药科岗位实际需求，导致课程与岗位脱节。需进一步完善课程与岗位对接机制，确保教学内容与行业标准高度契合。

4.7 融入方法创新不足

单一的融入方法难以满足多元化教学需求。除开设特色课程外，还需探索更多创新模式，如项目式学习、翻转课堂等，以提升学生运用信息技术解决药科专业问题的能力。国家教育政策鼓励教学方法创新，鼓励教师根据学生特点和行业需求，灵活采用多种教学策略。

5 深化新一代信息技术在传统药科专业人才培养中的融合策略

为积极响应国家关于加强职业教育与信息技术深度融合的号召，有效提升药科专业人才的信息技术应用能力，进而推动医药行业高质量发展，需从多个维度出发，实施一系列创新举措。

5.1 强化顶层设计与领导力

高职院校应将新一代信息技术融入药科专业视为提升教学质量与竞争力的核心战略，成立由校领导挂帅的专项工作组，负责顶层设计与统筹协调，确保改革所需资源得到充分保障。通过制订详细规划，明确目标路径，形成全校上下协同推进的良好局面。

5.2 重塑教师信息技术教育观念

教师是改革的关键力量。通过组织专题培训、行业交流、实践案例分享等多种方式，引导教师转变传统观念，深刻认识到信息技术对药科专业教育的重要性。同时，鼓励教师主动学习新技术，提升自身信息素养，为将信息技术有效融入教学奠定坚实基础。

5.3 激发学生主动学习意愿

通过开展信息技术应用讲座、成功案例展示、实践项目参与等活动，增强学生对信息技术在药科领域应用价值的认识，激发其学习兴趣和动力。引导学生树立终身学习理念，主动适应信息化时代对专业人才的新要求。

5.4 构建完善的融合机制与保障体系

建立健全信息技术与传统药科专业融合发展的体制机制,包括项目管理、资源配置、质量监控、评估反馈等方面。通过设立专项基金、优化资源配置、完善激励机制等措施,为改革提供强有力的支撑和保障。

5.5 紧跟行业信息化步伐

密切关注医药行业信息化发展动态,及时将最新信息技术成果引入教学内容和课程体系中。通过校企合作、产教融合等方式,加强与行业、企业的紧密联系,共同培养适应市场需求的高素质药科人才。

5.6 打造特色课程协同创新平台

依托学校优势资源,成立新一代"信息技术+传统药科专业"特色课程协同创新中心,汇聚多学科力量,共同研发具有行业特色的课程资源和教学方案。通过跨学科交流与合作,推动课程体系的创新与发展。

5.7 组建高水平教学创新团队

优化教学团队结构,引进和培养一批既懂药科专业知识又精通信息技术的复合型教师。通过团队协作、教学研讨等方式,不断提升教学质量和效果。同时,鼓励教师积极参与行业实践和技术创新活动,提升团队整体实力。

5.8 完善特色课程标准与评价体系

紧跟信息技术发展趋势和行业需求变化,不断完善新一代信息技术+传统药科专业特色课程标准。建立科学的评价体系和反馈机制,对教学效果进行全面、客观的评价和分析。通过持续改进和优化,确保教学质量与行业需求保持高度一致。

5.9 构建全方位课程效果评价模式

将"三全育人"理念融入课程效果评价之中,构建全员参与、全过程覆盖、全方位立体化的评价模式。充分利用现代信息技术手段,实现评价数据的实时采集与分析。通过评价结果的及时反馈与运用,促进教学质量和人才培养质量的持续提升。

6 结语

综上所述,在信息技术迅猛发展的时代背景下,利用人工智能、区块链等新一代信息技术推动教育变革已成为全球共识。医药行业的信息化正经历着前所未有的变革，高职药科人才的培养必须与信息技术的发展需求保持同步，培养学生既具备药科专业知识，又能运用现代信息技术手段解决专业问题，为新时代的药科行业培育出大量高素质的复合型技能人才。

中高衔接、高本对接系统化培养健康领域技术技能人才

刘 卷 付晓春 蓝永锋

中职、高职、本科是我国教育发展的重要组成部分，实施中高职有效衔接、高职与本科对接，建立系统化的健康领域技术技能人才培养体系，构建开放立交、内外衔接的人才成长桥梁，顺应了健康产业结构转型升级对技能型、应用型人才的多样性需求，是技能人才类型和层次结构科学化的必然要求，是构建现代职业教育体系的关键和核心内容之一，也是落实终身教育理念的重要途径。

1 实施背景

1.1 政策环境外力——我国大健康、大卫生、大医疗事业发展的迫切需要

《国务院关于促进健康服务业发展的若干意见》《教育部等九部门关于加快推进养老服务业人才培养的意见》《关于加快推进健康与养老服务工程建设的通知》等系列文件，都要求加快促进健康服务、养老服务相关专业教育体系建设，推进相关专业点建设，扩大职业教育人才规模与层次，形成规模适度的养老服务体系和体育健身设施服务体系。十八届五中全会公报提出"健康中国"战略，指出"2020年健康产业市场总额预计达8万亿元"。在这样大健康、大卫生、大医疗事业飞速发展的时代背景下，健康产业随着经济社会的持续发展和公众对健康的理解不断深化，对多层次、多样化健康服务需求的日益增长而发展壮大。产业人才需求进一步扩大，健康教育事业发展前景相当广阔，需要进一步加快培养不同教育层次的护士、养老护理、药剂师、营养师、按摩师、康复治疗师、健康管理师等健康行业从业人员。

据不完全统计，目前，广东省共有各级、各类医学卫生院校60所。其中，卫生类中职学校37所、卫生类高职高专院校8所（其中有4所是二级学院）、医学本科院校15所，中职招生规模占了近70%，中职、高职、本科规模结构严重失衡，层次偏低，严重阻碍着大健康事业发展以及卫生职业教育的发展。

1.2 教育发展内需——构建现代职业教育体系和职业教育人才培养类型的转变

现代职业教育体系是支撑产业转型升级的重要因素，完整的职业教育培养链条应是建立贯通的"中职-高职-职业本科-专业硕士-专业博士"的人才培养体系。现代职教体系以"产教融合""立交桥""终身教育"为关键词，以学习者为中心，以促进人的全面发展、职业发

展和人生幸福为目标,"贯通、衔接、立交、融合"是其主要特征,满足学习者的多样化、多选择成长路径和要求。

高职教育人才培养类型从技能型向技术技能型转变。技能与技术之间是一种随动、伴生甚至互动的关系,技能是可以脱离个体存在的经验、策略,技术则包括"实体性技术——可以脱离个体存在的工具、设备"和"规范性技术——可以脱离个体存在的工艺、规则",对于基本方法、理论、通用知识和素质的要求更高。发达国家、地区的大部分大健康类专业如药学、护理等教育均已实现全面本科化教育,培养社会亟须的高素质创新型和综合型药学专业人才。目前,我国大健康产业面临的挑战之一就是严重缺乏能在医院药房、社区医疗服务机构、药品质量控制机构、药学服务机构和制药企业等工作,具有创新能力的高层次综合型药学、护理、助产、康复治疗、健康管理人才。

职业教育在规模发展的基础上,需要注重建设从初级到高级纵向贯通的完整的应用型技能人才培养链条,形成优势互补、分工协作的专业布局,构建起与现代产业体系相适应的现代职教体系,提供强有力的应用型、技能型人才支撑。

2 系统化培养职业人才历程

我国中等职业教育与高等职业教育衔接的最初尝试始于 19 世纪 80 年代,以五年制技术专科为始点,而广东省则以对口招生考试、独立招生考试、推荐入学、成人高考等形式开展小规模尝试。1994 年开始,广东探索中高职衔接多重轨道并行,考试模式从"3+1""3+2"到"3+证书"演变,迈出高职院校自主招生、单独招生、学历教育和职业培训相衔接、多次考试升学的第一步。2010 年,广东省开始实施对口自主招生"中高职三二分段"衔接政策,探索多种形式、多种渠道和多种模式的职业教育发展途径,推进中高职衔接走向优化。2013 年,全国职业教育改革的主要部署以"高等教育结构调整、应用技术类型"为核心,在要求地方本科院校向应用技术型高校转型试点的同时,要求行业背景突出的本科院校与优质高职院校对接。广东省教育厅牵头组织部分具备条件的高职院校与本科院校协同培养高级技术技能型人才试点,为"横向贯通、纵向衔接"的职业教育体系建设奠定基础。

3 系统化培养的基本内涵与本质要求

中高职衔接,就是中职和高职两种同一类型不同阶段和层次的教育形式有效、高效地连接、融合,主要有"对口招生""五年一贯制""3+2""3+3"等衔接模式。中高职衔接发展绝不仅仅是基于"学历嫁接"的中职和高职两个教育层次的简单衔接,而是两个系统在多种特征上兼容性的繁杂适配,应在培养目标、专业设置、学制年限、课程设置、培养方案等方面进行全面的系统化设计。两种教育层次之间在培养目标和规格、专业设置、课程和教学内容、教育制度以及教学模式等方面相互承接、相对分工,从而实现较高的教学质量和办学效益。职业教育作为教育发展中的一个类型,要求在办好高职层次教育的同时举办本科层次高职教育。专业和课程衔接是高职院校和应用本科院校协同培养中亟须解决的两大基础性问题,应严格遵循职业教育的规律,使高职本科专业人才培养目标准确化,并确定新的课程设置方案和人才培养方案。中高衔接、高本对接改变了职业教育"断头教育""二流教育"的历史，为学习者提供多次选择、多种形式、多条途径成才的可能。其深远意义在于将中职和高职、应用型本科相关专业群人才培养工作进行统筹整合，突出协同培养、系统培养，构建结构合理、内涵衔接的现代职业教育体系，实现职业教育内部各个层次之间的上下沟通衔接以及职教资源的优化配置。

4 系统化培养健康领域技术技能人才的探索与实践

广东食品药品职业学院于2003年由广东省医药学校升格而来，对中等职业教育有着天然的熟悉感和亲切感，2004年起即通过"3+证书"考试模式招收中职学生，有多年中职升高职的教学、管理经验。该校以"适应需求、有机衔接、系统培养、多元立交"为指导思想，在多年的系统化培养人才工作中做出了一些有益的探索和实践。截至目前，该校面向中职学生的招生方式包括"3+证书""三二分段"中高职衔接、自主招生、五年一贯制等多种形式，招生对象、专业、规模不断扩大。2010年，广东省教育厅、广东省招生委员会下发《关于2010年开展职业院校对口自主招生三二分段试点工作的通知》，中职学校和高职院校选取具有承接性专业，统筹安排中职3年、高职2年的人才培养模式，是探索培养应用型人才新路子，构建广东特色现代职业教育体系的重大突破，为增强职业教育吸引力和实现职业教育优秀人才梯队建设创造了良好机遇，对中职教育和高职教育来说都是一次难得的机遇与挑战。广东食品药品职业学院紧紧抓住这次机遇，重新规划人才培养观念和培养模式，推进教育教学改革，确保衔接的可操作性和有效性。目前，覆盖药品、医疗器械、食品、化妆品、经管、医学健康6大类专业的9个核心专业群，与7所中职学校的12个专业协同合作，未来还将进一步加大"三二分段"、五年一贯制等各种中高职衔接系统化培养专业面和培养力度。该校通过宽口径对接，平衡升学与就业；人才需求和岗位分层定位，一体化培养；注重能力本位，课程内容层次化；选拔由点变链，强化过程培养；资源共建共享，高职引领中职；完善沟通机制，畅通交流渠道等策略，与对口中职学校加强沟通和协调，重视过程培养和管理，为广东及泛珠三角地区健康行业培养多层次、可持续发展的职业人才。

自2012年起，该校先后与广东金融学院、广东药学院和广东医学院等本科院校共同探讨协同培养高级技术技能型人才的途径。目前，以药学和中药两个专业对接广东药学院，以食品药品监督管理专业（食品质量与安全监管方向）对接仲恺农业工程学院的食品质量与安全专业，开展高职与本科院校协同育人合作。以康复治疗技术专业对接广州体育学院运动康复专业，开展"三二分段"专升本合作。广东药学院、仲恺农业工程学院、广州体育学院等本科院校具有完善的学科体系，广东食品药品职业学院行业特色鲜明，高职、本科优势互补，具有良好的发展前景。广东食品药品职业学院立足区域健康行业整体蓬勃发展态势和产业职业人才需求，依托广东食品药品职业教育集团平台，不断扩大中高衔接、高本对接合作的院校和专业范围。该校系统化人才培养工作的成功经验通过广东省高职教育食品药品类专业教学指导委员会、教育部专业骨干教师师资培训班、中国职业技术教育网等平台、渠道，在全省乃至全国高职高专院校中实现共享、提供借鉴，并获得教育主管部门的高度认可，"药物制剂技术专业'三二分段'中高职一体化人才培养方案研究与实践"经专业教指委推荐获得2014年广东省高职院校教育教学改革项目立项，教育厅也委托该校进行药物制剂技术专业教学标准和课程标准研制。

经过多年的探索与实践，中高衔接培养人才工作为中职学校更好地开展招生工作创造了条件，为中职学生继续深造提供了有效途径，对口中职学校办学水平得到全面提升；同时学校自身实现了大量优质生源储备，技能培养得到进一步强化，招生考试机制创新变革，充分发挥高职引领作用。高本对接工作则与应用型本科院校形成优势互补，特别是师资、实践教学条件、课程建设等方面双向交流，提升了双方的办学水平，实现互联互通、体制创新、合作共赢。在构建"技能型人才→高端技能型人才→复合型人才""应用型人才→知识型、应用型人才"的职业教育"立交桥"，形成终身职业教育发展规划，对构建完整、科学、有吸引力的职业教育的人才培养体系做出有益尝试。

5 问题与思考

中职高职衔接、高职本科协同，系统化培养技术技能人才的工作在取得一定成效、积累一定经验的同时，还存在着"断裂"与"脱轨"的失调现象，在招生制度、专业建设、教学实施、实习实训和学业评价、入学条件的评估体系等方面还不够完善。系统化培养人才是一项复杂的系统工程，需要顶层设计，更需要整体推进。

5.1 整体规划，统筹设计

系统化培养的政策和行动要重新统筹设计与改革相关的法律法规、政策制度、资源条件，为规范和实现系统化培养提供根本性保障、支撑性保障和基础性保障。教育主管部门要会同有关行业主管部门、行业组织等，结合经济社会发展对人才需求的规模和层次，统一规划中职、高职、应用型本科的专业布局，形成与各行业产业链相对接的专业布局结构。根据行业中各层次人才规格要求，明确中职、高职、本科各自对应的技术等级和标准，界定各层次的培养目标与任务。制定统一的适用于本地区同一专业的专业教学标准、课程标准，筛选和组织教学内容，做到同一（类）专业的各级教育之间教学要求和内容层次分明，互为衔接，但自成体系。

5.2 以协同创新为引领，构建系统化培养模式

中职、高职、本科等具有不同资源优势的主体，通过动力共享、责任分担、互动交流和激励评价，突破体制机制障碍，通过共同探讨、深入合作，对各自的优势资源进行整合共享，优势互补，协调发展，真正形成平台共建、资源共享、利益共赢的协调发展机制，将中高职教育、高职与本科甚至是中高本协同为一个有机整体，不仅关注学制，更注重内涵，在培养目标、招考方式、专业建设、课程体系、课程标准、教学标准、教学实施过程等方面实现深度对接，真正做到协同培养、系统化培养。

5.3 侧重职业教育科学发展的体系性和完整性

系统化培养应包含着与产业、行业人才规格标准的对接以及现代职教体系内的协调对接

等内涵要素。纵向上，通过多种途径，拓宽职业教育学生进入高一级院校继续学习的渠道，搭建终身学习"立交桥"；紧贴产业转型升级，将中职的实用性、操作性、工具性与高职的技术性、创造性、人格化目标优化整合。横向上，围绕区域发展总体规划和主体功能区定位对不同层次、类型人才需求，合理确定中职、高职、本科院校的人才培养规格，注重中、高、本不同层次教育在培养目标、专业内涵、教学条件等方面的延续与衔接。

5.4 以课程为衔接的前提与核心

在师资、学生、校舍、设备设施、课程、管理体系等诸多办学要素中，处于核心的是课程，因此，需要以课程为中高衔接、高本对接的基点与核心，既包括具体合作院校的课程衔接，更应该是整个职业教育课程体系的衔接。以制订人才培养方案为具体载体，探讨和实践中职与高职、高职与应用本科专业课程的有效衔接，推进中等和高等职业教育培养目标、专业设置、教学过程等方面的衔接，促进技术技能型人才协同培养工作的实施。

5.5 既要考虑不同教育层次课程的衔接，更要注意两者的差异

职业教育是培养拥有技术专长的职业技术人才，但不同的教育层次，人才培养的内涵和要求有所差别。中职层次主要注重操作技能、经验层面技能，这是一种在"感知过的事物、思考过的问题、体验过的情感和操作过的动作"基础上决定"怎样做"的技能，通过经验学习积极、主动地获得和可以观察得到的与环境的范例性"互动"，体现为个体在工作过程中与具体实践的"量性"接触。高职更强调技术、心智技能和策略层面技能，即在"目标和条件与行动链接起来"的基础上，知道"怎样做更好"的高技能，通过策略学习获得系列性"互动"，体现为个体在工作过程中与具体经验的"质性"接触。高职本科教育作为我国职业教育的一个层次，具有鲜明的高等职业教育特点，与普通本科相比，突出职业性、技能型，和高职专科相比，则应突出理论性、高端型。

6 结语

中职、高职、本科"横向衔接、纵向贯通"系统化人才培养，需要在培养目标、专业设置、课程体系与教材、教学资源、教学过程、招生制度、评价机制、教师培养、行业指导、集团化办学等方面全面协同，稳步推进各级教育深层次、内涵式衔接，在中高衔接、高本对接的基础上，进一步建立"中职-高职-职业本科—专业硕士—专业博士"相贯通的人才培养体系，完善相关类型教育体系，满足经济社会对高素质劳动者和技能型人才的迫切需要。

高职本科协同育人模式改革的实践探索

张谦明　葛　虹　江永南　郑镇宁　罗晓媚

当前，我国正处在全面建成小康社会决胜阶段、中国特色社会主义进入新时代的关

键时期，亟须大批既懂专业理论知识，又懂岗位实际操作的高素质技术技能人才。但现行的高等职业教育仍然是以专科层次为主体的职业教育，难以满足经济社会发展的现实要求。以高职药学专业人才培养目标和规格为例，其培养的专科层次毕业生大多是从事药学服务、药品调剂、药品生产、药品检验、药品营销等涉药领域工作的高素质技术技能人才，其知识与技能结构还不能完全适应为公众提供高水平、高质量药学服务业务的要求。为破解这一难题，我校药学专业于2014年开始，与区域内某药科大学联合开展了高职本科协同育人模式改革试点，开始了药学专业职业教育本科层次人才培养的尝试，取得了实质性的成果。

1 专业发展思路与目标是试点成功的基础

专业建设是高等学校重要的教学基础建设，是高等教育教学工作的重心，明确专业发展思路和目标是高本协同育人试点成功的基石。只有明确了高职院校和本科高校在各自专业建设发展的基础，深入分析行业趋势和各自专业建设优势，以适应区域高素质技术技能型药学人才市场的需求为指引，厘清两者间的衔接点和融合点，共同开展专业建设规划，精心谋划专业发展，厘清建专业设思路和建设举措，做好人才培养方案联合编制，才能有效地促进高职院校和本科高校相关专业间心往一处想，劲往一处使，做好高本协同育人试点这篇大文章。

在试点之初，学校与区域内某药科大学反复磋商，求同存异，明确试点专业以学生职业发展核心目标是以培养药师为基础，以职业能力和职业素质提升为根本，充分借助国家以及广东省关于构建现代职业教育体系的政策和有利条件，有效整合和发掘高职、本科等各自的优势，在充分分析药师技能和素质要求的基础上形成阶梯式的职业能力标准，协同探讨人才培养的创新模式，打通学生成才之路，实现人才的可持续发展，实现以人为本的教学理念，使不同层面的教学资源随着人才培养的需求而良性互动和交流，实现广东省中职、高职和本科资源的有效互动与交流，实现协同育人的目标。

2 专业发展特色是试点工作的目标

专业办学特色，无论是本科院校还是高职院校都是开展专业建设孜孜以求的目标，是高等学校评判专业建设成功与否的重要指标。在试点实践中，我校和区域内某药科大学从实际出发，从高职本科协同育人的总体要求出发，主动适应区域内医药行业对药学专业人才的需求，不断改革，锐意进取，挖掘两校办学优势，形成药学专业本科层次高素质技术技能人才培养的特色。

试点工作开展以来，两校积极探索，采用协同育人的创新人才培养"2+2"模式，既依托合作本科高校药学专业是国家级特色专业建设点的优势，又结合药学专业是我校校级重点专业、省级品牌专业、广东省一流高职院校重点建设专业等特色，联合构建具有协同培养特色的四年制应用型本科教育体系。试点专业实施分段式培养：前两年，区域内某药科大学借助其药学专业基础扎实的优势，采用以"学生为中心"和"自主学习"为主要内容的教育方式和创新教学方法，夯实学生的药学专业理论基础，引导学生形成良好的治学习惯，提升学习能力；后两年，学生在我校完成相关药学职业技能课程的学习，我院采用医院见习、医药企业见习相结合，校内实训与校外实训相兼顾，并推行"双导师制"（学校导师与企业导师共同参与），切实加强学生实践应用能力和创新能力，把学生培养成为能动手、能思辨、能管理、能创新的与社会涉药行业用人需求紧密对接的"四能"新人，课程设置目标是培养未来的执业药师。

3 课程体系构建是试点工作的关键

高职本科协同育人试点工作的开展，无疑将培养出既融合高职教育的实践性，突出学生技能的培养，又融合本科教育的学科性，突出学生理论基础的培养，培养既懂专业理论知识又懂岗位实际操作的高层次技术技能人才。要实现这一目标，课程体系的构建成为试点成功的关键。考虑到职业教育药学本科专业毕业生的未来就业方向主要是医院药师和医药系统的执业药师岗位，所以，学院在人才培养上主要提高学生与药品相关的能力，包括药品生产能力、药品质量检测能力、药品的营销能力、药品的应用能力。学生作为药学专业的主体，在明确药品制剂特点、质量要求与保障的基础上，结合病患的生理与病理状况推荐适合的药品，使药品应用更安全、更有效。

为此在课程的建设规划上，试点专业需要打破以前传统药学专业以化学为基础的课程体系，逐步实现以生物医学模式为基础的课程体系，重点关注机体本身以及环境、药品对生物体的影响。同时结合服务的人群是病患，提升学生的医药人文素质，提高沟通交流能力。在实施好现有药品制备、质控、法规相关课程建设与教学以外，重点构建以生物医学模式为基础的课程体系。试点专业重点开发了整合医学相关课程，开发心理、社会等相关课程，形成以人体系统为主线的知识重构体系，把人体解剖学、生理学、病理学、临床常见病诊断学等基础课程有机结合在一起，实施模块化教学，在此基础上构建以人体系统为主线的药物治疗系统，有机结合药理学和药物治疗学。试点专业结合药学专业人才培养的需求，把基本素养平台课程和职业素养平台课程划分为五类课程：基本素质平台课程、职业素质平台课程、职业素养课程、医药企业药师职业技能实训课程和医院药师职业技能实训课程。

4 教学模式改革是试点成功的催化剂

教学模式改革是当前高等院校开展课堂教学关注度极高的一项改革，也是有效提升教学质量的方法。高职本科协同育人试点改革要取得成功的一个重要标志就是人才培养质量的提升，即教学质量的提升。在这个意义上，教学模式改革成为试点改革成功的催化剂。

在试点过程中，两校十分注意课堂教学模式的改革探索，除了灵活运用现在非常流行的翻转课堂教学、在线开放教学外，为了切实提高学生学习效果，培养学生对核心知识的重构能力，着力提高学生自我学习能力，营造学习的良好氛围，我们还积极开展了一系列的教学模式改革探索。如，我们通过组织举办"朋辈学习课程大赛"，选取专业核心课程的一个章节，要求学生对知识进行重构与讲述，力求个性与特色。这就要求学生对课程知识要充分掌握，积极准备相关课件，编写教学脚本、开展教学互动。比赛全程录像，获奖作品在各班播放，让学生在朋辈的影响下能更好地促进自主学习，培养良好的学习习惯，形成良好的学风。大赛提高了学生对课程的自主学习能力和陈述能力，让教师更清晰地把握了学生的学习需要与知识接受情况，从而很好地促进高职教育教学改革与评价。

5 师资队伍建设是试点成功的保障

师资队伍是确保本科层次职业教育药学专业达到预期目标的组织者和践行者，而其"双师"结构的质量是完成任务的重要保证，为了这一目标，可以从两方面着手：一方面优化内部师资结构，另一方面聘请能工巧匠。①建设师资队伍保障制度。建立完善的两校间协同创新体制，使之成为人才培养的辅助主体；通过与区域内某药科大学共建协同育人试点专业，开展标准化的协同培养教学体系构建，开展培训项目标准化建设，使人才培养有保证，有提升。②完善高层次人才引进机制。通过试点建设引进1~2位具有企业工作经历并在行业中有影响力的高层次专业人才，提升专业带头人和骨干教师的整体水平。③建立和完善专任教师轮训制度。试点工作开展以来，选派多位专业教师参加国内外访问访学或学历学位进修等活动，以提高教师专业水平；为新进教师安排传帮带的老教师，提升新教师教学水平；为骨干教师提供应用研究与技术服务，提升其研发能力。④出台"双师"素质提升激励制度。根据两校现有的关于"双师型"队伍建设的相关文件，采取激励措施，同时要求专业教师每年需有两个月的累计时间到企业参加顶岗实践，取得本专业实际工作职业资格证、行业特许资格证书或技师以上技能等级证书，每位专业教师需有一位企业专业骨干联系人，以此提升专业教师的"双师"素质。⑤完善兼职教师聘任制度。制定《兼职教师管理办法》等文件，本着"不求所有，但求所用"的原则，与企业共引共享高层次人才，按一定的专兼比聘请具有丰富实践经验的企业专业人才、管理人员和能工巧匠到学校担任兼职教师，形成实践技能课程主要由具有相应技能水平高的兼职教师讲授的机制，增加兼职教师的数量与提升质量。

6 结语

中国不缺药学人员，从事药品研究开发的人才也不少，缺的是为大众用药服务的药师。人才培养必须摒弃"因为执业药师短缺，就放低标准通过"的方式和原则，有数量而没有质量，势必造成药师队伍参差不齐的现象，降低民众对药师队伍的信任感。药学专业高职本科协同育人试点改革，为解决这一问题提供了一条成效明显的路径。试点工作要取得成功，就是要明确试点专业发展目标与定位，打造专业特色、优化人才的培养方案、构建科学的课程体系、加强教学模式改革、加强师资队伍建设，确保两个办学主体的联动性、一贯性、互补性，扎实、有序、不急不躁地提高我国药学人才培养水平。

7 后记

我校药学专业高职本科协同育人试点"2+2"试点实施后，通过教师团队与本科院校师资团队的交流，我校药学专业师资队伍建设、实践教学条件改善、教师教学方法改革等各项工作取得了长足的进步，专业建设水平得到快速提升。2016年，药学专业立项为省级品牌专业，同时入选广东省一流高职院校高水平建设专业，并顺利通过了省级一类品牌专业验收；2021年以药学为核心专业的药学专业群立项为省级高水平专业群；2022年药学团队教师还获得了教学能力比赛国家级奖励；2023年该专业教师指导的学生团队还获得职业院校学生技能大赛国赛相关奖项……

药学专业是我校首个开展高本协同育人试点的专业，通过多年试点，目前，药学专业已经完成中、高、本协同育人体系，向下对接中职学校开展了中高衔接"三二分段"试点；向上连通本科高校，开展了高本协同育人"2+2""3+2""4+0""0+2"等多种人才培养模式试点，搭建了人才成长的立交桥，为学校其他专业开展高本协同育人试点提供了很好的借鉴。

与世界接轨，创新国内高等药学人才培养模式

许良葵　张敏怡　黄钦明

在经济社会迅速发展的今天，药学事业迅速发展，药学领域人才的竞争也日益激烈。发达国家、地区的药学教育均已实现全面本科化教育，不存在中专、大专的药学教育，培养了一批又一批社会亟须的高素质的创新型和综合型药学专业人才。目前，我国医药产业正面临着前所未有的挑战，主要原因之一就是严重缺乏能在医院药房、社区医疗服务机构、药品质量控制、药学服务机构和制药企业等工作的，具有创新能力的高层次综合型药学人才。那么如何才能进一步调整国内药学专业的教育观念及体制，促使药学人才适应药学事业发展的需求，成为药学人才培养模式改革创新一个亟待研究解决的核心问题。本文通过研究美国、英国、日本、澳大利亚等发达国家的药学教育的现状及发展趋势，分析我国高等药学专业的现状及存在的弊端，为药学教育发展提供借鉴。

1 发达国家药学教育现状

1.1 美国

美国药学教育的独特之处就是职业化，同时，美国拥有世界上最大规模的药学教育体系。药学教育分为两类：一是职业教育（亦称为大学教育），学制6年，授予药学博士（Pharm. D.）学位；二是研究生教育，即将获得 Pharm. D. 学位的药学专业毕业生培养为科研人员或者是从事教学工作的教师。目前，已形成比较成熟的药学服务型人才培养体系。

Pharm. D. 是唯一的执业准入学位，即使已经获得别的学位也要完成 Pharm. D. 学习之后才能取得职业准入。所以，全美的药学院校都将 Pharm. D. 作为药学第一专业学位。

1.2 英国

在英国，医学与药学专业是相对独立的，这两个专业在学生教育、招生和就业上，都拥有不同的管理体制与培养方式。教学上，国内全部药学院都是采用四年制本硕连读，制定统一的学制。大学一年级主要以启蒙教育为主。二年级开始进入专业课程的学习，主要是在药学原理这一方面对学生进行教育，要求学生在理解原理的基础上，对一些药物临床应用的案例进行分析。三年级的课程是在二年级的专业课学习的基础上，增加课程的广度、深度。四年级的上半年，导师指导学生进入课题的设计及开展工作，并单独完成毕业论文的撰写；下半年继续专业课程的学习，例如各种疾病治疗、制药工艺、生产工艺等。

1.3 日本

日本的药学教育体系包括两个，四年制和六年制，该国家的药学教育最大的特点是将药学作为医疗服务体系中的一个重要环节。四年制的培养目标是以培养药物研究开发、生命科学领域的科研、技术和情报人员等多样化的人才，课程主要包括物理、化学、生物领域的药学基础课，同时，重点培养学生的研究思维和创新能力。六年制的目标是侧重于临床药学专业人才的培养，学生毕业后才有资格参加国家药剂师考试，也可以选择继续深造，报考药学博士。

1.4 澳大利亚

在澳大利亚，药学本科教育学制多为四年，也有较少的学校的学士教育课程为五年，学士毕业后，药学专业毕业生可基本在制药企业、政府部门、医院、社区药店等从事药学相关工作。研究生（硕士）分为科研型和临床型，学制大多为两年。科研型的学生是没有设定专门的课程，学生在研究生阶段是由导师带领他们做一项科研项目，并完成论文的撰写，通过论文答辩的学生将获得药学硕士学位，主要从事科研或学术工作。临床型的学生是必须上课的，主要的课程包括临床药理学、医学研究方法、药物制剂、临床药代动力学等，同时必须完成为时3个月的实习，毕业后学生可获得临床药学硕士学位，主要在医院担当临床药师。其药学本科教育课程内容丰富、实用性强，课程设置主要为毕业生成为"药物治疗专家"而设。

2 国内高等药学教育特点及弊端

2.1 学生层次水平不一

国内高等教育，由英才教育转变到大众教育，高等药学教育也不例外。在发达国家，高等药学教育与医学教育一样，属于精英教育。然而我国高等药学教育则是逐步由精英教育走向大众化教育。近期，药学院校数量不断增多，各校的药学专业招生规模不断扩大，导致学校的教学硬软件都无法达到要求，促使药学教育标准不断降低，无法达到精英教育的水平。同时，中专教育方面，亦涌现出一大批培养药学专业的中专学校。目前大多数药学院校培养出来的毕业生无法与市场接轨，适应不了市场的需求，特别是部分学校新办的药学专业，没有根据市场需求来制订培养定位、课程设置、人才培养方案，导致培养出来的毕业生缺少竞争优势，到了就业单位后，无法即刻上岗，需要企业进行岗前培训。

2.2 药学教育与药师培养不能完全对接

高等药学教育是为社会提供药学类人才的重要和主要途径，然而，我国高等药学教育与培养社会需要的药师型人才之间存在一定的差距。国内药师型人才考试评定分两条线。一是卫生系列专业技术资格考试，属于职称考试，分初级（药师/士），中级（主管药师），高级（主任、副主任药师）；二是药监系统的执业药师考试，这是一种执业资格的准入证，是执业资格。凡取得药学、中药学或相关专业中专以上学历，从事药学或中药学专业工作满一定年限者，均可参加药士、药师、执业药师资格考试。但是，药士、药师、执业药师考试的内容有一定的深度和广度，都是以本科或以上的考试标准进行考核，加之我国药学工作者学历普遍较低，知识结构不合理，药学类毕业生在校所学的知识与药师型人才工作的需求之间存在一定的差距，导致历年考试的合格率均不高。

2.3 药学教育未能走出国门接轨世界

近几年，国内医药行业突飞猛进，发展迅速，尤其是在对外交流方面不断扩大，迫使国内大型企业不断推广国际化。然而，国内高等药学人才的培养未能真正走出国门，接轨世界。在培育具有国际视野的高等药学应用型人才方面，十分短缺，导致国内医药企业不能得到快速健康的发展。目前，国内的在药学教育中，部分能做到将国外专家"请进来"，导入国外专家授课模式，但是不能让学生真正"走出去"，到国外的药科学院去继续求学，接受与国外的医药教育模式、感受国外浓厚的科研氛围，无法让学生进一步深化对药学整个学科的认识，无法培养具有国际视野的高水平药学人才。

2.4 与社会需求脱节，实践能力培养缺乏

药学专业归根到底，还是属于应用型学科，具有很强的实践性，高等药学人才不能一味重视理论教育，纸上谈兵，必须使理论与实践相结合，注重实践能力的培养，让学生在拥有扎实理论知识的基础上，具备较强的动手能力和较高的操作水平。但是，国内的药学教育现状仍然是以学科为中心，以教师为主导，以课堂教学为主，缺乏实习实践。大部分学生在实习阶段，并没有进入到某些重要的实习岗位，没能做到真正的顶岗实习，很少能有机会得到真正的锻炼。导致学生与社会需求严重脱节，学生不能马上进行顶岗，无法满足企业的需求，企业在学生到岗后，还需对学生进行岗位培训后，学生才能真正开展工作。

3 国外培养药学高层次应用人才模式之借鉴

3.1 药学职业、教育层次的定位

从国外药学发展走过的道路看，虽然现代药学职业有了多角色的分化，但其本职任务依然是服务角色占主导地位，即以病人为中心，以保证所提供药品和药学服务的质量为根本职责。明确药学职业的本质定位，有助于明确药学学科及药学教育的发展方向。

目前，我国已在研究药师立法，有将考取药师资格提高为药学、中药学专业本科生这一趋势。所以，教育层次方面，应仿效台湾地区，加大力度辅导专科、高职药学教育使其升格为大学程度，与世界接轨，逐步实现药学专业全面本科化教育。

3.2 大力发展药学研究生层次的高级人才

我国必须在现有的基础上，重视药学专业人才的继续教育，同时，注重学位的提升教育，加大研究生人才的培养。这样可以使医院现有的药学人员向临床药师方向转型，加快我国急需的临床药学应用型人才的培养进程。同时，加强高学历药学人才综合素质的培养。抓好研究生生源的质量和数量，在研究生培养过程中进行全面、全方位的质量管理，同时，加大力度发展专业硕士的培养，扩大专业硕士的招生规模，提高专业硕士在研究生招生中的比例，培养更多药学专业的应用型研究生高层次人才。

3.3 鼓励有条件的药学高职院校升本

国内当前药学专业人才培养中，博士、硕士、学士的药学教育主要是以学科性、学术性为中心，培养目标偏向于理论和研究型人才的培养。中职药学教育方面，其培养的人才缺乏完整的知识结构，无法适应突飞猛进的医药产业的需求。目前，国内医药产业需要大批量的应用型技术人才。而高职药学教育正是以技术型教育为主的一种教育体系，其目标是使学生获得从事某个职业或行业所需的实际技能与知识，成为生产第一线的高级技术应用型和生产实用型人才。可以对具有本科办学条件的药学高职院校进行评估，鼓励其提升办学水平，创造条件升本，从而培养社会亟须的高素质的创新型和综合型药学应用型本科专业人才。

3.4 开展药学本科与高职院校联合培养创新模式

药学教育方面，一是应该开展药学专业本科院校以"高职本科协同培养试点班"的名义录取学生，和对口药学高职院校按照协同培养的原则，会同行业、企业共同组织实施教学；二是鼓励招收"五年一体化"学生，学生完成三年高职学段学习，各项考核合格，并符合相关条件和要求的，获得试点高职院校普通高职毕业证书，并可参加对口试点本科院校自行组织的转段选拔考核。通过转段选拔考核的试点专业学生进入对口本科院校试点专业学习两年，符合相关条件和要求的，可获得试点本科院校普通本科毕业证书。

3.5 扩大校外、境外交流

目前，大部分院校局限于校内交流学习，缺乏校外乃至境外的交流学习。各医药院校应积极邀请国内外知名企业家，优秀校友到学校讲述创业之路，邀请国外药学专家到校进行经验交流等，内容应该是以紧贴学生生活、学习，扩大知识面、活跃学生思维、锻炼学生接纳新知识的能力和促进学生的学术表达能力。再者，国内院校必须加大力度与国外知名企业、医药院校签订合作协议，通过交换生的形式，将学生送到国外的合作院校进行交换学习，以共同培养的形式与外国医药企业实行实习生的培养计划等，并能实行一种长效机制，以此开拓学生的国际视野，提高学生的综合能力。

高职食品类专业中外合作办学人才培养模式的探索与实践

梁志理

2019年8月，农业农村部联合国家卫生健康委员会启动了《中国食物与营养发展纲要（2021—2035年）》研究编制工作，明确了安全营养健康美味事业的国家战略地位，我国营养专业人才培养任重道远。我国食品营养与健康类专业学历特别是营养健康类教育起步较晚，20世纪90年代后期，部分高等职业院校才相继开办食品营养健康类专业，与国际上安全营养健康类专业水平相差很远。随着人民生活水平的提高和生活方式的改变，我国公民的膳食结构也随之发生变化，由此而引发的营养失衡问题已经威胁到国民的健康。一方面营养素本身过少或过多会引起某些原发性营养性疾病，如缺铁性贫血；另一方面营养对某些疾病的转归有一定影响，它能改变机体防御机能，影响创伤愈合和健康恢复，与肝硬化、胆石症和糖尿病等的发生发展有密切关系。以上形势的变化，是"健康中国"战略的时代背景，也对我国各区域内食品营养与健康的人才培养提出了更高的要求。针对我国食品营养与健康专业发展水平相对滞后，人才培养模式目标性和专业性亟待提高的大环境下，中外合作办学是提高自身教学水平、丰富人才培养模式，明晰强化教育教学目标的重要举措之一，也是营养与健康类专业与国际水平接轨的重要基础。另外，引进境外发达国家和地区的先进教育理念、教育内容、教学方法、人才培养模式，有助于推动国内学校学科专业建设和教师培养，有助于增强办学活力，促进教育教学改革。本文以食品营养与健康专业为例，介绍中外合作办学中人才培养模式及相关课程设置等方面值得注意的几个关键问题。

1 中外合作办学项目开展的基础和必要条件

1.1 双方培养目标具有相似性或一致性

在开展中外合作办学项目中，双方的培养目标具有相似性或一致性是开展项目合作的前提条件。例如，国内的食品营养与健康专业培养目标一般要求是具备扎实的职业发展基础和基本职业素质，掌握食品营养与健康专业知识和技术技能，面向营养食品、保健食品制造业和健康咨询与服务等技术领域，能够从事营养指导与配餐、健康咨询与服务、营养食品制造等工作的高素质技术技能人才。在与国外相关院校对接合作项目时，应详细了解外方的人才培养方案，仔细阅读其中的"Course Philosophy（课程理念）""Course Aims（课程目标）"及"Course Learning Outcomes（学习效果）"等内容，深入理解外方的人才培养理念、培养目标与培养成效等方面的内容，找到中外合作办学的切入点，提前沟通，避免人才培养目标等方面的中外文化理念冲突。此外，还应该注重中外在学分及学时认识上的差异，在主要发达国家和地区中，英国采用的是英国学分系统，美国采用的是美国学分系统，欧洲高校广泛采用的是欧洲学分转换与积累制度（European Credit Transfer and Accumulation System，ECTS），ECTS将学生一学年的课业量定为60个学分。欧洲各国学生每学年的学习时间受法律法规或其他规定约束略有不同，大多数是在1500～1800小时。因此，1个ECTS学分相当于25～30小时的学生课业量，不同国家略有差异。此外，中英双方对学分的定义也存在较大的差异，中方人才培养方案所需要的学时数中的2学时通常指的是约90分钟的两节课，英方则按照英国学分系统来计算某门课程的教学时长，通常1个学分为10个小时的学习或教学时长。ECTS、美国学分系统和英国学分系统是高等教育机构中广泛使用的学分测量和比较框架。在转换这些系统之间的学分时，需要注意转换因素可能会有所不同，可能由于国家、地区或者教育机构政策和转移协议的不同而各异。因此，需要仔细理解中外双方在人才培养方式及教育体系上的差异，合理转换各项教学标准，以便双方在人才培养方案设置方面达到良好的契合度。

1.2 中外双方的课程设置应充分理解各自所开设课程的具体内涵

国内高职院校的专业课程通常由专业负责人或带头人制订总体规划，各课程负责人具体规定授课内容、授课方式及相关考核标准，最后由授课教师执行。这种课程设置方式基本上与国外的课程设置方式相符，并且符合基本的教学规律。然而，在中外合作办学项目的接洽中，往往存在许多容易被忽视的问题。例如，中方课程负责人可能简单地通过课程名称来评估中方课程与外方课程的相似性，而不深入了解外方课程的详细描述。例如，在食品营养与健康专业中，外方课程"Professional Skills and Evidence Based Practice"可能被中方负责人误认为是营养与健康专业的某个或某几个实训课程，实际上这门课程的内容远远超出某个或某几个实训的范畴。因此，相关课程负责人及授课教师首先需要深入了解外方课程标准和介绍，特别是"Module Overview"等模块。此外，国内的课程标准和设置往往比较笼统，许多条款在实际操作中难以执行，而外方的课程标准和设置通常较为详细和具体。在中外合作办学项目中，双方课程负责人需要充分沟通彼此的课程标准和设置，外方教学文件中的"Learning and Teaching Strategy""Assessment Strategy""Learning Schedule"和"Assessment"等内容是涉及课程标准和设置的重要部分，需要课程负责人及任课教师仔细理解，以便取长补短，提高自身的教育和科研水平。

1.3 师生的英文能力应达到相应的水平，便于中外合作办学项目的顺利开展

英文作为国际通用语言，是中外合作办学项目中沟通的桥梁。无论是课程的设计与实施，还是日常的交流与合作，良好的英文能力都是不可或缺的。教师需要具备较高的英文水平，以便能够准确理解和传授外方课程内容，参与国际学术交流，撰写和发表研究论文。而学生则需要具备基本的英文能力，以便能够理解外方课程材料，参与课堂讨论，完成英文作业和考试，最大限度地吸收国际先进知识和技能。

首先，学校应定期组织教师参加英语培训课程，包括口语、听力、阅读和写作等方面的综合提升。可以邀请外籍专家进行专项培训，通过互动式教学、情景模拟等方式，提高教师的实际英语应用能力。此外，中方可在教学团队的组建中多引进具备海外经历的教师，或者每年派遣一定数量的教师前往外方教育机构学习培训，以提高英文教育教学能力。其次，学生也应具备良好的英文基础。针对国内的实际情况，合作办学项目中在人才培养方案的设置中应该加大英语基础课的教学占比，开设专门的英语强化班，帮助学生提高英语水平。课程内容应包括学术英语、专业英语以及日常英语交流技能，确保学生在各个方面都能充分应对。在课程设置中适当引入雅思、托福等英语课程的学习，在全英教学课程开始的前期完成英语能力水平提高训练，使学生能更顺畅地进入全英教学模块的学习。

2 中外合作办学项目开展的特色与优势

2.1 中外教学理念的相互交融，丰富了教育教学体系

首先，大多数国外合作机构具有授予学士学位的资格，中外合作办学项目能够连接普通教育和职业教育两个系统，提供灵活多样的证书和学历组合，为学习者的发展创造无限可能。其次，中外合作办学项目通过国内外行业专家与教育工作者共同开发课程，使课程培训内容与职业岗位需求紧密结合，课程标准与职业标准相对应。此外，人才培养模式与职业能力要求相一致，在引进国外先进教学方法和理念的基础上，更加注重实践技能的培养。最后，通过设置全面立体的教学质量保障体系，中外合作办学项目的教学质量保障制度更加完善，在规范教学过程的同时，确保人才培养质量。这些特点从根本上体现了"以学生为中心"的教育理念和"职业标准导向"的人才培养理念，能够开辟现代职业教育体系中满足学生主体需求和社会需求相结合的国际化发展道路。不断加强优质教育资源合理引进与有效利用，加强能力建设，促进人才培养模式和教育教学改革。

2.2 应用型和外向型相结合，拓宽了师生的国际视野，探索中外合作培养"中西贯通的应用型人才"

强调应用型和外向型相结合，以符合国际食品营养与健康相关人才的要求。培养的应用型人才不仅具备一定的专业知识，更要具有强烈的开放意识和开拓意识。同时在培养过程中切实提高学生的外语水平，加大大学英语的教学力度，在各非英语专业的课程设置中将专业英语列为专业必修课并大力推行双语教学或全英教学，从而切实提高学生对涉外环境的适应

能力和涉外岗位的胜任能力。强调中外教师的结合，中方教师主要负责学生基础知识和实践能力的培养，而外方教师则侧重于学生的专业知识、国际视野和外语能力的提升。引入发达国家学校先进专业课程和教材，并编写双语实验教材，提高双语和外语授课的比例，营造出一种在国内的留学氛围。外方教师教授的课程全部使用英语教学，中方教师教授的多门课程也全部采用英语教学，部分课程采用双语教学，同时增加英语教学的课时，营造良好的英语学习环境。

参考文献

[1] 王毓. 高职教育"十四五"专业调整：导向、参数与路径[J]. 职业技术教育, 2021, 42（07）：31-35.

[2] 王毓. 市场需求导向：高职院校专业发展面临的挑战与应对策略[J]. 教育理论与实践, 2016, 36（21）：22-24.

[3] 鲁海, 刘卫海, 姚丽梅, 等. "双高"建设背景下高职院校中医养生保健专业群课程思政建设的路径和策略[J]. 现代职业教育, 2024,（07）：133-136.

[4] 刘浩, 王金香, 卓菊, 等. 药物分析技术专业建设的探索与实践[J]. 中国医药导报, 2010, 7（30）：101-103.

[5] 许彩虹. 高职院校保健品开发与管理专业建设的研究和实践[J]. 科教文汇（下旬刊）, 2016,（27）：90-92.

[6] 刘立, 陈宪. 关于高职院校开设卫生信息管理专业的分析与探讨[J]. 中国民族民间医药, 2013, 22（08）：34-36.

[7] 郭静玉, 刘文平. "十三五"规划指导下的课程标准改革探究——以医疗设备应用技术专业为例[J]. 教育教学论坛, 2020,（30）：308-309.

[8] 刘虔铖, 陈玉芳, 金浩宇. 基于现代学徒制的高职医疗器械维护与管理专业课程体系的构建[J]. 教育教学论坛, 2017,（36）：254-255.

[9] 马丽萍. 基于岗位能力构建食品营养与健康新专业课程体系的研究[J]. 中国食品, 2022,（16）：40-43.

[10] 侯松. 中外合作办学项目课程教学改革的研究与实践——基于广东食品药品职业学院的个案分析[J]. 广东职业技术教育与研究, 2017,（01）：38-40.

[11] 苏海明. "双高计划"背景下高职院校数字素养教育课程体系研究[J]. 山西青年, 2023,（15）：54-56.

[12] 薛雪, 江永南. 精品在线开放课程建设的思路与思考——以我校"药学服务综合技能训练"在线开放课程建设为例[J]. 现代职业育, 2021,（47）：82-83.

[13] 刘晓丹, 宋卉, 迟海洋, 等. 基于全人教育理念的健康管理专业人文素养课程开发研究——以广东食品药品职业学院为例[J]. 广东职业技术教育与研究, 2023,（10）：119-122.

[14] 钟瑜, 项朝阳, 乔樑, 等. 基于自研虚拟仿真软件融合案例引导的基础护理实践课程改革与实践[J]. 医学理论与实践, 2023, 36（24）：4315-4318.

[15] 王玲, 刘浩. 基于职业技能大赛的药品质量与安全专业教学改革探索[J]. 现代职业教育, 2021,（13）：76-77.

[16] 肖青. 产教融合"岗课赛证"融通育人模式研究实践——以高职餐饮烹饪英语为例[J]. 湖北开放职业学院学报, 2023, 36（24）：65-67.

[17] 廖慧琴. 广东省高职教育产教融合运行模式分析[J]. 湖南工业职业技术学院报, 2020, 20（03）：129-132，136.

[18] 王海波, 邓鸿铃, 李银花. 高职食品类专业校企合作机制探索——以广东食品药品职业学院食品学院为例[J]. 广东职业技术教育与究, 2013,（04）：53-54.

[19] 颜仁梁, 汪小根. 高职增长背景下现代学徒制专业招生模式探讨——以佳泰药业现代学徒制招生为例[J]. 广东职业技术教育与研究, 2020,（02）：42-44.

[20] 倪明龙，江津津. "双高计划"背景下高职校内实训基地效能提升建设对策研究［J］. 现代职业教育，2022，（07）：94-96.

[21] 刘虔铖，陈玉芳. 服务医疗器械产业转型升级建设医疗器械产业学院的研究与实践［J］. 产业创新研究，2021，（22）：30-32.

[22] 黎壮伟，张广丽，宋卉，等. 产教融合培养高职健康管理专业人才的探索与实践——以广东食品药品职业学院为例［J］. 科教导刊，2022，（35）：74-77.

[23] 鲁海，陈丁生，杨雅琴，等. 现代学徒制在高职康复治疗技术专业实施中的问题与对策［J］. 中国多媒体与网络教学学报（中旬刊），2020，（07）：116-118.

[24] 肖春芬. 广东高职院校科技成果转化的制约因素及改革建议［J］. 海峡科学，2020，（08）：66-68.

[25] 邓龙，周思，黄佳佳，等. 固相支撑液液萃取结合 LC-MS/MS 快速测定生乳中 32 种农药残留［J］. 食品工业科技，2023，44（17）：360-366.

[26] 范文昌，李辰慧，彭芷晴，等. 粤菜药膳美食系列——肇庆药膳美食研究［J］. 食品界，2023，（02）：68-71.

[27] 刘佳，罗丽，谢成松，等. 麒麟丸对卵巢颗粒细胞损伤的修复作用研究［J］. 广州中医药大学学报，2023，40（01）：183-188.

[28] 聂阳，黄海潮，朱俊访，等. 甘木通强心苷的提取工艺及抗大鼠心力衰竭作用研究［J］. 中药新药与临床药理，2023，34（08）：1134-1140.

[29] 黄秋妹，阙慧卿，李唯，等. 吴茱萸碱脂质体的制备工艺研究［J］. 医学信息，2023，36（19）：19-22.

[30] 郑海，黄意成，黄涵签，等. 广东独脚金资源调查与种子扫描电镜观察［J］. 安徽农业科学，2022，50（16）：127-129.

[31] 侯晓蕾，付晓春. 试论职业院校"双师型"教师队伍的精准化建设［J］. 教师，2021，（07）：119-120.

[32] 李银花，梁志理，郑镇宁. 餐饮技能大师工作室建立的探索与实践［J］. 现代职业教育，2021，（10）：62-63.

[33] 马丽萍，王尔茂. "健康中国"视域下高职《食品营养与健康》教材的开发［J］. 现代职业教育，2022，（30）：19-21.

[34] 马娟，丁立，陈优生. 基于能力本位的高职《药物分离与纯化技术》课程活页式教材开发研究［J］. 广东化工，2021，48（02）：216-217.

[35] 赵珍东，孙师家，汪小根，等. 《实用方剂与中成药》"课赛（证）融通、学训一体"的教学改革与实践［J］. 职业技术，2016，15（08）：49-52.

[36] 陈碧桃，于志瀛，江永南. 基于项目导向的翻转课堂教学模式探究——以我校"药学服务综合技能训练"课程为例［J］. 现代职业教育，2022，（09）：129-131.

[37] 刘亚娟，丁丰. 利用微课翻转课堂优化制药设备课程教学探索［J］. 卫生职业教育，2019，37（07）：69-71.

[38] 赵珍东，邓晓迎，汪小根. 技能大赛推动高职中药学专业全方位实训基地的建设与实践［J］. 重庆医学，2017，46（04）：556-558.

[39] 王海波，邓鸿铃，李银花. 以食品检验工大赛提升学生食品理化检验职业技能的实践［J］. 广东职业技术教育与研究，2012，（02）：123-124.

[40] 许锋. 完善技能大赛管理机制，促进学生职业素质培养［J］. 职业时空，2011，7（09）：137-138.

[41] 郑芳芳，付奕，诸葛建，等. 康复治疗技能比赛推动高职专业发展［J］. 教育现化，2020，7（08）：194-196.

[42] 侯松，宋卉，张少兰. 投身"一带一路"建设助推中国走进世界职教中心——广东食品药品职业学院的实践探索［J］. 世界教育信息，2020，（S1）：74-77.

[43] 东方，梁志理，马丽萍，等. 高职食品类专业国际交流与合作办学机制探索［J］. 广东职业技术教育与研究，2019，（06）：36-38.

[44] 侯松. 以境外办学"供给侧"改革推动"双高"院校建设［J］. 教育与教学研究，2020，34（06）：78-85.

[45] 侯松. 粤台职业院校深化合作和创新发展的策略与路径［J］. 武汉交通职业学院学报，2015，17（04）：

42-45.

[46] 罗赛男,邓晨珂.中外合作市场营销专业课程体系构建——以广东食品药品职业学院中澳合作办学项目为例[J].职业技术教育,2013,34(26):24-26.

[47] 戴春平.健康类高职信息技术专业群重构的关键要素分析[J].河北职业教育,2020,4(06):96-99.

[48] 赵珍东,汪小根,张雷红,等.高职专业学院中药学专业人才培养模式的研究与实践[J].职业技术,2022,21(10):16-21.

[49] 刘卷,付晓春.中高衔接,高本对接,系统化培养健康领域技术技能人才[J].职业教育(中旬刊),2016,(07):35-37+53.

[50] 张谦明,葛虹,江永南.药学专业高本衔接协同育人模式改革可行性研究[J].广东职业技术教育与研究,2019,(03):31-33.

[51] 许良葵,张敏怡.与世界接轨创新国内高等药学人才培养模式[J].佳木斯职业学院学报,2015,(01):122-124.

[52] 梁志理.高职食品类专业中外合作办学人才培养模式及课程设置的探索与实践——以食品营养与检测专业为例[J].教育教学论坛,2020,(34):249-250.